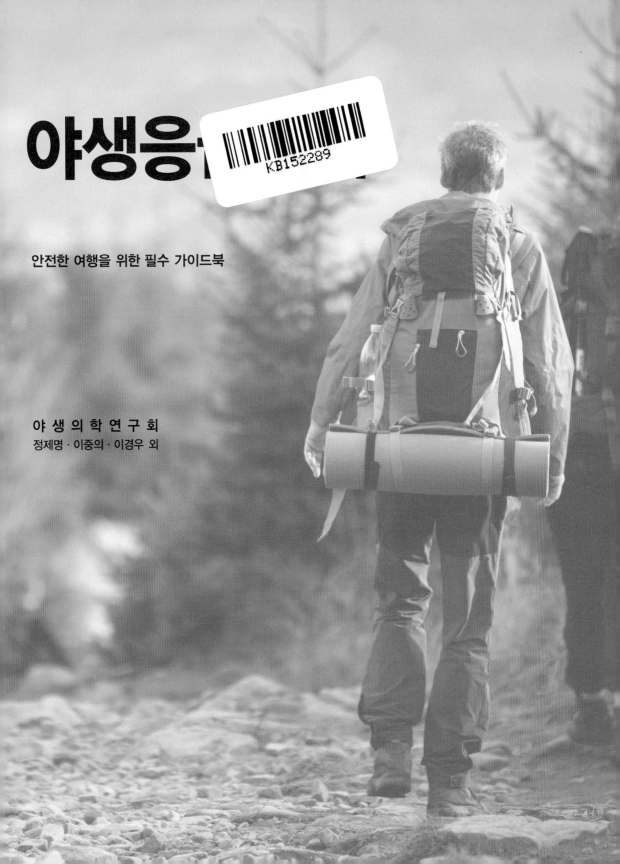

야생응급처치

안전한 여행을 위한 필수 가이드북

야 생 의 학 연 구 회
정제명 · 이중의 · 이경우 외

KB152289

야생응급처치

첫째판 1쇄 인쇄 | 2018년 5월 14일
첫째판 1쇄 발행 | 2018년 5월 28일

지 은 이   American Academy of Orthopaedic Surgeons (AAOS)
           Wilderness Medical Society (WMS)
역   자   야생의학연구회
발 행 인   장주연
출 판 기 획   이성재
편   집   박미애
편집디자인   서영국
표지디자인   김영민
발 행 처   군자출판사(주)
           등록 제 4-139호(1991. 6. 24)
           본사 (10881) 파주출판단지 경기도 파주시 회동길 338(서패동 474-1)
           전화 (031) 943-1888   팩스 (031) 955-9545
           홈페이지 | www.koonja.co.kr

....

ORIGINAL ENGLISH LANGUAGE EDITION PUBLISHED BY
Jones & Bartlett Learning, LLC
5 Wall Street
Burlington, MA 01803 USA

Wilderness First Aid: Emergency Care in Remote Locations, American Academy of
Orthopaedic Surgeons (AAOS), Wilderness Medical Society (WMS) ⓒ copyright 2018
JONES & BARTLETT LEARNING, LLC. ALL RIGHTS RESERVED.

....

* 파본은 교환하여 드립니다.
* 검인은 저자와의 합의 하에 생략합니다.

ISBN 979-11-5955-317-2

정가 30,000원

책임역자 및 편집위원

책임역자(저자)

정제명	경북대학교 의학전문대학원 명예교수
	서울특별시 소방학교 구조구급교육센터 구급지도교수
이중의	삼성서울병원 응급의학과 교수
이경우	대구가톨릭대학교병원 응급의학과 교수

편집위원

정제명	서울특별시 소방학교 구조구급교육센터 구급지도교수
이중의	삼성서울병원 응급의학과
이경우	대구가톨릭대학교병원 응급의학과
이숙희	대구가톨릭대학교병원 응급의학과
김윤정	칠곡경북대학교병원 응급의학과
문유호	대구파티마병원 응급의학과
노우영	차의과학대학교 부속 구미차병원 응급의학과

역자

역자 (가나다순)

김성훈	차의과학대학교 부속 구미차병원 응급의학과
김윤정	칠곡경북대학교병원 응급의학과
김창호	김천제일병원 응급의학과
노우영	차의과학대학교 부속 구미차병원 응급의학과
류기순	BHS 한서병원 응급의학과
류현욱	성가롤로병원 응급의학과
문성배	경북대학교 의학전문대학원 응급의학교실
문유호	대구파티마병원 응급의학과
박노한	경산중앙병원 응급의학과
박신율	영남대학교병원 응급의학과
서준석	동국대학교 일산병원 응급의학과
성애진	진주제일병원 응급의학과
안재윤	경북대학교 의학전문대학원 응급의학교실
여인환	김천의료원 응급의학과
이경우	대구가톨릭대학교병원 응급의학과
이동언	칠곡경북대학교병원 응급의학과
이숙희	대구가톨릭대학교병원 응급의학과
이중의	삼성서울병원 응급의학과
정제명	서울특별시 소방학교 구조구급교육센터 구급지도교수
최규일	김해중앙병원 응급의학과
최마이클 승필	차의과학대학교 부속 구미차병원 응급의학과

목 차

역자 서문

최근 생활수준이 향상됨에 따라 자아 탐구를 위한 여행, 특히 히말라야 등 오지 트래킹이나 나홀로 여행이 증가하고 있으며, 각종 스포츠 활동으로 여러 가지 위험에 노출되고 있습니다.

의료시설에서 멀리 떨어진 장소에서 아프거나 다치는 것은 도시지역에서의 경우와 분명히 큰 차이가 있습니다. 그러므로 모든 여행자들은 전문적인 의료서비스를 받을 수 있을 때까지 아프거나 다친 사람들에게 적절한 치료를 하는 방법을 필수적으로 알아야 합니다. 가능하다면 의사와 동행하는 것이 매우 이상적이지만 좋은 의사라도 지리적인 조건과 이용할 수 있는 의료장비 문제로 치료하는 데에는 많은 제한점이 있습니다.

그러므로 모든 여행자는 이에 대처하는 야생의학, 즉 기본적인 야생응급처치 과정을 습득하는 것이 자신의 생명을 보존하는 데 필수적일 뿐만 아니라 타인의 생명을 구할 수도 있습니다.

아울러 부상이나 감염병에 대비한 파상풍 등의 각종 예방접종을 미리 실시하는 것이 바람직하며, 이를 위해서는 여행을 가기 전에 의사를 찾아가 진료를 받아야 하고 적절한 구급상자를 준비해야 합니다.

불의의 사고가 일어난 후에 당황하거나 흥분하지 않고 침착하게 대응하는 것이 매우 중요한데 많은 경험과 지식은 사고가 일어난 상황에서도 당황하는 것을 막아주는 중요한 해독제와 같은 역할을 합니다.

'응급처치'라는 개념에는 다친 시간으로부터 또는 주증상이 발현된 시간으로부터 병원에 도착하기까지 10~30분 정도의 시간 지연이 예상된다는 것이 깔려 있습니다. 깊은 오지에서는 유사한 사고나 질병이 발생하면 병원에 도착하는 데 오랜 시간이 걸릴 수 있으므로 야생에서의 적절한 응급처치에는 기본적인 응급처치 원리와 다른 의학적이고 논리적인 사고가 필요합니다. 가능한 가장 적절한 의학적 처치를 제공하기 위해서 날씨, 주위 온도와 바람, 일몰시간, 통신능력, 가장 가까운 대피소까지의 거리, 현지에서의 위험 상황 등을 고려하는 것이 원칙입니다.

역자는 히말라야, 티베트 등 여러 오지를 여행하였던 경험과 서울소방학교에서의 다양한 응급처치 교육의 경험(수학여행 안전요원, 소방대원, 일반인, 군인 등)을 통하여 야생에서의 의료적 문제와 적절한 응급처치에 대해 관심을 가지게 되었습니다. 또한 야생응급처치에 대한 적절한 교재가 필요함을 깊이 느껴 삼성서울병원 응급의학과 이중의 교수님과 경북대학교병원 응급의학과 동문들('경응회')의 도움으로 우리나라에서는 처음으로 야생의학에 대한 응급처치에 대해 소개하게 되었습니다. 이 교재가 특히 일반인, 응급구조사, 119 구급대원, 등산가, 여행가 등에게 도움이 되었으면 합니다.

아울러 서울소방학교 교직원 여러분의 도움에도 깊은 감사를 드립니다.

역자 대표
경북대학교 의학전문대학원 명예교수
서울 소방학교 구급지도교수

정 제 명

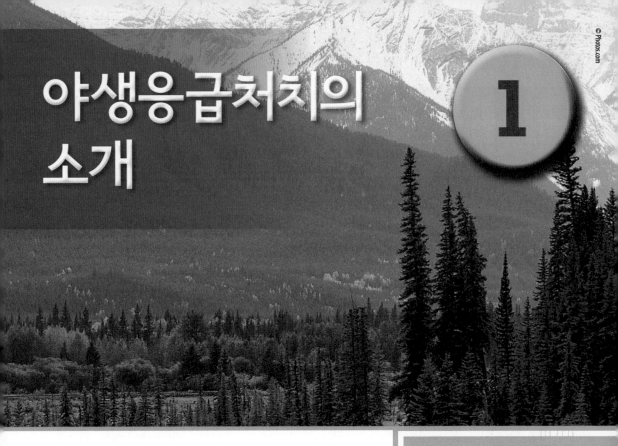

야생응급처치의 소개

1

▶ 야생이란 무엇인가?

야생응급처치는 하이킹, 등산, 캠핑, 항해, 사냥, 조류 관찰 또는 스노모빌 등과 같이 도심에서 멀리 떨어진 곳에서의 활동을 위해 필요하다. 야생에서 거주, 근무, 여행 중이거나 혹은 야생에서 생활을 즐기는 사람들은 응급 상황에 대처할 준비가 되어 있어야 한다. 넓은 의미에서의 야생이란 지리적으로 외지에 있으며, 최종 의학적 처치를 받기 위해 1시간 이상이 소요되는 장소를 의미한다 **그림 1-1** . 이러한 장소로는 외부에서의 작업(농업, 축산업, 광업, 상업적 어업, 임업)이 이루어지는 곳 **그림 1-2** , 외지마을, 개발도상국, 재난으로 도시의 사회 기반 시설이 파괴되고 응급의료서비스가 이를 감당하기 어려운 재난 지역 등이 있다.

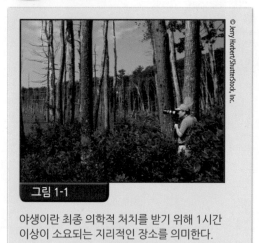

그림 1-1

야생이란 최종 의학적 처치를 받기 위해 1시간 이상이 소요되는 지리적인 장소를 의미한다.

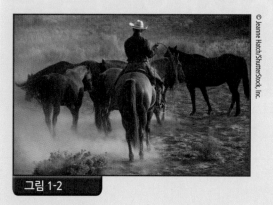

그림 1-2

많은 야외 직종들은 의료시설로부터 멀리 떨어진 장소들에서 업무가 이루어진다.

▶ 야생응급처치란 무엇인가?

야생응급처치란 도심에서 멀리 떨어진 외지에서 다치거나 갑작스럽게 아픈 환자에게 시행하는 응급처치를 말한다. 최종적인 의학적 처치를 제공하는 것이 아니다. 좀 더 나은 의학적 처치가 이루어질 때까지 보조적 조치를 제공하거나, 필요하다면 의료서비스 없이 회복할 기회가 분명해질 때까지 도움을 제공하는 것을 의미한다. 야생응급처치는 다음과 같이 다른 처치와 분명히 구분이 된다.

- 외상이나 질병들은 야외에서 발생하며, 구조자와 조난자에게 불리한 조건하에서 종종 발생한다(열, 추위, 고지대, 어둠, 비, 눈).
- 최종적인 의학적 처치가 악천후, 험지, 이동 혹은 통신수단의 제한에 의해 수 시간 혹은 수일간 지연될 수 있다.
- 특정 종류의 외상이나 질환은 외지에서 빈번히 발생한다(예: 고산병, 동상, 야생동물에 의한 공격).
- 도시 응급처치 이상의 응급처치가 필요할 수 있다(예: 탈골의 정복과 창상의 처치).
- 응급처치를 위한 자원이나 장비가 제한적이다.
- 어려운 결정을 내려야 하는 경우가 있다(예: 심폐소생술 시행 여부 혹은 환자의 이송 여부와 같은 결정).

대부분의 응급처치 교재나 교육과정에서는 응급처치제공자가 응급의료서비스에 빠르게 신고하도록 교육한다. 이런 경우 대개 응급처치제공자는 구급차가 도착할 때까지 수 분 정도만 응급처치를 제공하면 된다. 그러나, 야생응급처치는 시간과 거리, 의료서비스의 이용 가능성에 따라 더 많은 처치 술기들이 필요할 수 있다 **그림 1-3** . 야생 응급처치제공자는 아프거나 다친 사람과 수 시간 혹은 수일을 함께 해야 하는 경우도 있다. 응급처치의 질에 따라 삶과 죽음, 빠른 회복과 장기 입원치료, 일시적 장애와 영구적 손상 등과 같은 차이가 발생할 수 있다. 무엇보다도 야생응급처치는 예방이 중요하다 **표 1-1** . 예방법에 대한 내용

표 1-1 심각한 의학적 문제를 예방할 수 있는 쉬운 방법들

- 동반자와 함께 여행을 가고, 여행 장소와 복귀 시점을 주변 사람들에게 알린다.
- 야생에서는 약물이나 술을 먹지 않는다.
- 적절한 양의 음식과 물을 가지고 간다.
- 여분의 옷을 가져가며 항상 날씨 변화를 예견하고 준비한다.
- 겨울 여행에서는 미리 경로를 확인하고 눈사태를 피하는 법을 숙지한다.
- 높은 고도에서는 올라가는 속도를 적절히 조절하고 고산병의 증상을 숙지한다.
- 텐트나 눈을 파서 만든 눈구멍 또는 눈 굴에서 난로를 사용할 때는 항상 환기시킨다.
- 절대로 야생동물에게 접근하거나 자극하지 않는다.

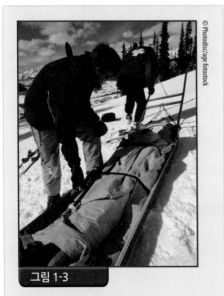

© Photodisc/age fotostock

그림 1-3

야생응급처치는 도시에서는 흔히
필요하지 않은 술기가 필요할 수 있다.

들은 이 책의 전반에 걸쳐 기술되고 있으며, 그 이유는 문제를 예방하는 것이 해결하는 것보다 훨씬 쉽기 때문이다.

유감스럽게도 응급처치제공자는 모든 것을 치료하거나 모든 사람을 구할 수 없음을 인정해야 한다. 고위험의 야외 활동에서 비극적인 사건이 특히 잘 발생한다 **그림 1-4**. 자연은 아름답지만 강력하며 냉정하다. 야생 여행자들에게 전율을 줄 만큼 쉽게 이들을 압도할 수 있다. 사망의 위험도는 제대로 된 의학적 처치를 받을 수 없는 오지에서 증가하며, 몇몇 손상이나 질병은 응급처치와 즉각적인 의료기관으로의 이송에도 불구하고 치명적일 수 있다.

이 책의 정보들은 '흔히 발생하는 여러 가지 작은 문제들'을 처치하거나 '더 심각한 문제들'을 인지하는 데 도움을 줄 것이다. 절망적인 상황에서 시행할 수 있도록 몇 가지의 전문응급처치법을 기술하였다. 좀 더 전문화된 응급처치 술기 등에 관심이 있는 학생들, 특히 야생에서 타인의 안전을 책임지고 있는 사람들은 이 교재의 내용 이상으로 훈련을 계속하도록 하여야겠다 **그림 1-5**.

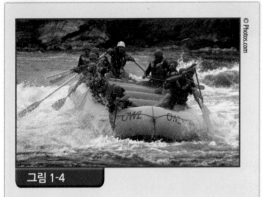

그림 1-4

몇몇 여가 활동은 손상과 사망의 위험성을 증가시킬 수 있다.

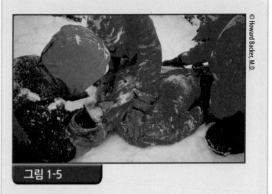

그림 1-5

외상 혹은 갑작스럽게 아픈 환자에 대한 처치와 관련된 지식은 아무리 많더라도 충분하지 않다.

▶ 법적 & 윤리적 문제

법적 소송에 대한 두려움 때문에 어떤 사람들은 응급상황에서 도움을 주는 것을 주저하게 된다. 응급처치는 아래의 법적 원칙들에 따라 진행하도록 한다.

1. 당신의 직업이 그러한 행위를 요구하거나 기본적인 책임이 존재하지 않는다면 낯선 사람을 도울 법적 의무는 없다(근무 중일 때 뿐만 아니라 때로는 근무하지 않을 때). 응급상황에서 도움을 주고자 하는 것은 보통 도덕적인 결정에 따르는 것이다.

2. 계약상의 의무 또는 법적인 의무는 행동의 의무가 있는 사람(공원 경비원, 사법 집행관, 소방관, 응급의료요원)에게 적용된다. 또한 이러한 의무는 집단의 대표, 안내원, 집단에 배정된 의료서비스 제공자에게도 적용된다.

3. 당신은 모든 상황에서 허용된 지침을 따르도록 하고, 비슷한 수준의 훈련을 받은 사람이 동일한 상황에 처하였을 때 보여줄 수 있는 행동을 할 것으로 기대된다. 선한 사마리아인 법은 응급처치 과정에 중대한 과실이 있는 경우는 당신을 보호해 주지 않는다.

4. 응급처치제공자는 훈련받지 않은 술기나 치료를 해서는 안 된다.

5. 미국의 많은 주에서는 아래와 같은 상황에서 응급처치가 성공적으로 이루어지도록 보호하는 선한 사마리아인 법이 있다.
   - 응급처치가 응급상황에서 시행되었다.
   - 예기치 못한 응급상황에서 응급처치가 선의로 제공되었다.
   - 제공된 응급처치에 대한 금전적 보상이 없었다.

국내에서도 응급의료에 관한 법률의 제 5조 2항에 흔히 '선한 사마리아인 법'이라 불리는 선의의 응급의료에 대한 면책 조항이 있다. 이는 "생명이 위급한 응급환자에게 해당하는 응급의료 또는 응급처치를 제공하여 발생한 재산상 손해와 사상에 대하여 고의 또는 중대한 과실이 없는 경우, 해당 행위자는 민사 책임과 상해에 대한 형사 책임을 지지 아니하고 사망에 대한 형사 책임은 감면한다"라고 규정되어 있어, 선의의 구조자를 보호하는 법적 근거가 된다.

6. 응급처치제공자는 응급처치로 자신의 생명과 안전을 위험에 빠뜨려서는 안 된다.

7. 일단 치료가 시작되면, 당신은 동등하게 또는 더 나은 훈련을 받은 사람이나 집단이 돌봐 줄 때까지 환자와 함께 있어야 할 법적 의무가 있다. 자신의 안전이 위협받지 않는 한 환자를 떠나는 것은 '부주의한 유기'로 판단될 수 있다.

8. 환자에게 손대기 전에 동의를 받아야 한다. 보통 동의는 구두로 표현되거나, 함축되어 있다. 만약 환자가 도움을 거부하면, 그가 도움을 받을 수 있도록 설득한다. 만약 환자가 정신적 혹은 의학적으로 판단할 능력이 없고(합리적인 의사결정을 하기 힘든 상황), 자신의 건강에 해를 끼치는 방식으로 행동한다면, 당신의 도움 제공은 합법적이고 정당하다. 만약 환자가 미성년자(18세 미만)이거나 부모나 보호자가 없는 경우에는 동의는 묵시적으로 인정되며 치료 제공이 가능하다. 대부분의 청소년 프로그램은 미성년자가 참여하기 전에 부모나 보호자의 서명 동의가 필요하다.

9. 당신이 시행할 치료에 관하여 사전 설명을 한다. 만약 어깨 탈골의 정복 등의 술기가 필요한 상황이라면 당신의 수련 상태와 경험 등을 설명한다.

10. 가능하다면 환자를 자신의 치료와 관련된 논의나 결정에 참여시킨다.

▶ 정신적 & 정서적 문제

야생에서 발생하는 응급상황에서 환자와 주변 사람들뿐만 아니라 응급처치제공자는 고립, 결정적인 의료 서비스 부재, 통증 및 장기간 대피의 어려움으로 인한 개인적인 스트레스를 경험한다. 불안이나 공황은 안전을 위협하고 구조 및 응급처치를 방해할 수 있다. 개인의 성격에 따라 사람들은 비상사태에서 다양하게 반응한다.

구조자는 환자가 편안하고 안심할 수 있도록 노력해야 한다. 불안을 줄이면 근육 경련과 긴장을 줄여 상처의 통증과 중증도를 줄일 수 있다. 아래와 같은 지지를 제공하도록 노력한다.

- 환자의 상태를 침착하고 정직하게 논의한다.
- 환자의 감정을 표현하도록 격려한다. 환자의 표현을 경청하되 판단은 하지 않는다.
- 환자의 물음에 현실적인 대답을 한다. 그러나 긍정적으로 대한다.
- 당신이 시행하고 있는 처치의 내용과 그 이유를 설명한다.
- 통증 혹은 불안을 경감시킬 수 있도록 천천히 깊이 숨쉬기, 근육 이완하기, 유쾌한 일이나 장소를 상상하기 등의 스트레스 대응 기술을 사용한다.
- 환자의 신체적 조치와 관련된 사항과 관련하여 그의 의견이나 결정을 물어본다. 이런 과정을 통하여 환자의 자존감과 자존심을 보존하고, 추후 환자의 심리적 장애를 유발할 수 있는 죄책감을 줄일 수 있다.

응급처치의 실행은 당신과 환자 모두에게 스트레스를 유발할 수 있다. 당신은 상황을 통제할 수 없음에 좌절감을 느낄 수 있으며, 당신의 계획을 방해하는 환자 혹은 구조작업의 어려움과 위험에 대해 화가 날 수 있으며, 심각한 손상을 보며 역겨움을 느낄 수도 있다.

심각한 손상을 치료한 후에 당신은 외상 후 스트레스 장애를 경험할 수 있으며 좌절감, 우울감, 회상 등을 포함한 감정 반응을 느낄 수 있다. 이러한 반응들은 최근에는 아주 잘 알려져 있으며 어려운 구조 상황을 경험한 전문구조자들에게서 흔히 보고되고 있다. 추후에 이러한 심리적 문제들을 예방하기 위해 당신은

24~72시간 내에 믿을 수 있는 친구, 정신건강의학전문의, 성직자들과 상담하는 것이 도움이 된다. 이렇게 함으로써 빨리 감정을 표출시키고 불안과 스트레스를 줄일 수 있다.

▶ 감염 질환의 예방

응급처치제공자는 환자를 돌보며 감염성 질환에 노출될 위험성이 있다. 가장 심각한 질환으로는 혈액 내에 존재하는 미생물에 의한 혈액 매개성 감염이다. 혈액과 신체 분비물에 의한 접촉을 예방하기 위해서는 체액 방어용 장갑(라텍스, 비닐, 니트릴 혹은 니오프렌)과 눈, 얼굴 그리고 입을 보호하는 보호 장비를 착용한다 **그림 1-6** . 라텍스 알레르기가 있는 사람이 라텍스에 노출되면 활동을 하지 못하거나 심하면 생명이 위험해질 수 있기 때문에 주의가 필요하다. 이러한 사항들을 야생에서 발생한 응급상황에서 모두 확인하기는 쉽지 않지만, 비소독 보호 장갑과 구강 보호 구조호흡 장비, 그리고 튀거나 분출

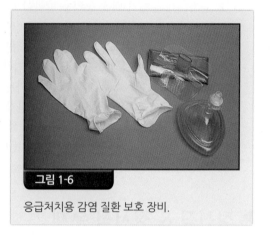

그림 1-6

응급처치용 감염 질환 보호 장비.

하는 피로부터 눈을 보호할 수 있는 안경이나 고글 등은 야생 응급처치 장비에 구비하고 있어야 한다. 두건을 입이나 코 위로 묶어 마스크 대용으로 이용할 수 있다. 하지만 보호 장비가 준비되지 않았더라도, 심각한 출혈의 지혈이나 구조호흡을 지연시켜서는 안 된다.

B형 간염과 후천면역결핍증후군(AIDS)을 유발할 수 있는 사람면역결핍바이러스(HIV)감염 등은 감염된 혈액과의 접촉으로 전파될 수 있는 심각한 바이러스 질환이다. 다른 혈액 매개성 질환으로는 C형 간염과 매독이 있다. B형 간염은 간을 손상시키며 황달, 만성 간질환, 때로는 암을 유발할 수도 있다. 사람면역결핍바이러스는 면역 체계를 무력화시켜 감염으로부터 신체를 방어하는 기전을 무너뜨린다. B형 간염의 예방 백신은 있지만, 후천면역결핍증후군의 백신은 없다. 사람면역결핍바이러스에 감염된 환자가 본인을 통해 사람면역결핍바이러스가 전파될 수 있다는 것을 모르고 있을 수 있다. 이러한 심각한 혈액 매개성 질환의 위험 때문에 응급처치제공자는 모든 혈액과 신체 분비물(모든 신체 분비물은 혈액이 섞여있을 수 있음)은 감염의 위험이 있다고 간주하고 대응하여야 한다.

응급처치를 제공한 후에는 손과 노출된 피부를 비누를 이용해 15초에서 20초간 씻어야 하고, 특히 환자의 혈액에 노출된 경우에서는 더욱 그렇다. 만약 당신의 입 또는 눈이 혈액에 노출되었다면, 다량의 물로 헹구거나 씻어낸다. 알코올 성분의 손 세정제가 도움이 될 수 있으므로 야생 구급처치 장비에 포함시키도록 한다.

혈액에 노출되었거나, 환자의 혈액이 구조자의 피부 상처에 직접 접촉한 경우는 추후 의사의 진료를 받도록 한다. 환자의 사람면역결핍바이러스 검사가 바람직하지만 복잡한 법적 문제가 있을 수 있다. 대부분의 경우에 이러한 검사는 환자의 동의가 없이는 불가능하다.

구조호흡을 할 때에는 구강 보호 장비를 사용하여 기침이나 재채기로 공기 중에 퍼지는 감염(예: 결핵)을 피하도록 한다. 비록 응급처치를 하는 동안 감염의 위험은 매우 낮고, 점막(눈, 입)에 혈액이 튀거나 피부의 작은 긁힌 상처를 통해 감염될 위험이 너무 낮아서 정확하게 측정할 수 없지만, 응급처치를 제공하는 동안에는 사용할 수 있는 모든 예방 조치를 하는 것은 여전히 중요하다.

▶ 예방접종

북미나 다른 개발지역에서의 야생 활동에서는 특별한 예방접종이 필요하지 않다. 정기 예방접종을 최신으로 유지하도록 한다. 만약 개발된 지역이 아닌 곳으로의 여행이라면 몇 가지의 예방접종이 권장된다 표 1-2 . 여행을 가기 전 여행지의 위험요인과 예방접종이나 예방약이 필요한지 확인하는 것이 필요하다. 특정 지역의 경우(아프리카 및 중남미 일부 국가 등)에는 황열 또는 콜레라에 대한 국제공인예방접종증명서를 요구할 수 있으니, 여행 전에 확인이 필요하다. 표 1-3 은 이러한 정보를 받을 수 있는 곳이다.

표 1-2 예방접종

전염병	예방접종 방법
• 황열	예방접종 후 항체 형성기간은 약 10일이며, 1회 접종으로 평생 유효하다. 따라서 황열 유행지역을 여행한다면 출발 10일 전에는 예방접종을 받는 것이 안전하다.
• 콜레라	예방은 철저한 개인위생과 안전한 음식섭취로 충분하며, 예방접종에 의한 면역 형성은 기초접종 2회와 추가접종이 권고되고 있다.
• 장티푸스	경구용과 주사용 백신이 있다. 경구용 백신은 전신 부작용이 없고 약 70%의 예방효과가 있다. 경구용 백신의 경우 5년간, 주사용 백신은 3년간 유효하다.
• 일본뇌염	성인의 경우 일본뇌염 예방접종의 대상이 되지는 않으나, 소아는 백신을 맞는 것이 좋다. 예방접종은 초회 접종인 경우 1주일 간격으로 2회 피하주사하며, 1년 뒤에 1회 접종한다. 추가접종은 6세, 12세에 한다. 여행 10일 전에 예방접종을 완료하여야 한다.
• 광견병	시골을 방문하는 경우, 동물과 접촉이 많을 것으로 예상되는 경우, 1달 이상 장기간의 여행을 하는 경우에 예방접종을 하는 것이 좋다. 예방접종은 어깨근육에 3회 접종한다.
• B형 간염	아프리카나 동남아 지역에서 현지인과 밀접한 접촉이 있을 것으로 예상되는 여행자는 미리 예방접종을 하는 것이 권고된다.
• 인플루엔자	65세 이상의 노인, 심장질환, 폐질환을 가지고 있는 환자, 아스피린 치료를 받고 있는 소아 등이 접종대상이 되며, 매년 1회씩 접종을 받아야 한다.
• 말라리아	유행지역을 가는 경우에는 여행 출발 1-2주 전에 예방약을 복용하여야 한다. 예방약을 복용하여도 말라리아에 걸릴 위험성이 있으므로 여행 중이나 귀국 후 2달 이내에 열이 나면 즉시 병원을 방문하여 진료를 받도록 한다. 귀국 후에도 말라리아 약을 계속 복용해야 하는 경우가 있다.

출처: 질병관리본부 홈페이지

표 1-3 해외 여행에 필요한 예방접종과 관련된 정보를 제공하는 곳

- 현재의 건강관리 제공자
- 지역 보건시설
- 각 지역 국립검역소
- 질병관리본부(http://www.cdc.go.kr)
- 질병관리본부 국립검역소(http://www.nqs.cdc.go.kr)
- 질병관리본부 해외여행질병정보센터(http://www.travelinfo.cdc.go.kr)
- 외교부 해외안전여행 홈페이지(http://www.0404.go.kr)
- 국제 의료인 여행자 협회(IAMAT)
  - 예방접종, 말라리아 위험 및 해외 의사 목록: 지방 카운티 또는 주 보건부: 1623 Military Rd. #279, Niagra Falls, NY 14304-1745;(716)754-4883; http://www.iamat.org

B형 간염 예방접종은 영아에게 일상적으로 접종되고 있다. 오염된 상처에서 발생되는 심각한 감염병인 파상풍은 모든 어린이가 정기 예방접종을 하기 때문에 흔하게 발생하지 않는다. 성인들은 10년마다 파상풍의 추가접종이 필요하다.

▶ 여행자 의료보험

해외여행을 가기 전에 해외에서 발생하는 질병 및 사고에 대한 의료보험 혜택을 확인하도록 한다. 필요한 경우 적절한 여행자/의료보험에 가입하도록 한다.

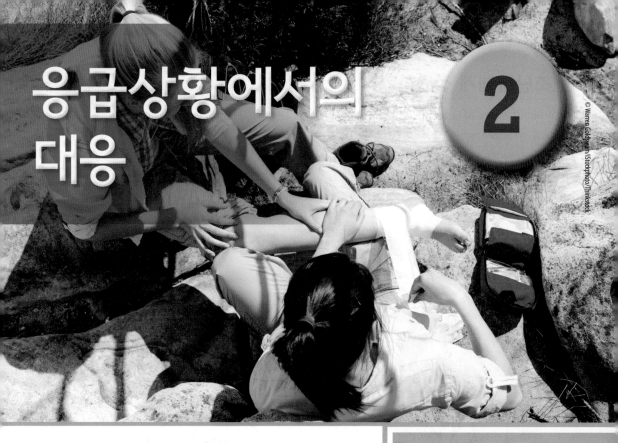

응급상황에서의 대응

언젠가는 당신이 조난을 당한 다른 사람들을 도와줘야 할 때가 올 것이다. 이를 대비하는 사전 계획과 훈련을 통해 효과적인 구조가 이루어질 수 있다. 사고에 대한 정보는 개략적이거나 부정확할 수 있지만, 침수, 눈사태, 화상 또는 심한 열상 등의 각각의 상황에 대한 내용은 사전 계획과 훈련에 포함될 수 있다. 사고 현장에 접근하면서 무엇을 해야 할지, 누가 도움을 요청했는지를 검토하고, 조난자와 연락할 방법을 생각해야 한다. 당신은 현장으로 출동하는 구조대의 일원일 수 있다 **그림 2-1** . 구조자마다 다른 기술을 가지고 있기 때문에, 구조대 내 다른 구조자와 역할에 대해 논의하도록 한다. 당신이 공식적으로 구조대의 일원이 아니라면, 결정을 해 줄 지도자를 선택하도록 한다. 최소한 기본 계획과 구조 방법에 대한 이해, 이송이 필요할 경우의 활동 계획을 가지고 현장에 도착하도록 노력한다.

▶ 조난자에게 접근하기

당신이 사건 현장에 처음 도착했을 때, 10초 동안 현장 조사를 시행한다 그림 2-2A-C . 현장은 안전한가? 또 다른 눈사태나 낙석 가능성이 있는가? 위험한 동물이 있는가? 번지고 있는 화재가 있는가? 물살이 너무 거칠어 안전한 구조를 할 수 없는 것은 아닌가? 당신이 다치면 조난자를 도울 수 없다!

처음 몇 분 동안, 손상의 원인을 찾아본다. 손상의 기전은 손상 범위를 확인하거나 숨겨진 손상이 있는지 의심해야 하는 경우 도움이 될 수 있다. 얼마나 많은 사람들이 다쳤는가? 조난자가 한 명 이상일 수 있다. 다른 조난자가 있는지 찾아본다.

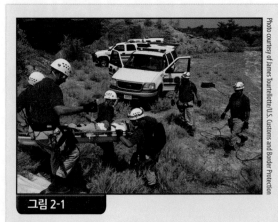

그림 2-1

조난자를 이송시키기 위해서는 많은 노력이 필요하다.

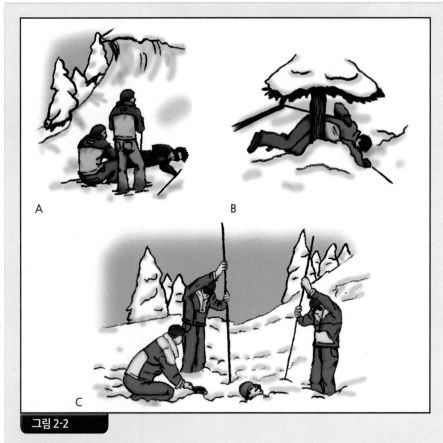

A

B

C

그림 2-2

현장 조사. **A.** 위험을 평가한다. **B.** 손상의 정도와 원인을 평가한다. **C.** 조난자 수를 결정한다.

▶ 손상의 기전(원인)

손상의 기전을 고려하면 손상을 이해하고 그 심각성을 예측하는 데 도움이 된다. 대부분의 손상은 움직이는 물체와 또 다른 움직이는 물체나 정지된 물체 간의 충돌에서 발생한다. 움직이는 물체는 그 무게보다 속도에 비례하여 더 많은 에너지를 발생시킨다. 무게가 두 배로 증가하면 에너지는 두 배가 되지만, 속도가 두 배로 증가하면 에너지는 네 배로 증가하게 된다.

사고 현장에서 사고를 재구성할 때, 다음을 고려하도록 한다.

- 낙하 거리 또는 움직이는 물체의 속도는 어떠하였는가? 심각한 손상을 초래할 정도로 그 힘이 강했는가?
- 어떤 방향, 신체의 어느 부위에 그 힘이 작용하였는가?
- 손상이 예상되는 부위는 어디인가?
- 내부 손상 가능성이 있는가?
- 척추 손상 가능성이 있는가?

다음과 같은 상황에서는 내부 손상 및 심각한 다발성 손상이 발생할 수 있다.

- 신장(키)의 2.5배에서 3배 높이에서의 추락(큰 질량, 비교적 저속 손상)
- 오토바이, 4륜 산악 오토바이 또는 설상차 충돌, 특히 헬멧을 착용하지 않은 경우(큰 질량, 고속 손상)
- 고속 스키 또는 스노보드 충돌(큰 질량, 고속 손상)
- 머리, 목 또는 몸통의 총상(작은 질량, 초고속 손상)

▶ 조난자의 구조

구조자가 위험에 빠질 수 있는 환경에서는 구조 작업을 함부로 시도해서는 안 된다. 날씨, 조난자의 위치, 눈사태의 위험, 화재, 조난자가 걸린 덫 등은 모두 구조자에게 위험을 초래할 수 있다. 이러한 경우에는 특수 구조팀이 필요할 수 있다.

수상 구조

'건네기 – 던지기 – 배를 이용하기 – 직접 수영하여 접근하기'는 수상 구조를 시도하는 순서이다 **그림 2-3**.

건네기

먼저 경량의 막대, 사다리, 긴 막대기, 나뭇가지 같은 사용 가능한 물건을 조난자에게 건넨다. 구조자의 발은 단단히 고정되어야 한다. 안정성을 위해 물건을 붙잡거나 옆 사람의 허리띠나 바지를 잡도록 한다. 몸의 중심을 낮추고 뒤에 두어야 한다.

던지기

빈 피크닉 주전자, 빈 연료 캔, 구명조끼, 뜨는 쿠션, 나무 조각, 부풀려 있는 내부 튜브 또는 타이어 등 뜰 수 있는 어떤 것이라도 구조자에게 던진다. 가능하면, 조난자를 당겨낼 수 있도록 던질 물건에 밧줄을 묶도록 한다. 그렇게 하면 물건을 잘못 던지더라도 다시 가져와서 던질 수 있다. 15 m 이상 떨어진 곳으로 물체를 정확하게 던지기는 쉽지 않다.

배를 이용하기

조난자가 멀리 떨어진 곳에 있다면 근처에 보트, 카누 또는 모터보트를 이용하여 조난자에게 접근을 시도한다. 보트 운전은 위험하며 기술도 필요하다. 안전을 위해 항상 구명조끼와 같은 개인 부양 장치를 착용하도록 한다. 보트가 뒤집힐 수 있어서 조난자를 보트의 측면에서 끌어 올리지 말고, 뱃머리 또는 선미에서 끌어당기도록 한다.

직접 수영하여 접근하기

당신이 뛰어난 수영 선수이고 구조 기술에 훈련이 되어 있는 경우에만, 물에 빠진 조난자를 수영으로 구조한다. 잔잔한 물에서도 수영으로 조난자를 구조하는 것은 어렵고 위험하다. 종종 구조자가 희생자가 될 수 있다. 가능하다면 물에 들어갈 때 구명조끼를 착용하고 여분의 구명조끼나 판자 같은 물건이 있다면 가져가서 당신과 조난자 사이에 놓도록 한다.

> **주의 사항**
>
> 수상에서 생명을 구하는 훈련을 받지 않았다면, 수영으로 물에 빠진 사람을 구하려고 시도하지 않는다.

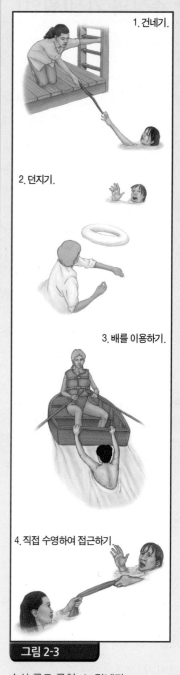

그림 2-3

수상 구조 규칙. 1. 건네다.
2. 던지다. 3. 배를 이용하다.
4. 수영하여 구조하다.

얼음 구조

누군가가 물가 근처의 얼음 속으로 빠지면 막대기를 내밀거나 뜨는 물체를 연결한 줄을 던지도록 한다. 조난자가 물가에서 멀리 떨어진 얼음 속으로 빠져서 막대기나 줄을 던져서 닿을 수 없는 경우, 구조자는 사다리, 판자 또는 나뭇가지 위에 평평하게 엎드린 채 조난자에게 접근하여 잡는다 **그림 2-4**. 다른 방법은 물가의 고정된 부위에 줄로 스페어타이어를 묶고, 그 위에 평평하게 엎드려서 타이어를 앞으로 밀면서 조난자에게 접근하여 조난자를 물가나 얼음 가장자리로 이동시킨다.

자기 구조

얼음 속으로 떨어진 조난자들은 상체를 얼음 위에 올린 뒤에 얼음 밖으로 나오도록 노력해야 한다. 일단 얼음 위에 올라왔다면 다시 빠질 가능성을 줄이기 위해 가능한 얼음 위에 납작하게 엎드린 자세를 유지하도록 한다.

> **주의 사항**
>
> 도움을 줄 사람 없이 부서진 얼음 가까이 접근하지 않는다.

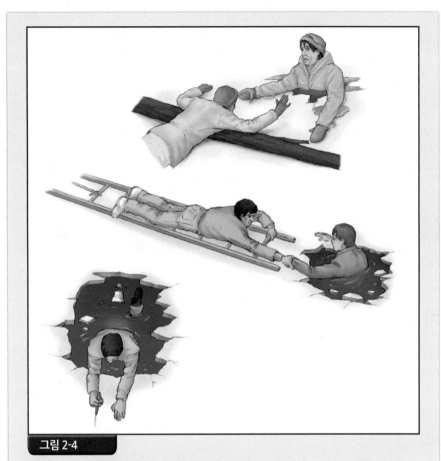

그림 2-4

얼음 구조. 판자, 사다리 또는 나뭇가지 위에 평평하게 엎드려서 조난자에게 접근하여
잡은 후 조난자를 얼음 가장자리로 옮기도록 한다. 가능한 한 얼음 위에 납작하게 엎드린
자세를 유지하면서 접근하도록 한다.

전기 응급 구조

경미한 전기 충격으로도 심각한 내부 손상이 발생하거나 사망할 수 있다. 1,000 볼트 이상의 전압을 고전
압으로 간주하지만 110 볼트의 가정용 전압에서도 치명적인 손상이 발생할 수 있다.

접촉 부위를 통해 신체로 들어온 전기는 저항이 가장 작은 경로(신경 및 혈관)를 따라 이동하게 된다. 몸을
따라 전류가 흘러가면서 열이 발생하고, 세포가 파괴된다.

저전압(건물 내부)

대부분의 실내 전기 손상은 장비의 결함 또는 부주의한 기기 사용으로 인해 발생된다. 조난자에게 다가가기
전에 회로 차단기, 두꺼비집, 또는 외부 스위치 상자에서 전원을 끄거나 전기 제품의 플러그를 뽑도록 한다.

고전압(전력선)

조난자에게 다가갔을 때 팔, 다리 또는 하체에서 따끔거리는 느낌이 느껴진다면, 즉시 멈춰야 한다. 조난자에게 더 이상 접근해서는 안 된다. 따끔거리는 느낌은 전기가 흐르는 땅 위에 당신이 서 있거나, 당신의 몸에 전류가 통과하고 있다는 신호일 수 있다. 이러한 상황이 발생하면 돌아서서 한 발을 땅바닥으로부터 들어 올린 상태로, 깡충깡충 뛰어 안전한 장소로 이동해야 한다. 특수 장비를 갖춘 훈련된 구조팀이 전선을 자르거나 분리할 때까지 기다리도록 한다.

전력선이 차량에 떨어짐

운전자와 승객에게 차량 내에 머물도록 알린다. 조난자에게 팔을 몸에 붙이고 차체에 몸이 닿지 않도록 지시한다. 폭발이나 화재가 발생하여 위협이 되지 않는 한 아무도 차량에서 내리지 않도록 해야 한다.

주의 사항

- 전류가 꺼지기 전까지, 기기 또는 조난자들과 접촉하지 않는다.
- 내려온 전선을 움직이려고 시도하지 않는다.
- 마른 나무 빗자루, 도구, 의자 또는 스툴(등받이가 없는 작은 의자)과 같은 물건을 사용하여 고전압 전원을 분리하려는 시도를 하지 않는다. 그러한 것들은 전기 손상으로부터 당신을 보호하지 못한다.

▶ 자동차 사고

자동차 충돌사고가 일어났을 때, 국내에서는 도로교통법 제 54조에 의하면 사고를 유발한 차량의 운전자나 그 밖의 승무원은 법적으로 신고 및 구호책임이 있으나, 목격자는 법적으로 신고나 구조의 의무가 없다. 그러나 사고를 목격하였다면 도덕적으로 당신은 운전을 멈춘 후에 신고 및 필요한 응급처치를 제공하여야 한다.

해야 할 일

1. 차량을 안전한 장소에 세운다(경찰이 있는 경우에는 경찰이 차량 정지를 요구하지 않는 한 멈추지 않는다).
2. 방향지시등은 위험 표시로 켜고 경고 표시기 또는 경고 표시를 배치한다.
3. 다른 운전자에게 사고에 대해 알릴 수 있도록 지시한다.
4. 차량의 문을 열고 충돌한 차량으로 들어간다. 만약 문이 열리지 않는다면 창문을 통해 차 안으로 들어갈 수도 있다. 최후의 수단으로 창문을 깨뜨릴 수도 있다. 일단 차 안으로 들어가면 차량을 주차하고 엔진을 끄고 주차 브레이크를 설정한다.
5. 반응이 없거나 척추 손상이 있는 환자는 머리와 목을 고정한다.
6. 손상 부위를 보고 느끼면서 평가한다. 생명을 위협하는 손상을 먼저 처치한다.
7. 가능하다면, 조난자의 구조는 훈련된 구조 요원이 올 때까지 기다린다.

▶ 야생의 화재(산불)

오지 여행자와 도시와 야생지대의 경계에 살고 있는 사람들은 산불을 겪을 수 있다. 그들은 화재의 확산, 손상 및 사망의 원인, 그리고 위험을 피하기 위한 안전 조치를 알고 있어야 한다.

화재가 발생하려면 세 가지 요소가 필요하다: 열, 산소 및 연료
그림 2-5. 그러므로 화재는 덥고 건조한 기후에서 가장 흔히
발생한다. 바람에 의해 더 큰 세기로 커지고, 나무, 관목 및 풀은
연료로 사용된다. 화재는 직접적인 확장과 비산(파편에 의한 불
의 퍼짐)으로 퍼지게 된다.

주변에 있는 화재의 위험 요인을 알아야 한다. 야영장에서 위
험 요인은 난로와 연료이다. 환경적인 위험 요인은 마른 잔디와
탈 수 있는 나무 및 수풀이다. 안전한 장소에서 야영하도록 한다.
불이나 난로 주위는 솔로 깨끗하게 청소하고 건조한 연료도 치워
야 한다. 화재 시 가장 안전한 지점은 화재 측면, 진행하는 화재의
뒤편(바람이 위로 부는 경우), 언덕 위보다는 언덕 아래 지점이다
(화재는 언덕 위로 빠
르게 퍼진다).

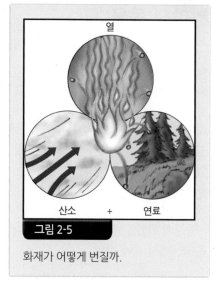

그림 2-5

화재가 어떻게 번질까.

화재 발생 시의 안전
성은 다음의 LCES 원
칙(Lookouts 감시, Communication 의사소통, Escape routes
탈출 경로 및 Safety zones 안전지대 확보)에 따라 달라진다. 화
재의 방향 변화를 항상 주의 깊게 관찰한다. 이러한 변동 사항을
다른 사람들에게 알릴 수 있어야 한다. 탈출 경로와 잠재적인 안전
지대 확보를 계획한다.

참고 사항

심장 마비와 열 관련 스트레스는
소방관들의 가장 흔한 사망
원인이다. 그 외 다른 원인으로 내부
손상, 화상 및 질식이 있다. 화상과
떨어지는 물체로 인한 외상이 흔한
손상이다.

해야 할 일

1. 모든 사람들을 화재 지역 밖으로 신속하게 대피시킨다.
2. 도움을 요청한다.
3. 화재의 규모가 작고 탈출 경로가 명확한 경우에만 소화기를 사용한다. 처음 5분 동안 불을 끄는
   것이 중요하다.
4. 화상 환자에게 물을 뿌린다. 환자의 목 주위에 양탄자나 담요를 감싸서 얼굴 부위가 화염을 피하도록
   한다. 플란넬 침낭은 불을 피할 수 있는 안전한 도구이지만 합성 침낭 및 의류는 녹을 수 있어서
   화염을 피하는 데 사용하면 더 심한 화상을 유발할 수 있다. 땅 위를 구르는 것으로 화염을 진압할
   수 있다. 달리면 화염이 더 커질 수 있으므로 달리지 못하게 한다.
5. 안전하게 할 수 있다면, 타고 있는 옷은 벗겨낸다. 폴리프로
   필렌, 폴리에스테르 및 나일론 등의 합성 물질은 고온에서 빠
   르게 녹아서 깊고 심한 화상을 유발할 수 있다. 실외 의류 및
   텐트에 사용되는 대부분의 첨단 소재도 잠재적으로 매우 위
   험할 수 있다. 일부는 잘 타지 않도록 처리되어 있기도 하지
   만, 화재 시에는 모두 위험하다고 간주하여야 한다.

주의 사항

• 조난자가 불이 붙은 옷을 입고
  달리지 못하게 한다.
• 화재 진압 중에 갇히지 않도록
  한다. 언제나 신속하게 탈출할
  수 있도록 항상 탈출 경로를
  확보해 두어야 한다.

▶ 야생 동물

동물과 관련된 상황에서는 신중히 접근해야 한다. 큰 동물은 인간을 마주쳐도 거의 대부분 도망가지 않으며, 구조대원을 공격할 수도 있다 **그림 2-6** . 작은 동물은 대부분 도망가지만, 모든 야생 동물은 예측할 수 없으며 자극하지 않더라도 공격할 수 있다. 여행하는 지역에서 위험할 수 있는 동물에 대해서는 주의를 기울여야 한다. 농장에 있는 동물도 위험할 수 있다.

동물의 위협을 받고 있을 때는 다음과 같은 조치를 취해야 한다.

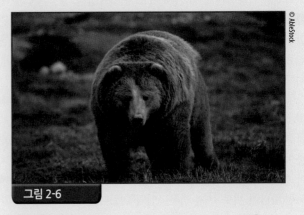

그림 2-6

큰 동물은 항상 인간에게서 도망가지 않으며 구조대원을 공격할 수 있다.

- 동물을 응시하지 말고, 아래를 보거나 멀리 본다.
- 천천히 뒤로 물러선다.
- 조용히 말하면서 동물을 안심시킨다.

동물이 다른 사람을 공격한 경우 다음 조치를 취하도록 한다.

- 조난자에게서 동물을 떼어내기 위해 음식으로 유인한다.
- 공격 후에 잠시 물러날 때 조난자를 구하도록 한다.
- 동물의 공격은 드물지만 위험할 수 있다. 일반적으로 야생동물에게 접근하거나 자극하지 않는 것이 좋지만, 당신이 공격을 받았을 때 도망갈 수 없는 상황이라면 반격하도록 한다. 회색 곰이나 새끼를 낳은 어미 검은 곰과 만났을 경우에는 누워서 죽은 척을 해야 한다. 곰의 출몰지역에서는 소리에 민감하고 금속성의 시끄럽고 강한 소리를 싫어하는 곰의 특성을 고려하여, 시끄럽게 소음을 내면서 여행하고, 새끼와 같이 있는 곰은 민감하므로 새끼를 낳은 어미곰이 있으면 특히 주의해야 한다.

▶ 밀폐된 공간

밀폐된 공간은 탱크, 선박, 통, 격납고, 저장소, 금고, 동굴 또는 광산 갱도와 같은 영역이며 밀폐의 위험이 있는 환경을 뜻한다. 밀폐된 공간에 갇힌 조난자가 있다면, 다음과 같은 행동을 취하도록 한다.

- 즉각적인 도움을 요청한다. 지역 응급의료서비스를 활성화 한다.
- 구조를 서두르지 않도록 한다. 밀폐된 공간이 유독 가스로 채워져 있을 수 있다.
- 밀폐된 공간에 들어가지 않고 조난자를 구출하도록 한다.
- 진입이 필요한 경우, 적절한 장비를 착용한 훈련된 구조대원이 진입해야 한다.
- 필요한 경우 응급처치 또는 심폐소생술을 시행한다.

▶ 조난자 이송

조난자가 안정되고 이송 준비가 끝날 때까지 조난자를 이송시켜서는 안 된다. 필요한 모든 응급처치를 먼저 시행한다. 그러나 환경적으로 위험한 상황이거나, 응급처치가 필요한 조난자에게 처치를 제공할 수 없는 경우(예: 차량 안), 심정지가 발생한 경우에는 조난자가 불안정하더라도 이송해야 한다. 이런 경우에는 조난자를 평평하고 단단한 바닥으로 옮겨서 심폐소생술을 시행할 수 있다. 현장에서 응급처치를 할 수 없다면 조난자를 이송한다.

주의 사항

- 즉각적인 위험에 처한 경우가 아니라면 조난자를 조기에 이송하지 말고, 구출 대기 중에 피난처로 이송하면 안 된다.
- 조난자를 이송하여 부상을 악화시키지 않는다.
- 척추가 안정화되지 않은 상태에서 척수 손상이 있는 조난자를 이송하지 않는다.
- 조난자를 어디로 이송할 것인지 알지 못하는 상태로 이송하지 않는다.
- 다른 사람들이 도움을 줄 수 있다면, 조난자를 혼자서 이송하려고 시도하지 않는다.

응급 이송

이송은 척수 손상이나 다른 심각한 부상을 악화시킬 수 있으므로 조난자를 너무 성급하게 이송하지 않도록 한다. 조난자의 얼굴과 가슴이 위로 향한 상태로 등을 바닥에 닿게 바로 눕히고 척추를 보호한다. 시간적 여유가 있고 안전하다면, 이송 전과 이송 중에 모든 손상 부위를 안정시키도록 한다.

끌기

표면이 거친 곳에서 조난자의 짧은 거리 이송을 위해 어깨 끌기 또는 담요 끌기를 할 수 있다. 어깨 끌기를 할 경우, 구조자의 전완부로 조난자의 머리를 안정시키도록 한다 **그림 2-7A**. 담요 끌기를 하려면 조난자를 담요 위로 올린 뒤에 이송하고, 머리 뒤쪽에서 당기도록 한다 **그림 2-7B**.

비응급 이송

1인 이송

구조자는 목발을 짚는 것처럼 조난자가 걷는 것을 도울 수 있다. 한쪽 다리에 부상을 당한 경우, 구조자가 부상당한 쪽을 지지해 주면, 조난자는 다치지 않은 다리로 걸을 수 있다. 조난자가 걸을 수 없다면 업어서 이

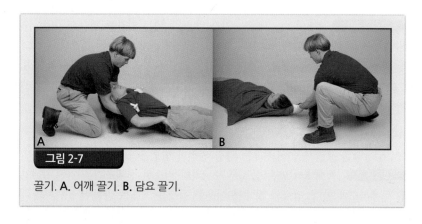

그림 2-7

끌기. **A.** 어깨 끌기. **B.** 담요 끌기.

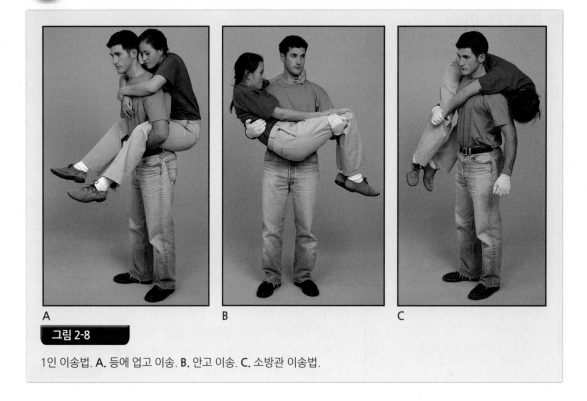

그림 2-8

1인 이송법. **A.** 등에 업고 이송. **B.** 안고 이송. **C.** 소방관 이송법.

송할 수 있다 **그림 2-8A** . 걸을 수 없고 척추 부상이 의심되지 않는 어린이 및 가벼운 성인은 안고 이송을 할 수도 있다 **그림 2-8B** . 조난자의 부상 정도가 허용된다면 소방관 이송법을 이용할 수 있다. 조난자를 당신의 어깨 위로 올리면 더 먼 거리를 이송할 수 있다 **그림 2-8C** .

2인 이상 이송

2인 이상의 사람들이 있으면, 2인 걷기 보조법으로 조난자가 걷는 것을 도와줄 수 있다 **그림 2-9A** . 두 손 앉은 자세 이송법은 두 명의 구조대원이 팔과 몸을 사용해 조난자가 앉을 수 있는 자리를 만들어 이송하는 방법이다 **그림 2-9B** . 4개의 손으로 조난자가 앉을 수 있는 의자를 만들어 이송시키는 방법은 이용할 수 있는 장비가 없을 때 가장 간편한 2인 이송법이다. 조난자가 걸을 수는 없으나 자신의 팔로 구조자를 잡을 수 있을 때 사용한다 **그림 2-9C** . 사지 이송법은 조난자가 좁거나 비좁은 공간에 있을 때 이용한다 **그림 2-9D** . 해먹 이송법은 3~6인이 조난자의 양 편에 서서 조난자 아래로 서로 손을 맞잡고 연결해서 이송하는 방법이다 **그림 2-9E** .

들것 또는 가마

척수 손상 없이 부상당한 조난자를 이송하는 가장 안전한 방법은 들것 또는 즉석에서 만든 들것을 이용하는 것이다 **표 2-1** . 즉석에서 만든 들것은 조난자와 비슷한 신체조건을 가진 구조대원에게 시험 삼아 사용해 본 후 사용하도록 한다. 담요와 장대를 이용한 들것을 제대로 만들면 조난자의 무게가 담요를 누

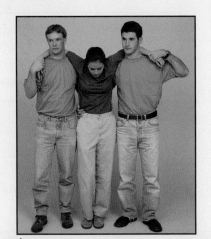

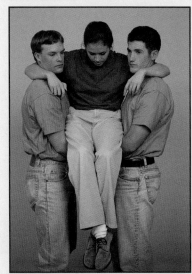

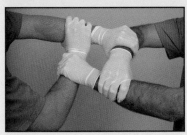

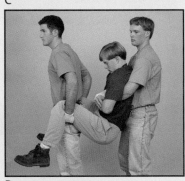

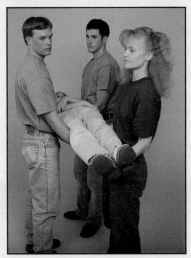

그림 2-9

2인 이송 방법. **A.** 2인 걷기 보조법.
B. 두 손 앉은 자세 이송법. **C.** 4개의 손 의자 이송법. **D.** 사지 이송법.
E. 해먹 이송법.

르기 때문에 담요가 풀어지지 않는다 그림 2-10 . 윗옷과 장대를 이용하여 들것을 만들 수도 있다. 보통 성인용으로는 2개의 윗옷이 필요하다. 윗옷 단추를 잠그거나 지퍼를 올린 후 팔 부분을 뒤집은 다음 그 부분으로 장대를 통과시킨다. 즉석에서 만든 판자 들것은 담요와 장대를 이용한 들것보다 튼튼하지만 무겁고 불편하다. 조난자를 판자에 고정시킨다. 스키, 팩 프레임, 썰매 및 나뭇가지도 들것을 만드는 데 사용할 수 있다. 패드 들것은 침낭, 의복 또는 수면용 패드를 사용하여 만들 수 있다. 구조대원이 아니라면 상업용 들것을 사용할 수 있는 경우는 거의 없다.

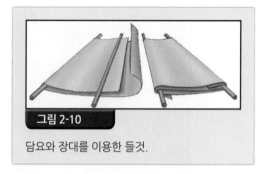

그림 2-10

담요와 장대를 이용한 들것.

표 2-1 들기 및 이송의 원칙

- 다루기 힘들거나 너무 무거운 조난자를 억지로 이송하려고 하지 않는다.
- 안전하게 잡도록 한다. 손가락보다는 손바닥을 사용한다.
- 엉덩이와 복부 근육에 힘을 주고, 등을 똑바로 세우도록 한다 그림 2-11 .
- 허벅지와 엉덩이의 강한 근육을 사용할 수 있도록 무릎을 구부리도록 한다.
- 팔을 몸에 가깝게 하고 팔꿈치를 구부린다.
- 균형을 잡을 수 있도록 어깨 너비로 발을 벌리고, 한발을 다른 발 앞에 둔다.
- 조난자를 들어 올릴 때는 당신의 몸에 가깝게 유지한다.
- 등을 뒤틀지 않도록 하고, 발을 중심축으로 해서 회전한다.
- 다른 구조자와 협동하여 천천히, 부드럽게 조난자를 들어올린다.
- 당신이 하려는 것들을 사전에 조난자에게 알려주도록 한다.
- 주기적으로 휴식을 취한다.

▶ 어려운 장소에서 구출

부상당한 사람이 구출하기 어려운 곳으로 떨어져 있을 수 있다. 갇혀 있는 조난자가 취할 수 있는 자세는 6가지가 있다 그림 2-12 .

신체가 비틀어지고 구겨지듯 찌부러진 자세의 조난자를 이송하는 것은 훈련이 필요하며, 훈련되지 않은 구조대원이나 한 명의 구조자가 시도하여서는 안 된다. 조난자를 안전하게 이송하기 위해서는 4~6인의 경험이 있는 구조대원이 필요하다. 구조대원 중에 한 사람이 모든 명령을 내리는 지도자 역할을 수행한다. 구조대는 조난자와 한 몸인 것처럼, 모든 작업이 동시에 진행되어야 하고, 구조 계획은 명확해야 한다.

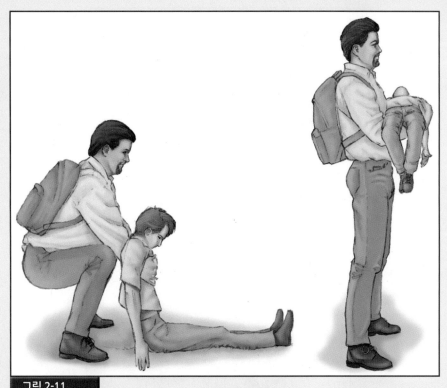

그림 2-11

등을 똑바로 세우고 무릎을 구부린 상태에서 조난자를 들어올린다. 조난자를 당신의 몸에
가깝게 유지하도록 한다.

주의 사항

척추 손상이 없다고 확신하지 못하는
상태에서 한 구조자는 머리를 들고,
다른 구조자는 발을 들어 조난자가
U자처럼 매달려있는 자세를 만들지
않는다.

머리와 목을 고정시키고 어깨와 엉덩이를 척추에 직각이 되도록
하며 조난자의 등을 평평하게 눕힌다 **그림 2-12A**.

머리와 목, 어깨와 엉덩이를 지지하는 데 집중해야 한다. 조난자
를 한 번의 움직임으로 중립자세로 반듯하게 누운 자세를 만들 필
요는 없다. 조난자를 단계적으로 움직이도록 한다.

구조자가 접근하기에 제한된 좁은 공간에서 이루어지는 구출이
가장 어렵다. 척추 손상이 의심되는 경우, 상태를 더 악화시킬 수
있으므로 조난자를 구출하려는 시도를 해서는 안 된다. 특별한 장
비를 갖춘 구조대를 기다리도록 한다. 그때까지 조난자를 따뜻하고 편안하게 해주어 도와 줄 수 있다. 음식
과 음료를 제공하고, 조난자에게 힘을 북돋아주며, 가능한 한 빨리 구조하도록 한다.

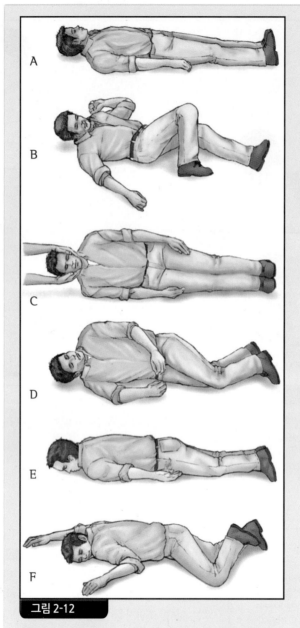

그림 2-12

구출하기 어려운 곳에서 발견되는 조난자의 기본적인 자세.
A. 바로 누운, 중립 자세. 모든 팔다리가 가지런히 정렬됨.
B. 바로 누운 자세. 하지만 머리, 등 또는 팔다리가 정렬되지
않음. C. 옆으로 누운 중립 자세. 팔다리와 등은 정상적으로
정렬됨. D. 옆으로 누운 자세. 하지만 머리, 등 또는 팔다리가
정렬되지 않음. E. 엎드린, 중립 자세. 팔다리가 정렬됨.
F. 엎드린 자세. 하지만 머리, 등 또는 팔다리가 정렬되지 않음.

▶도움 요청

야생에서 도움을 요청하는 것은 항상 어려우며, 도로 또는 전화기에서 멀리 떨어진 곳에서 응급 상황이 발생하면 도움 요청이 불가능할 수도 있다. 야생에 들어가기 전에 지역 구호 단체, 보안관 또는 경찰관과 연락하는 방법을 알아 두도록 한다. 거리, 날씨, 해가 떠있는 시간 및 도움을 청할 수 있는 사람들의 수에 따라 당신의 일이 제한될 수 있다. 응급 상황에 직면했을 때 STOP 약어를 생각한다 　그림 2-13　.

Stop – 잠시 멈추고 자신을 진정시킨다. 당황하지 않는다.
Think – 문제와 올바른 행동 과정을 생각해 본다.
Observe – 상황을 관찰한다. 무슨 일이 일어났는가? 어떤 조건인가? 어떤 자원을 사용할 수 있는가?
Plan – 자신의 행동 과정을 계획하고, 구조를 도와줄 수 있는 다른 사람들과 협동한다 　표 2-2　.

응급 상황이 아닌 경우, 조난자는 걸어서 그 지역 밖으로 나올 수 있다. 그러나 응급 상황이 아닌지를 확신할 수 없으면 의학적인 도움을 요청한다. 구조대원과 같이 있는 경우, 대원 중 한 명을 전화기가 있는 곳으로 보내 도움을 요청한다. 멀리 떨어진 곳에서는 신호 거울, 조명탄, 연기가 나는 불을 사용하여 도움을 요청한다.

많은 등산객들이 휴대전화를 가지고 있지만, 모든 곳에서 사용할 수는 없다. 예로, 산이나 산등성이에서는 휴대전화 신호가 차단될 수 있다. 도움 요청에 있어서 휴대전화 및 기타 전자 장치는 보조적이고 윤리적

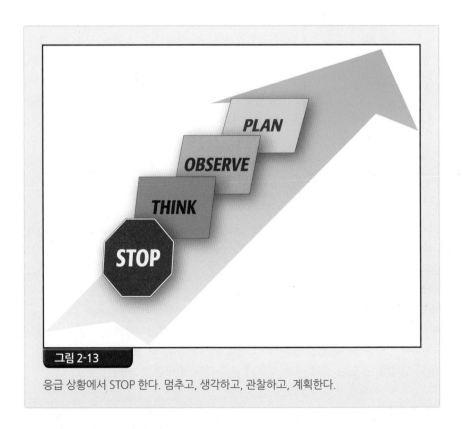

그림 2-13

응급 상황에서 STOP 한다. 멈추고, 생각하고, 관찰하고, 계획한다.

표 2-2 계획세우기와 관련된 중요한 질문들

1. 당신이 현장에서 문제를 처리할 수 있는가? 가벼운 상처나 손상 또는 저절로 낫는 질병이 있는 조난자가 여행을 계속하도록 해도 되는가? 당신은 의학적 도움을 받을 수 있는 곳에서 멀리 떨어져 있기 때문에, 의학적 도움을 요청하기 전에 조난자를 관찰하는 것이 합리적이다.

2. 조난자가 도움 없이 걸을 수 있는가? 발목이나 무릎 부상이 심하거나 뱀에게 물린 직후라고 하더라도 이것이 의학적 처치를 받기에 가장 빠르고 안전한 방법일 수 있다.

3. 조난자가 이송되어야 하는가? 이송할 수 있는 자원이 있는가? 그렇지 않다면 어떻게 도움을 받을 수 있는가?

주의 사항

- 위험한 상황에서 구출하기 위해 돌진하지 않는다. 이로 인해 더 많은 조난자가 발생할 수 있다.
- 조난자를 평가하고 모두의 안전을 위한 계획을 세우기 전에 도움을 요청하러 누군가를 보내지 않는다.
- 피할 수 없는 경우가 아니라면 부상을 입거나 병든 조난자를 현장에 혼자 남겨 두지 않는다.
- 피할 수 없고 계획의 일부가 아니라면 누구든지 동반자 없이 혼자 집단을 떠나게 하지 않는다.

인 면을 고려하여 사용해야 한다. 경미한 부상으로 구조대를 불러서는 안 된다. 많은 구조대는 자원 봉사자로 구성된다. 그들을 합당한 이유 없이 불필요한 비용을 지출하게 하거나, 위험에 처하게 해서는 안된다.

당신이 할 수 있는 것 이상의 도움이 필요한 상황이 발생하면, 응급의료서비스에 연락한다. 훈련된 구조대는 많은 장점들이 있다. 응급구조사들은 조난자에게 해야 할 것이 무엇인지 파악하고 있어야 한다. 이러한 것을 위해 그들은 병원의 의사들과 무선으로 연락도 할 수 있다. 현장과 병원 이송 중 시행되는 응급구조사의 처치가 조난자의 생존율과 회복률을 향상시킬 수 있다. 응급의료체계는 신속한 이송수단을 제공한다. 동굴 구조와 고지 산악 구조와 같은 일부 상황에서는 특수 훈련을 받은 구조대만이 조난자를 안전하게 구출할 수 있다.

응급의료서비스에 다음의 정보를 제공한다.

- 조난자의 위치. 눈에 띄는 명소 혹은 가장 가까운 도로에서 거리를 알려주거나, 골짜기 또는 하천의 이름을 알려준다. 눈에 띄는 명소에서 나침반 방위와 지도 좌표를 알려주는 것이 이상적이다.
- 구조자 이름, 조난자 이름, 가족과의 연락처
- 응급 상황의 종류(예: 심장 마비, 침수 사고)
- 조난자의 수와 특별한 의학적 상태
- 조난자의 상태(예: 반응이 있고 의식이 명료, 호흡, 골절) 및 조난자에게 시행된 처치(예: 심폐소생술)
- 구조 계획에 영향을 줄 수 있는 경우에 그 지역의 기상 조건 및 상태에 대한 설명
- 구조자와 연락할 수 있는 곳에 대한 정보와 추후 연락에 대한 정보(시간 및 빈도)

무선통신이나 전화를 통해 천천히, 분명하게 말한다. 구조대원에게 중요한 정보는 반복하여 전달하도록 한다. 항상 끝까지 듣고 마지막으로 전화를 끊도록 한다. 만약 당신이 다른 사람을 보내서 전화를 하도록 했다면, 당신은 전화연락이 되었는지 확인하기 위해 그 사람이 당신에게 보고하도록 해야 한다.

▶ 이송 지침

본문의 각 절은 특별한 문제를 가진 사람들의 대피 기준을 고려한다.

일반 지침

조난자의 건강 또는 생존율은 현장에서 조난자를 옮길 수 있는 능력에 달려 있다.
다음 목록은 이송이 필요한 조건을 설명한다.

1. 점점 악화되는 상태, 호흡 곤란 악화, 의식 상태의 변화, 쇼크, 진행하는 근력 약화, 지속적인 구토 또는 설사, 경구로 수분 섭취를 할 수 없는 경우, 일어서려고 할 때 실신
2. 심한 통증
3. 의학적 문제로 인해 적당한 속도로 걸을 수 없음
4. 상처를 포함한 모든 부위에서 심한 또는 지속적인 출혈, 구토물이나 변에서 혈액이 나오는 경우
5. 심각한 고산병의 징후와 증상
6. 악화되는 감염
7. 근골격계 통증이 아닌 가슴 통증 – 심장 마비 가능성
8. 개인이나 집단의 안전을 해치는 심리적 장애
9. 침수 손상
10. 크거나 심각한 상처나 화상 또는 특별한 합병증이 있는 상처. 개방성 골절, 총상, 변형이 있는 골절, 순환 장애가 있는 골절, 물체에 찔림, 척추 손상이 의심되는 경우
11. 최소한 세심한 관찰이 필요한 심각한 손상기전: 6 m 이상 높이에서 낙상, 오토바이, 산악 오토바이 또는 설상차 충돌, 차량 충돌(고속 충돌, 전복, 차량 밖으로 피해자 방출, 동승자의 사망), 고속 스키 충돌, 낙석이나 눈사태에 의한 부상

3, 4, 8번의 경우 의학적 처치를 받으러 이동할 수 있고, 5번의 경우 하산하도록 한다.*

*Adapted from the *Wilderness Medical Society Practice Guidelines for Wilderness Emergency Care*. Guilford, CT: The Globe Pequot Press, 2006.

▶ 구조요청 신호

많은 응급 상황에서 조난당한 사람들을 찾는 것이 중요하다. 그러한 상황에서 조난자들이 자신의 존재와 위치를 눈에 잘 띄게 하면 찾기가 더 좋을 것이다.

항공기에 신호 보내기

항공기에서 볼 수 있는 지상 신호를 만들 때, 자연에는 직선이나 직각이 거의 없고, 공중에서 볼 때는 훨씬 작게 보인다는 사실을 기억해야 한다. 크면 클수록 거의 더 좋다. 지상 신호의 경우 즉각적인 도움을 위해 큰 "V"를, 의료 지원이 필요한 경우 "X"를 만든다. 이러한 신호의 선을 가능한 한 크게 만든다. 각 신호의 선의 길이가 폭보다 6배 길도록 만든다. 예를 들면, "V"의 경우, 폭이 60 cm에 각각의 길이가 360 cm로 만든다. 대비는 지상 신호의 또 다른 열쇠이다. 사용할 재료의 예로는 화장지, 플라스틱 방수포 조각, 텐트 재료 조각, 나뭇가지, 통나무 및 밝은 색의 암석 등이 있다. 눈이 쌓여있거나 개간지, 모래사장에서는 땅을 쾅쾅거리며 걷거나 표면을 파내서 그림자를 만들어 신호를 눈에 띄게 할 수 있다.

기타 신호

3회 연속으로 반복되는 거의 모든 행위는 "도움"을 나타낸다. 3번 외침, 3번 총성, 휘파람으로 3번 불기, 빛으로 3번 깜박이기 등이 그렇다. 다른 신호 장치를 사용할 수 없는 경우 낮에는 연기를, 밤에는 밝은 불꽃을 사용한다. 엔진 오일이나, 기름이 묻은 헝겊 또는 고무 조각을 불에 넣어 검은색 연기를 만들 수도 있다(밝은 배경에 가장 좋다). 여분의 연료를 충분히 준비해 둔다. 만약 도움을 기다리면서 불을 피우고 있다면, 연료를 가까이 보관하고 있다가 항공기 소리가 들릴 때 불에 던져준다. 연기가 나고 상승하는 데 시간이 걸리기 때문에 기다려서는 안 된다. 불은 잔디나 나무와 같은 가연성 물질에서 멀리 떨어진 곳에서 붙인다.

거울은 조난 신호를 보내는 효과적인 수단이다. 흐린 날에는 생존자가 항공기를 보기 전에 항공기 조종사가 거울의 번쩍임을 볼 수 있으므로, 항공기가 보이지 않더라도 소리가 들린다면 그 방향으로 거울을 번쩍이게 하는 것이 좋다. 거울 번쩍임은 32 km 이상 떨어진 항공기에서도 확인할 수 있다.

거울을 사용하려면 다음 절차를 따른다.

1. 한 손으로 거울을 태양을 향하게 놓고, 다른 손은 당신 앞쪽으로 놓는다. 손가락이나 엄지손가락을 사용하여 대상을 향한 당신의 시야를 가리도록 한다.
2. 거울에서 햇빛을 반사하여 손가락이나 엄지손가락을 비춘다.
3. 손가락이나 엄지손가락 사이로 나온 빛이 대상 물체에 비추도록 거울을 반복적으로 가볍게 휘두른다.
4. 번쩍임이 비행기 또는 구조대원을 향해 가능한 한 많이 비추도록 한다. 3회 연속 깜박임을 시도하지 않는다. 왜냐하면 그렇게 하는 것은 너무 어렵기 때문이다 **그림 2-14**

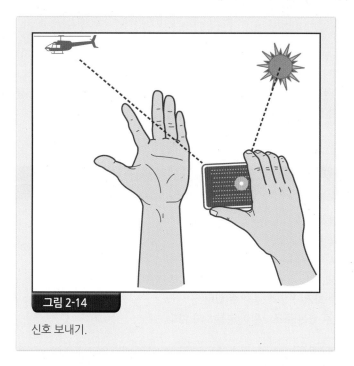

그림 2-14

신호 보내기.

참고사항

생존 도구 가방: 최소한의 필수품

최소 항목	목적
마일라(Mylar: 강화 폴리에스테프 필름)로 만든 1~2개의 대형 플라스틱 쓰레기 봉투 또는 비상 담요 ("우주 담요")	날씨(바람, 비, 눈)로부터 보호한다. 하나의 쓰레기 봉투의 바닥을 잘라서 머리에 쓰고, 두 번째 봉투는 다리를 덮는다.
호루라기(Mini Fox 40 또는 Windstorm)	도움을 요청하기 위해 신호를 보낸다.
신호용 거울	도움을 요청하기 위해 신호를 보낸다.
공이치기와 금속 성냥(마그네슘)	불을 붙인다.
방풍 및 방수 성냥이 들어있는 방수 성냥갑	불을 붙인다.
석유 젤리(예: 바셀린) 또는 상업용 부싯깃 뭉치가 들어있는 방수 성냥 상자 또는 빈 필름 용기	석유 젤리는 가연성이다. 석유 젤리가 묻은 면봉을 사용하여 부싯깃을 만든다. 사용 시 면봉을 열어서 금속 성냥에서 불꽃을 붙인다.
칼(다중공구) 또는 줄 날 생존 톱	절단
음식(에너지 바, 미군 전투 식량)	칼로리와 정신적 지지를 제공한다.

헬리콥터 이송

헬리콥터는 때로는 긴급 이송에 필요한 시간을 크게 단축할 수 있지만, 승무원과 조난자 모두에게 추가적인 위험을 초래할 수 있다. 매우 멀리 떨어진 지역에서는 헬리콥터 서비스를 받기까지 너무 오래 걸릴 수 있으므로 지상 이송을 시작하는 것이 더 빠르다. 이송을 위해 헬리콥터를 사용하기로 결정하면 물류 및 환경적 요인을 고려해야 한다 표 2-3 .

표 2-3 헬리콥터 이송 지침

다음과 같은 경우 헬리콥터로 조난자를 이송한다:
1. 조난자의 생명을 구할 수 있다.
2. 헬리콥터 이송 시 조난자가 회복할 가능성이 훨씬 더 높다.
3. 조종사가 기상 및 착륙 지역 조건이 안전하다고 판단한다.
4. 지상 이송은 위험하거나 오래 걸릴 수 있다.
5. 지상 이송을 할 수 있는 구조대원이 충분하지 않다.

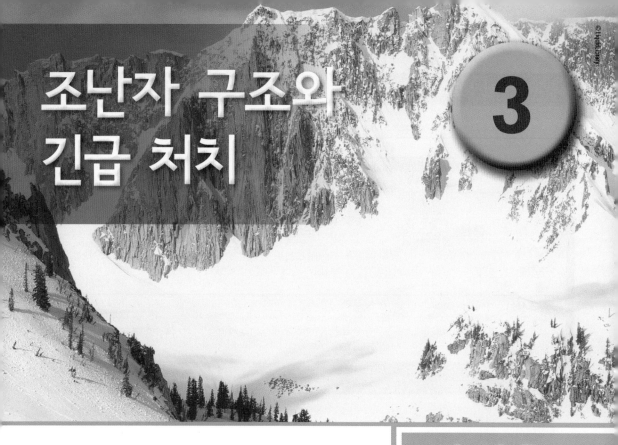

© LiquidLibrary

조난자 구조와 긴급 처치

3

▶ 평가

조난자에게 어떤 문제가 발생했는지 알기 위해서는 신속하고 정확한 평가를 수행할 수 있어야 한다. 야생응급처치에서 도움 요청이나 의료자원 이용은 제한적이고, 중증 손상이나 질병에 대한 처치는 원시적일 수 있으며, 응급처치 용품은 이미 가지고 있거나 현장에서 만들어진 것만을 사용할 수 있을 것이다. 도시에서의 응급처치와는 다르게 119 구조대에 도움을 요청할 수 있는 방법도 없고, 조난자를 처치할 수 있는 응급구조사도 없을 것이며, 조난자를 이송할 수 있는 구급차도 신속하게 이용할 수 없거나 전혀 이용할 수 없을 것이다. 하지만 의학적 처치를 위해 조난자를 이송하기 위해서는 상당한 시간과 인력이 필요하므로 그러한 의사 결정을 가볍게 해서는 안 된다. 그러므로 적절하게 평가할 수 있는 능력을 키워, 어떤 문제가 발생하고 있는지, 그것이 얼마만큼 의미가 있는지를 알아내는 것은 매우 중요하다.

표 3-1 조난자 평가의 단계

외상			질병	
	반응이 있음			
	주요 손상	주요 손상		
무반응	기전(+)	기전(−)	무반응	반응이 있음
• 일차 확인	• 일차 확인	• 일차 확인	• 일차 확인	• 일차 확인
• 이차 확인: DOTS의 DOS를 사용	• 이차 확인: DOTS의 DOS를 사용	• 주호소 확인: DOTS 사용	• 이차 확인: DOTS의 DOS를 사용	• SAMPLE 병력 청취
• SAMPLE 병력 청취 : 타인	• SAMPLE 병력 청취	• SAMPLE 병력 청취	• SAMPLE 병력 청취 : 타인	• 주호소 확인

cause of injury; mechanism of injury = 주요 손상 기전. DOTS = deformity 변형, open wounds 열린 상처, tenderness 압통, swelling 부종. SAMPLE = symptoms 증상, allergies 알레르기, medications 약물, pertinent history 과거 병력, last oral intake 최종 음식 섭취, events leading up to the injury or illness 손상이나 질병에 이르게 된 사건.

이 장에서는 조난자를 평가하고 응급처치를 수행하는 방법을 상세하고 체계적으로 소개한다. 생명을 위협하는 의학적 문제를 놓치지 않기 위해 평가법을 잘 숙지하고, 꾸준히 연습해야 한다.

평가는 조난자의 반응 여부(반응/무반응)나 질병 여부(외상/질병)에 따라 다른 방법으로 수행된다. 구조자가 실제로 관찰한 것을 알아내는 것이지 진단을 하는 것은 아니기 때문에 반응 여부는 의식 여부(의식이 있는/의식이 없는)로 표현할 수 있다.

평가 과정의 모든 단계가 각각의 조난자에게 모두 적용되는 것은 아니며, 각 단계의 순서는 문제의 속성에 따라 달라질 수도 있다. 대부분의 조난자는 평가 과정의 모든 단계가 필요하지 않다. 예를 들면, 막대기를 깎다가 손가락이 절단된 조난자는 평가 과정의 모든 단계가 필요하지 않지만, 약 6미터 높이의 산비탈에서 떨어지며 손가락이 절단된 조난자는 다른 손상도 동반될 수 있기 때문에 평가 과정의 모든 단계를 거쳐야 한다. 또한, 조난자는 외상과 질병을 동시에 가지고 있을 수 있다. 조난자 평가는 5단계로 나뉜다 표 3-1 . (1) 현장 평가, (2) 일차 평가, (3) 병력 청취, (4) 이차 평가(생체징후와 신체 검사), (5) 재평가. 평가는 반응 여부, 질병 여부로 나누어 수행한다.

▶ 현장 평가

현장 평가는 무슨 일이 일어났는지 처음으로 파악하게 해주거나 조난자나 구조자에게 위험요소를 발견하게 해 준다 그림 3-1 . 현장 평가를 시작하기 전에 혈액이나 다른 체액과 접촉할 수 있는 위험에 대비해서 항상 자신을 보호한다. 현장에 들어가기 전에 의료용 장갑을 착용한다. 추운 날씨에는 손떨림을 방지하기 위해서 폴리프로필렌이나 실크 장갑을 착용한 뒤에 의료용 장갑을 겹으로 착용한다.

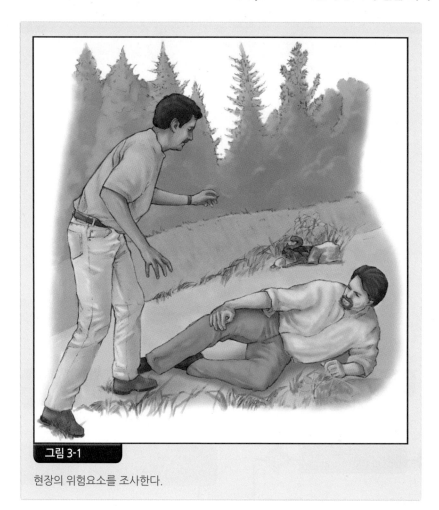

그림 3-1

현장의 위험요소를 조사한다.

관찰해야 할 것

조난자의 상태에 대한 원인과 현장에서의 관련된 문제를 찾아본다. 다음의 질문을 한다.

- 현장은 안전한가? 구조자나 다른 사람에게 즉각적인 위험이 될 만한 것은 없는가?
- 조난자가 외상을 입었는가? 혹은 질병 상태인가?
- 조난자가 외상을 입었다면, 가능한 손상의 기전(원인)은 무엇인가?
- 조난자는 명백하게 반응이 있는 상태인가 아니면, 반응이 없을 가능성이 있는가?
- 일반적으로 평가해 볼 때, 조난자의 외상 혹은 질병의 상태가 심각한가?
- 조난자는 몇 명인가?

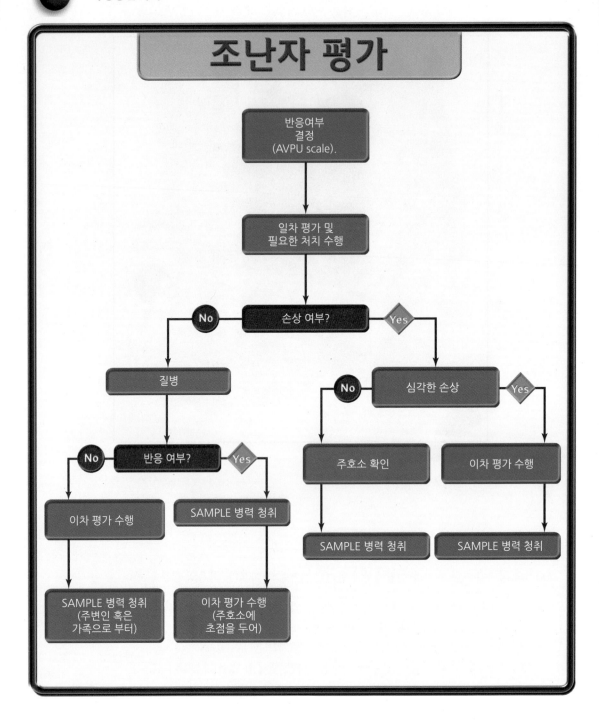

▶ 일차 평가

응급처치가 필요하고, 생명을 위협하는 상황을 인지할 수 있게 일차 평가를 시행한다. 조난자의 반응 여부를 아는 것이 중요하다. 의식이 명료하고, 구조자와 상호 작용할 수 있으며, 본인의 이름과 주소를 안다면, 조난자가 반응이 있는 것이다. 하지만 야생에서 요일이나 날짜를 알지 못하는 것은 흔한 일이라는 것을 기억해야 한다. 구조자가 조난자 근처에 다다를 때까지 반응 정도를 확실하게 알 수 없다면 조난자의 어깨를 가볍게 두드리거나 흔들어 "괜찮아요?"라고 묻는다. 만약 조난자가 대답하지 않거나 이해할 수 없는 대답을 한다면 조난자는 반응이 없는 것이라고 판단할 수 있다. 즉시 의학적 처치를 위해 조난자를 구조할 준비를 시작한다. 만약 다른 사람이 근처에 있다면 도움을 요청한다.

일차 평가는 생존에 가장 중요한 두 가지 위협인 호흡과 출혈에 대해 평가하는 것이다. 만약 호흡이나 대량 출혈과 관련하여 심각한 문제가 확인되었다면, 그 문제가 더 악화되기 전에 즉시 처치하고 교정한다.

기도 평가

문장 전체를 말할 수 있을 정도로 반응이 있는 조난자는 일반적으로 즉각적인 처치가 필요한 호흡 문제는 없다. 만약 조난자가 반응은 있으나 말을 할 수 없거나 기침을 한다면 기도 폐쇄에 대해 치료한다. 반응이 없는 조난자에게는 호흡을 우선 확인한다.

호흡 평가

조난자가 정상적으로 숨을 쉬는지, 부적절하게 숨을 쉬는지 혹은 숨을 쉬지 않는지 확인한다. 조난자 가슴의 오르내림을 눈으로 관찰한다.

해야 할 일

만약 조난자가 반응은 없지만, 정상적으로 숨을 쉬고 있다면, 조난자의 혀가 뒤로 밀려 기도를 막지 않도록 하기 위해 조난자를 회복자세로 취하도록 한다. 회복자세에서는 구토의 배출이 용이하다. 반응 없이 누워있는 조난자에게 회복자세를 취하는 방법은 다음의 단계로 시행한다 **술기 훈련 3-1** .

1. 조난자의 왼쪽 팔꿈치를 직각으로 굽힌 후 위쪽으로 바닥에 두고, 조난자의 다리는 편 상태로 둔다 (❶ 단계).
2. 조난자의 오른쪽 손을 손바닥이 바깥쪽으로 향하게 하여 왼쪽 뺨에 둔다. 조난자의 오른쪽 손바닥을 구조자의 오른쪽 손바닥에 댄다(❷ 단계).
3. 구조자의 손바닥을 조난자의 손바닥에 대고 있는 동안, 조난자의 오른쪽 무릎을 굽힌 채로 뒤편을 잡고 조난자를 구조자 쪽으로 굴린다. 조난자의 머리, 어깨, 몸통이 함께 움직여 비틀어지지 않게 한다(❸ 단계).
4. 조난자의 오른쪽 손을 뺨 아래에 두어, 머리를 기울인 상태로 유지하도록 하고, 위쪽에 있는 다리를 굽혀 조난자가 구르지 않게 한다(❹ 단계).

만약 조난자가 숨을 쉬지 않는다면 가슴압박부터 시작하는 심폐소생술을 시행한다. 자세한 지침에 대해서는 부록의 기본심폐소생술을 확인한다. 얼굴을 바닥에 둔 채 반응이 없는 조난자를 평가하고 처치하는 것은

술기 훈련

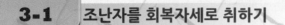

3-1 조난자를 회복자세로 취하기

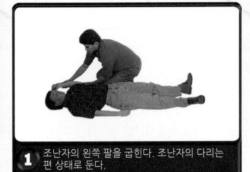

1 조난자의 왼쪽 팔을 굽힌다. 조난자의 다리는 편 상태로 둔다.

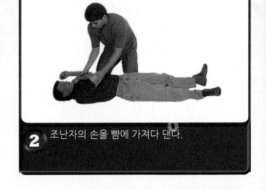

2 조난자의 손을 뺨에 가져다 댄다.

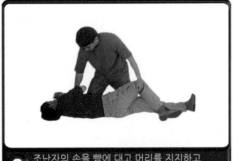

3 조난자의 손을 뺨에 대고 머리를 지지하고, 다리를 굽혀 조난자를 구조자 쪽으로 굴린다.

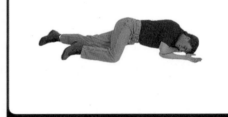

4 회복자세의 정면. 손으로 머리를 지지하고, 무릎은 굽혀 조난자가 굴러가는 것을 막는다. 굽힌 팔이 자세를 안정되게 한다.

매우 어렵다. 그러므로 만약 조난자의 얼굴이 위로 향하고 있지 않다면, 조난자를 재빨리 굴려 얼굴을 위로 향하게 한다. 만약 도움 요청을 할 수 있다면, 통나무 굴리기법을 이용한다 **그림 3-2** . 만약 구조자가 혼자라면, 조난자의 허리와 목을 굽히거나 비틀어지지 않도록 조심하여 굴린다.

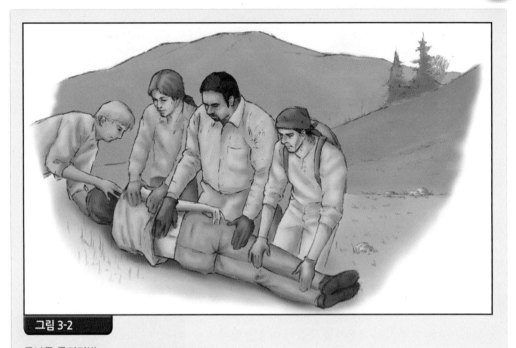

그림 3-2

통나무 굴리기법

1. 조난자의 머리쪽에 가까운 구조자의 손으로 조난자의 목을 잡는다.
2. 구조자의 다른 손으로 조난자의 원위부 고관절이나 그 부위의 옷을 잡는다.
3. 조난자를 구조자 쪽으로 부드럽게 굴린다.
4. 가슴압박 30회 이후 인공호흡 2회를 시행한다.

인공호흡은 다음과 같은 단계로 시행한다.

1. 머리 젖히고 턱 들기 술기를 이용하여 기도를 개방한다.
2. 조난자의 코를 손가락으로 막는다.
3. 조난자의 체액으로부터 구조자를 보호하기 위해 가능하다면 입–차단막 도구(안면 보호구나 안면 마스크)를 사용한다 **그림 3-3A-B**.
4. 일상적인 호흡을 하고, 조난자의 입 주위나 차단막 도구의 마우스피스를 구조자의 입술로 막는다.
5. 1회당 1초의 인공호흡을 2회 불어 넣는다. 각 호흡마다 구조자 자신을 위한 호흡을 한다.

만약 첫 번째 호흡으로 흉곽이 상승하지 않는다면, 기도 개방을 다시 하고 호흡을 다시 시도한다. 만약 여전히 인공호흡을 성공하지 못한다면 이물질에 의한 기도 폐쇄를 의심한다. 2회의 인공호흡(인공호흡의 성공 여부에 상관없이) 후에 조난자가 여전히 숨을 쉬지 않는다면 심폐소생술을 계속한다.

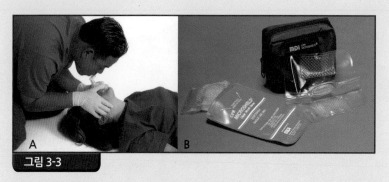

그림 3-3

인공호흡을 위한 2가지 종류의 차단막 도구. **A.** 안면 마스크.
B. 안면 보호구.

출혈 확인

큰 동맥의 손상은 수 분 내에 조난자를 죽음에 이르게 할 수
있으므로 내부 혹은 외부의 중증 출혈은 생명에 위협이 될 수
있다. 전체적인 출혈의 상태를 파악하여 중증 출혈의 유무를
빠르게 판단해야 한다(혈액에 젖은 의류, 상처에서 분출하거나
흐르는 혈액, 지면에 고인 혈액). 만약 출혈을 확인했다면 즉시
손상된 신체를 노출시키고 출혈 부위를 찾기 위해 의복을 제거
한다. 조난자의 체액에 닿지 않게 주의하며 가능하다면 비닐이
나 고무 장갑 착용, 의복을 덧입거나 안경 혹은 고글 착용, 방수
가 되는 의복을 착용하도록 한다. 지혈을 위해 출혈 부위를 직
접 압박한다 **그림 3-4** .

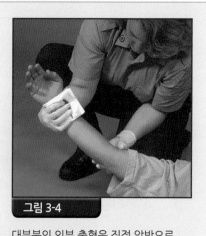

그림 3-4

대부분의 외부 출혈은 직접 압박으로
멈출 수 있다.

▶ 병력 청취

조난자의 병력을 얻을 수 있는 단계를 기억하는 약어인 SAMPLE을 사용하자. 병력에 대한 정보를 얻을 수
있는 가장 좋은 사람은 조난자이다. 만약 조난자가 반응이 없거나 협조가 불가능하다면 조난자와 함께 있는
사람에게 병력을 청취한다. 의료 식별 표식을 확인하는 것도 도움이 된다. 환자의 의료 정보를 MedicAlert®
표시를 찾아본다. 이는 목걸이, 팔찌, 발찌, 시계, 반지, 지갑 속 카드에서 찾을 수 있는 보편화된 표식으로 질
병에 걸리거나 손상을 받았을 경우 특별히 주의를 기울여야 할 의료정보를 담고 있다 **그림 3-5** . 이것은

응급의료서비스 관계자가 조난자의 저장된 의료정보에 대해 접근할 수 있게 해 주는 조난자의 표식이다. 각 MedicAlert 회원은 보안이 유지되는 고유의 식별자가 표식 아래에 새겨져 있다. 이 표식을 착용함으로써 조난자는 의료 종사자에게 본인의 정보를 공개하는 것을 동의하는 것이다. 저장된 정보는 상태, 알레르기, 투약 및 용량, 이식 장치 등을 포함한다. 구조자가 이런 표식을 찾았다면 다음 응급의료종사자에게 이러한 정보를 전달해야 하는 책임이 있다.

만약 아무런 표식을 찾지 못했다면, 반응이 없는 조난자의 지갑을 확인해 특별한 의료 카드가 있는지 확인하라 (가능하다면 구조자가 이런 행동을 하기 전에 이것을 증명해 줄 사람과 함께 있도록 한다).

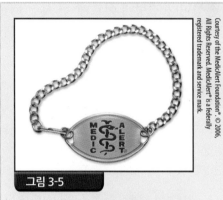

그림 3-5

의료 식별 표식은 팔찌나 발찌, 목걸이, 시계, 귀걸이나 지갑 안 카드에서 찾아볼 수 있다.

약어 SAMPLE

S: 증상(Symptoms)

현재 상태에서 어떤 증상이 있는가? 증상은 구조자에게 조난자가 호소하는 주관적인 문제이다 그림 3-6 . 다음 장에서 손상에 따른 증상을 자세하게 기술하고 있다.

A: 알레르기(Allergies)

약물, 음식, 벌레 등에 대한 알레르기를 확인한다. 조난자의 문제가 알레르기 반응과 관련될 수 있다.

M: 약물(Medications)

조난자가 전문의약품 또는 일반의약품(혹은 불법적인 약물)을 복용하였는가? 만약 그렇다면 약물을 복용하는 이유를 알아본다.

P: 과거 병력(Past Relevant Medical History)

당뇨병, 심장질환, 고혈압 등 기저질환을 확인한다. 이런 병력이 현재의 문제에 관여했을 가능성이 있다. 어떤 원인으로든 조난자가 의사에게 진료를 받고 있는 중인가?

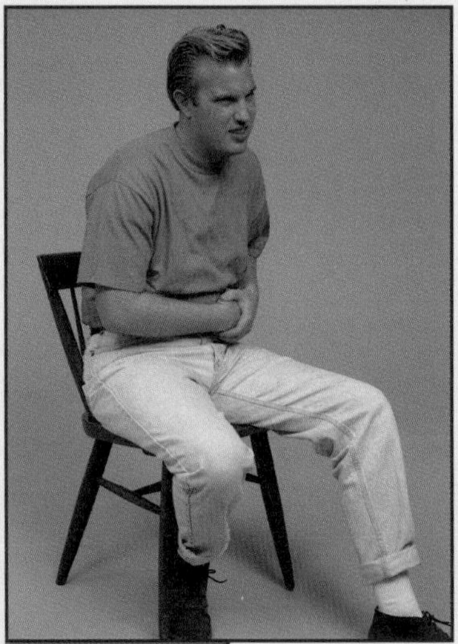

그림 3-6

증상: 복통과 같이 조난자가 말하는 상태

L: 최종 음식 섭취(Last Oral Intake)

조난자가 마지막으로 음식물을 먹거나 마셨던 것이 언제인가? 조난자의 상태가 탈수나 음식을 먹지 못해 생긴 위약 혹은 당뇨의 합병증과 관련된 것이라면 이것을 알아내는 것은 중요하다.

E: 손상이나 질병에 이르게 된 사건(Events Leading up to the Injury or Illness)

조난자가 손상을 입거나 아프기 전에 특별한 일이 있었는지 알아본다. 그리고 "제가 알아야 할 것이 더 있습니까?"라고 물어본다.

▶ 신체 검사

구조자가 확인해야 하는 생체징후는 조난자의 의식상태, 맥박, 호흡, 체온, 피부상태이다.

질병이나 손상이 심각하거나 불안정한 조난자는 응급처치와 평가를 하는 동안 생체징후를 자주 확인한다. 불안정한 상태의 조난자는 다음 기술된 것 중에 하나 이상을 가지고 있다.

- 조난자의 생체징후 혹은 의식상태가 비정상적이거나 변하고 있다.
- 조난자는 심각한 손상을 받은 것이 명백하며, 다발성 혹은 심각한 손상이 일어날 만한 손상 기전이 있었다.
- 조난자가 심각한 질병을 가지고 있다.

안정되거나 경미한 질환 혹은 손상을 받은 조난자는 생체징후를 가끔 확인한다. 안정된 상태의 조난자는 다음 기술된 것 중에 하나 이상을 가지고 있다.

- 조난자의 생체징후와 의식상태가 정상이고 일정하다.
- 조난자는 명백한 심각한 손상 혹은 질병 상태가 아니며, 다발성 혹은 심각한 손상이 일어날 만한 손상 기전이 없었다.

반응의 단계

반응의 단계를 평가하는 방법은 주로 AVPU 척도를 사용한다. 매 시간마다 구조자가 평가한 조난자의 반응의 단계를 알파벳 A, V, P, U 로 기록한다.

A: 깨어 있고 명료

조난자에게 대화를 시도한다. 만약 조난자가 깨어있고 명료하게 보인다면 이름, 주소, 전화번호, 장소, 무슨 일이 일어났는지를 질문한다. 휴가나 여행으로부터 며칠이 경과했는지를 모를 수도 있으므로 요일은 질문하지 않는 것이 좋다.

V: 음성 자극에 반응

자고 있는 것처럼 보이거나 움직임이 없는 조난자에게 말을 해 본다. 만약 조난자가 구조자의 목소리에 반응한다면 (예를 들어, 약간 움직이거나 신음소리를 내거나 눈을 뜨는 등) 조난자의 반응은 이 단계에 해당된다.

P: 통증 자극에 반응

구조자의 목소리나 질문에 반응하지 않고 통증(빗장뼈 상부의 근육이나 손가락을 꼬집기 혹은 구조자의 손가락 관절로 복장뼈를 문지르기)에 반응(신음 소리를 내거나 약간 움직임 혹은 팔다리를 움직이기 시작)하는 조난자가 이 단계에 해당된다.

U: 무반응

구조자의 목소리나 가하는 통증에 반응하지 않는 조난자가 이 단계에 해당된다.

맥박

요골동맥(노동맥) 맥박을 촉지하기 위해서는 조난자 손목의 엄지손가락 기저부에서 5 cm 위쪽에 구조자의 2번째, 3번째 손가락의 끝을 둔다 **그림 3-7** . 요골동맥 맥박을 쉽고 빠르게 촉지하기 위해 스스로 혹은 동료와 함께 반복적인 연습이 필요하다.

일반인 구조자는 반응이 없는 조난자에게 심폐소생술 시행 여부를 결정하기 위해 목동맥 맥박을 촉지하지 않는다. 하지만 심각한 저체온 상태의 조난자에게는 모든 구조자에게 목동맥 맥박을 촉지하게 한다. 목동맥 맥박은 후두융기 옆쪽에서 30~45초 정도 확인한다. 양쪽 목동맥 맥박을 동시에 누르면 안 된다.

사지 손상일 경우 혈류(순환)를 확인한다. 상지 손상일 경우 요골동맥 맥박을 확인하고, 하지 손상일 경우 뒤정강동맥(발목뼈 안쪽과 아킬레스 건 사이에 위치)을 확인한다. 만약 맥박이 촉지되지 않는다면, 혈류 회복을 위해 사지를 재위치시켜 본다. 맥박이 소실된 상지 혹은 하지는 수 시간 이내에 수술적 치료가 필요하다.

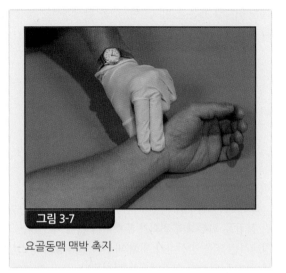

그림 3-7

요골동맥 맥박 촉지.

호흡

다음과 같은 비정상적인 호흡음을 확인한다.

- 코를 고는 소리나 그렁거림(숨을 들이쉴 때 생기는 높은 음의 잡음). 만약 이런 호흡음이 들린다면 기도를 확인하고 재위치시킬 필요가 있다.
- 쌕쌕거림(숨을 내쉴 때 생기는 높은 음의 잡음). 이는 천식, 기관지염, 폐부종에서 세기관지의 좁아짐을 의미한다. 천식, 폐기종 혹은 심장 질환의 병력을 확인한다.
- 꿀럭꿀럭거리거나 딸깍딸깍거리는 소리. 기도 내 혈액, 점액, 토사물 등의 물질은 기도의 부분 폐쇄를 일으키기도 한다.

체온

체온을 측정하여 열성질환 혹은 저체온증이 있는지 알 수 있다. 체온을 측정할 때에는 입술을 다문 채로 3분 동안 혀 밑에 체온계를 두거나 항문에 3분 동안 체온계를 둔다. 어린 소아나 혼미한 상태의 성인은 적어도 5분 동안 겨드랑이에 체온계를 둔다. 항문 체온은 가장 정확하나 날씨가 좋지 않을 때에는 측정하기 어렵다.

구강의 정상체온은 37℃ (범위: 36.1 ~ 37.1℃)이고, 항문의 정상체온은 37.5℃, 액와의 정상체온은 36.4℃이다. 응급처치 상자에 체온계를 준비한다. 추운 날씨에 극히 낮은 온도를 측정할 수 있어야 한다 **그림 3-8** .

전자체온계는 외이도, 구강, 항문에서 체온을 측정할 수 있
게 만들어졌다. 체온계를 사용하지 못한다면 조난자의 이마
혹의 상의 안쪽의 복부에 구조자의 손등을 놓고 구조자의
같은 위치의 체온을 비교한다. 추운 환경에서는 노출된 피부
의 온도는 체온을 반영할 수 없다.

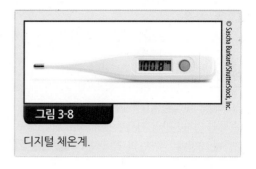

그림 3-8

디지털 체온계.

피부상태

피부색, 온도, 습기를 평가한다.

피부색과 온도

특히 밝은 피부를 가진 사람의 피부색은 피부 순환과 혈액의 산소량에 따라 달라진다. 어두운 피부를 가
진 사람은 피부색의 변화가 뚜렷하지 않을 수 있다. 그러므로 입과 눈꺼풀의 안쪽 점막을 확인한다. 더운 환
경에서는 열을 발산하기 위해 피부의 혈류량이 증가하고, 피부는 따뜻하고 홍조를 보인다. 뜨겁고 빨간 피부
는 열병과 열사병 환자에게서 관찰된다. 추운 환경에서는 열을 보존하기 위해 혈류가 감소되고 피부는 차갑
고 창백하거나 푸르스름하게 보인다. 차갑고 창백하거나 푸르스름한 피부는 저체온증, 쇼크, 열이 없는 중증
손상이나 질병에서 관찰된다.

습기

물에 젖지 않았음에도 불구하고 축축한 피부는 발한에 의한 것이다. 발한은 더운 날씨나 운동으로 체내
열을 발산할 필요가 있을 때나 중증 손상이나 질병, 통증, 격한 감정으로 땀샘을 활성화하는 교감신경계가
자극될 때 발생된다.

신체 검사

일차 평가, 생명에 위협이 되는 문제의 처치, SAMPLE 병력 청취 및 생체징후의 확인 후 신체 검사를 체계
적으로 시행한다. 신체 검사는 가능하면, 의복을 벗기고 시행할 수 있도록 대피소 같은 곳에서 시행하는 것
이 좋다. 신체 검사를 시행하여 즉각적인 위협이 되는 문제는 아니지만, 교정되지 않으면 위험할 수 있는 추
가적 문제를 발견할 수도 있다. 먼저 발견되어야 가벼운 부상도 치료받을 수 있다.

손상이나 질병이 경미하면, 신체 검사를 완벽하게 시행하지 않을 수도 있다. 이러한 경우에는 손상을 입은
부분만 검사를 할 수도 있다.

조난자의 신체 검사는 항상 다음과 같은 순서로 한다, 머리, 목, 가슴, 복부, 팔다리, 등. 이렇게 하면 잊고
확인하지 않은 신체부위가 없을 것이다. 날씨가 좋지 않을 경우에는 한 번에 신체의 작은 부위만 노출시킨다.
구조자의 눈, 귀, 손가락, 코, 목소리와 두뇌를 사용하여 발견한 것을 평가하도록 한다.

약어 DOTS는 구조자가 무엇을 보고 느껴야 하는지를 기억하는 데 도움을 준다   **그림 3-9A-D**

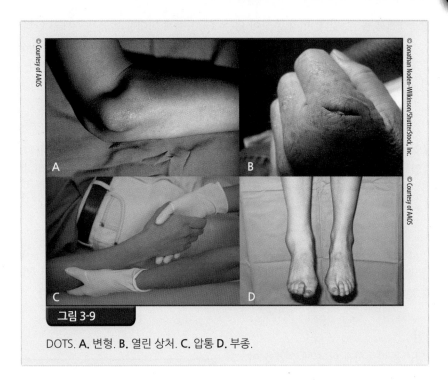

그림 3-9

DOTS. **A.** 변형. **B.** 열린 상처. **C.** 압통 **D.** 부종.

- ● D: **변형**(Deformities). 손상 받은 부위와 그렇지 않은 부위를 비교한다.
- ● O: **열린 상처**(Open wounds). 열린 상처는 찰과상, 열상, 절개, 천공, 결출, 절단을 포함한다. 출혈은 있을 수도 있고 없을 수도 있다.
- ● T: **압통**(Tenderness).
- ● S: **부종**(Swelling).

머리

얼굴과 두피를 양손을 사용하여 DOTS를 확인하고 찾아본다. 혈액 혹은 맑은 액체(뇌척수액)가 코, 귀 혹은 입에서 나오는지 확인한다. 맑은 액체는 심각한 두개골 혹은 척추 손상을 의미한다. 신속하게 입 안을 보고 상처, 출혈, 분비물, 부러진 치아, 토사물과 의치를 확인한다. 조난자의 머리를 움직이지 않는다. 동공의 반응과 크기를 확인한다 **그림 3-10** . 구조자의 손으로 조난자의 눈을 약 5초간 감게 한 다음 눈을 뜨게 하여 빛에 동공 수축 반응이 생기는지 확인한다. 비대칭 동공은 정상적으로

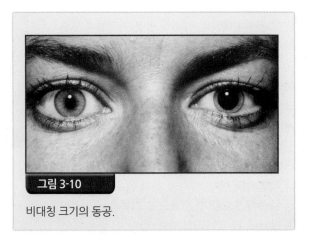

그림 3-10

비대칭 크기의 동공.

도 몇몇 사람들에게서 볼 수 있다. 머리 손상이 있는 조난자에게 비대칭 동공은 두개골 안의 출혈이나 부종을 의미한다. 코, 인두에서 발생하는 꿀럭꿀럭거림, 쌕쌕거림, 및 끽끽거림 같은 소리 등 비정상적인 소리를 확인한다. 술 혹은 당뇨병성 산증에서 과일 냄새처럼 숨결에서 나는 특이한 냄새를 맡아본다. 손상으로 – 특히 머리 손상 – 반응이 없는 조난자는 척추 손상이 있다고 가정한다.

목

기도 손상으로 인해 피부 밑의 공기가 느껴지는지 DOTS를 이용하여 평가한다. 조난자의 목걸이에 의료 식별 표식이 있는지 확인한다. 척추 손상이 의심되거나 손상으로 반응이 없는 조난자는 머리와 목을 움직여서는 안 된다.

가슴

DOTS를 이용하여 확인한다. 가슴의 양쪽에 손을 두어 흡기 시 양쪽 가슴이 동일하게 올라오는지 확인한다. 가슴벽을 양쪽에서 살짝 쥐어본다. 이 때 통증이 유발된다면 갈비뼈 손상을 의심할 수 있다. 만약 조난자가 기침할 때 분비물을 배출한다면 이것이 가래(노란색 혹은 녹색)인지 혈액인지 검사한다.

복부와 골반

구조자의 양손을 따뜻하게 한 후에 손끝을 이용하여 복부를 네 부분으로 나누어 각각을 시계방향으로 검사한다 **그림 3-11** . DOTS를 이용하여 확인하고 덩어리가 만져지는지, 압통과 함께 복벽이 당겨지는지 느껴본다. 복부는 정상적으로 부드럽다. 단단하거나 경직된 복부는 문제가 있음을 시사한다.

팔다리

팔다리를 비교한다. 여러 겹의 의복을 입고 있는 조난자의 대퇴부, 다리와 팔을 적절하게 노출시키는 것은 어렵지만 의복을 올리거나 내리는 것을 통해 검사할 수 있다. DOTS를 이용하여 팔다리를 검사한다. 구조자의 양손을 이용하여 조난자의 팔 혹은 다리 전체를 감싸서 잡고 부드럽게 눌러본다. 만약 비정상적인 것이 발견되거나 심각한 손상이 의심된다면 그 부분의 의복을 제거하고 직접 눈으로 확인한다. 필요하다면 가위나 칼을 이용한다. 하지만 좋지 않은 날씨일 때는 나중에 필요할 수 있으므로 의복을 손상시키지 않는다. 각 팔다리의 맥박, 감각, 운동을 확인

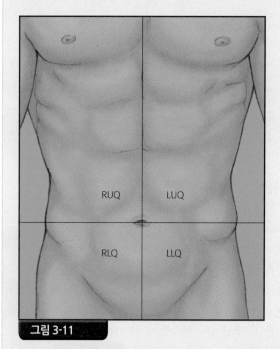

그림 3-11

사분역을 살짝 누른다.
우상복부(RUQ); 좌상복부(LUQ);
우하복부(RLQ); 좌하복부(LLQ)

한다. 팔에서는 요골동맥 맥박을 다리에서는 발목뼈 안쪽의 뒤편의 맥박을 확인한다. 맥박을 촉지하기 어려울 수 있다. 구조자 자신의 맥박을 찾는 것을 연습한다. 팔과 다리의 피부를 꼬집어 조난자의 신음소리와 같은 음성 반응이나 통증을 피하려 하는 팔다리의 반응을 확인한다. 의료 식별 표식을 찾아본다.

등

조난자의 얼굴이 아래로 향해 있을 경우 조난자를 돌리기 전에 척추 손상을 확인한다. 만약 얼굴이 위로 향해 있다면 조난자를 옆으로 굴려서 등을 확인한다. DOTS를 이용하여 확인한다. 각 척추를 위아래로 움직여 확인한다. 압통과 계단 모양의 불규칙한 척추는 척추 골절을 의미한다.

신체 검사를 끝내고

일차 평가, 병력 청취, 신체 검사를 끝내면 조난자에게 어떤 문제가 생겼는지 알 수 있을 것이다. 자동차 사고, 스키, 산악 자전거, 등산사고, 조난자 키의 3배 이상의 높이에서 떨어지는 사고 등과 같이 높은 속력에 의해 손상을 입은 반응이 없는 환자는 머리와 척추 손상을 의심한다. 이러한 사고는 빈번하게 목과 등의 손상을 유발한다. 이러한 손상의 의심된다면 적절한 도구를 이용하지 않고서는 조난자를 움직이지 않는다. 충분한 도움이 가능하다면 구조자의 손을 이용하여 조난자의 머리와 목을 안정시킨다 **그림 3-12**. 구조자가 무릎을 꿇고 조난자의 머리를 잡는다(이것은 몸을 앞으로 구부려 조난자의 머리를 잡을 때 발생하는 등 근육 경련을 예방한다). 만약 구조자가 혼자 있다면 조난자의 부츠, 옷 무더기, 가방 등을 이용하여 머리와 목 주변을 감싼다.

반응이 있는 조난자의 일차 평가를 하기 위해 현장을 조사하고, 조난자에게 다가가서 눈을 맞추고 조난자에게 구조자 자신을 소개하고 이름과 도움이 필요한지 물어본다. 조난자가 이에 동의한다면 "무슨 일이 있었나요?"라고 물어본다. 이 질문에 대한 답을 통해 조난자가 외상 상태인지 질병 상태인지 알 수 있게 된다.

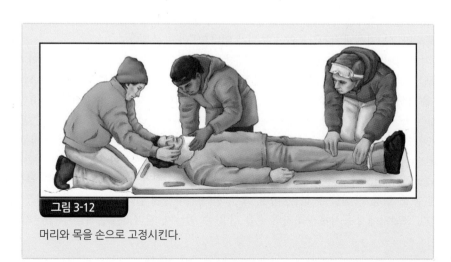

그림 3-12

머리와 목을 손으로 고정시킨다.

외상 상태라면 "다친 곳이 어딘가요?"라고 묻고, 조난자가 무슨 일이 일어났는지 자세하게 답한다면 손상의 기전을 알 수 있다. 질병 상태라면 증상과 징후에 대해서 자세하게 질문한다. 자세한 질문을 하기 전의 질문에 대한 답을 "주증상"이라고 한다. 주증상에 대해 이야기 한 뒤 SAMPLE 병력 청취를 한다.

반응이 있는 조난자는 기도개방과 호흡 여부를 확인한다.

- 기도가 개방되었는가?
  - 만약 조난자가 대화가 가능하다면 기도는 개방되어 있는 것이다. 조난자가 질식 상태라면, 폐쇄된 기도에 대한 처치를 한다.
- 호흡하는가?
  - 만약 조난자가 호흡에 어려움이 있거나 쌕쌕거림, 꼴록꼴록거림 및 그렁거림과 같은 비정상적인 호흡음이 들린다면 조난자를 앉혀 본다(가능하다면). 이렇게 해서 호흡곤란이 나아지지 않는다면 목이나 가슴의 손상이나 출혈과 같은 것이 없는지 신속하게 신체 검사를 시행한다.

손상의 경우 주증상을 확인하고 호흡을 평가한 다음, 조난자에게 다음과 같은 질문을 한다.

- 머리, 목, 등에 충격을 받았는가?
- 머리, 목, 등이 아픈가?
- 다른 곳에 통증이 있는가?
- 발가락을 꼬집는 것이 느껴지는가?
- 발을 움직일 수 있는가?
- 손가락을 꼬집는 것이 느껴지는가?
- 손가락을 움직일 수 있는가?

근력 약화가 있거나 위와 같은 행동을 수행할 수 없을 경우는 팔다리 혹은 척추 손상을 의미한다 **그림 3-13A-F**. 만약 척추 손상이 의심된다면 조난자에게 남은 일차 평가를 수행할 동안 움직이지 않도록 지시한다. 혹은 도움을 요청할 수 있다면, 평가를 수행할 동안 조난자의 머리와 목을 손으로 움직이지 않도록 한다.

다음으로 주증상을 호소하는 부위를 평가한다. 조난자가 통증이나 이상을 호소하는 모든 부위를 평가한다. 평가가 완료되면 조난자에게 "다른 불편한 부위가 있나요?"라고 묻는다.

만약 조난자의 손상이나 질병 상태가 심각하거나, 맥박이나 호흡이 비정상일 경우, 손상 기전이 심각한 외상이거나 혹은 조난자의 상태가 걱정된다면, 신속하게 생체징후를 평가하고 신체 검사를 시행한다. 날씨가 좋다면 조난자의 의복을 제거하고 정확한 평가를 시행한다. 날씨가 좋지 않다면 의복을 입은 상태로 필요한 만큼 의복을 올렸다가 내려 조난자를 평가한다. 좀 더 자세한 평가는 피난처로 조난자를 옮기고 난 뒤 수행할 수 있다.

요약해서 말하자면, 모든 신체부위는 DOTS를 이용하여 평가한다. 또한. 상처, 분비물과 피부 색깔의 변화를 확인한다. 기침이나 쌕쌕거림, 꼴록꼴록거림 및 그렁거림과 같은 비정상적인 호흡음을 듣는다. 손상 부위의 압통, 부종, 덩어리, 오목한 부위, 변형, 목과 가슴 피부 밑의 공기, 삐걱거리는 소리는 골절을 의미한다. 조난자에게 통증, 압통, 움직일 수 없음, 마비, 혹은 핀이나 바늘에 찔리는 듯한 느낌과 같은 비정상적인 감각을 물어본다. 조난자에게 동시에 구조자의 손을 잡을 수 있는지, 팔다리를 움직일 수 있는지 확인한다.

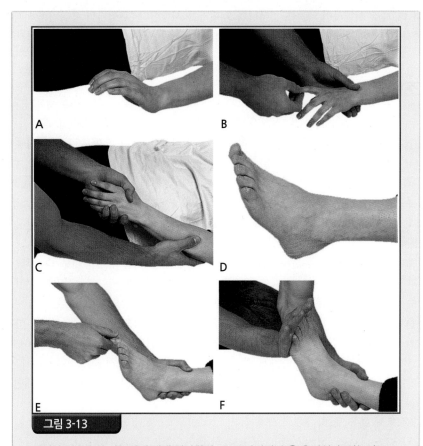

그림 3-13

사지와 척수손상 가능성에 대해 평가한다. **A.** 조난자가 손을 움직일 수 있는지 확인한다. **B.** 조난자의 손톱을 꼬집어 신경 기능을 평가한다. **C.** 조난자의 팔을 가볍게 만져 압통을 확인한다. **D.** 조난자의 다리의 운동 범위를 확인한다. **E.** 조난자의 발을 가볍게 만져 신경 기능을 평가한다. **F.** 조난자의 팔다리를 밀어 저항을 이겨내는지를 평가한다.

각 신체 부위와 그 반대 부위를 차이가 있는지 비교한다. 수집한 정보에 대해 생각하고, 알아낸 것에 대해 해야 할 것들은 다음 장에서 논의한다.

▶ 재평가

재평가는 조난자의 상태를 관찰하고 감시하는 데 사용되며, 이것은 조난자가 의학적 처치로부터 수 시간 혹은 수일의 시간이 걸릴 경우 더욱 중요하다. 손상과 질병 상황에서 조난자의 상태는 변화가 없을 수도 있고, 더 나빠질 수도 있고 혹은 더 좋아질 수도 있으며, 새로운 증상이나 징후가 발생할 수도 있다. 호흡, 의식상태(AVPU scale), 생체징후가 안정된 조난자에게는 15분마다 주기적으로 재평가하고, 불안정한 조난자에게는 그보다 더 자주 시행하며, 적어도 5분마다 재평가를 시행한다. 구조자의 응급처치에 대한 결과를 관찰하고 감시한다. 조난자를 안정시키고 안심시킨다. 가능하다면, 구조자가 알아낸 것을 기록으로 남긴다.

▶ 다수 조난자 발생 사고(중증도 분류)

구조자는 두 명 이상의 조난자가 발생한 응급 상황에 맞닥뜨릴 수 있다. 이러한 경우는 눈사태, 산사태나 다른 자연재해에서 종종 발생한다. 신속하게 현장 평가를 수행한 후에 어떤 조난자를 먼저 처치하고 구조해야 하는지 결정해야 한다. 제한된 인력으로는 모든 조난자를 올바르게 처치할 수 없고, "최대 다수를 위한 최대 선행을 행하라"는 원칙을 지키도록 한다. 조난자의 우선순위를 매기는 과정을 프랑스어로 "Triage(중증도 분류)"라고 한다. 번개나 전기로 인한 사고의 조난자는 즉시 심폐소생술이 시행되면 양호한 예후를 가질 수 있기 때문에 환자 분류의 과정의 예외이다. 호흡하지 않는 환자가 가장 높은 우선순위로 분류되며 즉시 심폐소생술이 필요하다.

많은 분류 체계가 처치와 구조 우선순위를 확립해 왔다. 생명을 위협하는 상태로 즉각적인 처치가 필요한 조난자를 파악하기 위해서는 일어나 걸을 수 있는 환자를 특정한 장소로 이동시키는 것이 우선이다. 일어나서 걸을 수 있는 거의 대부분의 조난자는 생명을 위협하는 손상을 입지 않았다. 걸을 수 있는 조난자는 낮은 우선순위로 분류된다. 조난자가 통증을 호소할 경우 움직이도록 강요해서는 안 된다.

일차 평가를 통해 생명을 위협하는 손상을 받은 높은 우선순위를 가진 조난자를 찾아내야 한다. 움직이지 않는 조난자에게 먼저 다가가 신속하게 평가해야 한다(각 조난자에게 60초 미만의 시간을 사용). 이 시점에서 구조자는 조난자를 치료하는 것이 아니며 높은 우선순위로 분류된 조난자에 대한 처치를 지식이 풍부한 다른 구조자에게 요청한다.

조난자는 다음의 세 분류 중 하나에 속하게 된다.

1. 가장 높은 우선순위
   - 호흡곤란(비정상적인 호흡음 혹은 무호흡)
   - 심한 흉통
   - 지혈되지 않는 혹은 심한 출혈
   - 의식 저하
2. 두 번째 우선순위
   - 기도 문제를 포함하지 않는 화상
   - 주요한 혹은 다발성의 통증이 있는, 부종이 있는, 변형이 있는 팔다리 손상
   - 척추 손상
3. 가장 낮은 우선순위
   - 주요하지 않은 부위의 통증이 있는, 부종이 있는, 팔다리 손상
   - 경증의 연조직 손상
   - 사망

조난자의 상태가 변화할 수 있으므로 정기적으로 재평가해야 한다. 가장 높은 우선순위의 조난자가 처치를 받고 난 뒤에 덜 심각한 상태의 조난자가 처치를 받아야 한다.

　이후에 잘 훈련된 응급의료 인력이 현장에 도착한다면, 그들이 당신에게 응급처치를 지속할 것인지, 이송하는 것을 도울 것인지 물어볼 수 있다.

　이 장에서는 조난자의 평가에 대해 소개하였다. 이 과정은 일차 평가, 신체 검사, 생체징후, 병력 청취, 재평가, 다중 조난자 발생 사고를 포함한 조난자의 상태에 대한 정보를 알아낼 수 있다. 네 가지 상태의 조난자(손상 또는 질병으로 인해 반응이 있는 조난자와 손상 또는 질병으로 인해 반응이 없는 조난자)가 있기 때문에 평가의 과정은 다양하다. 조난자의 평가가 적절하게 되지 않으면, 적절한 응급처치도 없다. 뛰어난 응급처치제공자는 조난자 평가도 잘 수행한다.

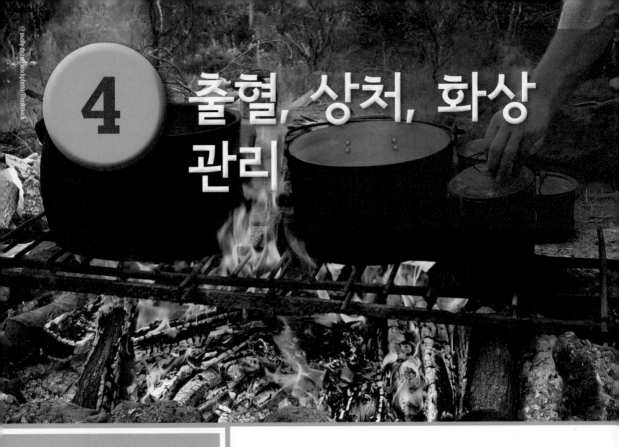

© molly dean/iStockphoto/Thinkstock

4 출혈, 상처, 화상 관리

상처 응급처치의 목적은 지혈, 감염예방, 적절한 드레싱을 통한 상처의 보호에 있다. 상처가 깨끗하게 유지되면 감염의 가능성이 낮아지며 열상의 경우에도 수일 이내 자연 치유된다. 상처가 심하지 않을 경우에는 야생에서 벗어날 필요는 없다. 야생을 벗어나 치료가 필요한 경우는 이 장의 '이송이 필요한 상처' 부분에 자세히 기술되어 있다.

출혈

▶ 지혈

상처 치료의 최우선 목표는 지혈이다. 대량의 출혈이 지속될 경우 혈압이 정상 이하로 떨어져서 쇼크와 같은 위험한 상황을 일으킬 수 있다. 쇼크는 신체 조직이 기능 유지를 위해 필요한 적절한 수준의 산소를 전달받지 못하는 상태를 말한다. 전기 감전에 의한 쇼크 혹은 정신적 충격에 의한 쇼크와 혼동하는 경우가 있으나 엄연히 다른 개념이며 구별이 필요하다. 쇼크에 대해 좀 더 자세히 설명하자면, 우리 몸은 폐를 통한 호흡으로 혈액에 산소를 포화시켜 순환계를 통해 이를 조직에 전달한다. 순환계는 크게 세 부분으로 나누어지는데, 순환의 원동력이 되는 펌프 역할을 하는 심장과 순환로가 되는 혈관, 순환의 주체가 되는 혈액이 있다. 이 세 부분 어느 곳에서라도 문제가 생긴다면 조직으로의 산소 공급에 차질이 생겨 쇼크가 발생될 수 있다.

지혈을 위해 다음을 순서대로 시행한다 **술기 훈련 4-1**.

1. 가능하다면 상처 관리 전 구조자의 손을 깨끗한 물과 비누로 씻는다.

2. 환자를 바닥에 앉히거나 눕힌다. 외상을 입은 환자는 외상의 크고 작음에 관계없이 창백함, 식은땀, 혼미한 의식과 같은 실신 증상을 나타낼 수 있으므로 주의한다. 상처 처치 과정에서 통증이 증가되면 실신의 위험이 증가한다. 하지만 이는 쇼크와 구분되어야 한다. 대량의 출혈이 있었던 환자에서 상기 증상이 있다면 쇼크를 예상하고 환자를 눕히고 따뜻하게 해 준다.

3. 상처를 노출시킨다. 야생에서 옷은 추위, 비 등으로부터 몸을 보호하기 위한 필수 요소이므로 필요한 경우가 아니면 제거하지 않는다.

4. 환자의 혈액으로 인한 구조자의 2차 감염을 예방하기 위해 구조자는 의료용 장갑을 착용해야 한다. 만약 의료용 장갑이 없다면 비닐백과 같은 방수 재질의 보호구를 사용하여 감염의 가능성을 줄인다 (❶ 단계). 다른 방법으로는 환자가 직접 자신의 상처를 압박하게 할 수도 있다. 상처 치료 과정에서 혈액에 노출되었거나, 장갑을 벗은 이후에는 다량의 물과 비누로 손을 세척한다.

5. 상처 부위 전체를 덮을 수 있는 소독된 거즈나 깨끗한 옷을 상처 부위에 덮고 5~10분간 압박한다. 상처의 직접 압박은 대부분의 출혈을 지혈할 수 있다(❷ 단계). 두피, 손, 안면의 경우 혈류가 풍부하므로 출혈의 양이 많을 수 있다.

6. 10분 이상의 압박에도 출혈이 지속될 때는 압박 범위를 좀 더 넓히고 강도를 높여 시행한다.

7. 붕대로 압력을 주어 상처 부위를 감아준다. 그동안 구조자는 다른 환자를 돌볼 수 있다(❸ 단계). 상처 부위에 거즈 혹은 깨끗한 의류 등을 두껍게 덮은 후 붕대로 압박하여 감아주며 거즈의 위와 아래 모두를 덮을 수 있게 한다. 지혈을 위해서는 수 시간 동안 압박이 필요할 수 있다.

주의 사항

- 붕대로 상처를 감을 때 압박이 심하면 정상적인 혈류를 방해할 수 있다. 원위부에 통증, 창백함, 차가움이 있을 때는 과다 압박을 의심해야 한다.

- 출혈 근위부를 강하게 묶어 주는 압박띠가 필요한 경우는 거의 없으나, 상처 부위를 직접 압박해도 지속적인 다량의 출혈이 있을 때에는 고려해 볼 수 있다. 근위부라 함은 상처와 심장의 사이를 지칭하며, 근위부 압박띠를 사용하는 경우는 상처 근처 근위부를 묶어야 한다. 압박띠는 허리띠와 같은 넓고 평편한 끈을 사용하는 것이 좋으며 의료진에게 인계할 때까지 풀지 않도록 한다. 압박띠는 원위부에 대한 혈류를 차단하는 방법이므로 팔 혹은 다리를 잃을 수도 있음을 고려한다.

- 안구 손상으로 출혈이 있을 경우에는 상처 부위를 직접 압박하지 않는다. 이런 경우에는 도넛 모양의 패드를 만들어 안구 주위에 대고 압박하는 것이 좋다.

8. 덮어둔 거즈나 옷이 혈액으로 젖었을 경우에는 이를 제거하지 말고 위에 새로운 거즈나 의류를 덮은 후 다시 감아준다(❹ 단계).

술기 훈련

4-1 지혈

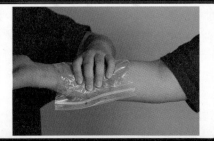

1 장갑을 사용하는 것이 좋으며, 여의치 않은 경우 비닐백과 같은 방수 재질의 물건 혹은 옷가지 등을 사용할 수 있다.

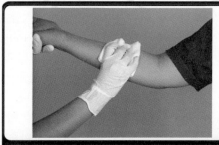

2 상처 부위를 직접 압박한다. 대부분의 출혈을 지혈할 수 있다.

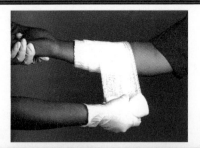

3 필요하다면 압박 붕대를 사용할 수 있다. 그 동안 구조자는 다른 환자를 치료할 수 있다.

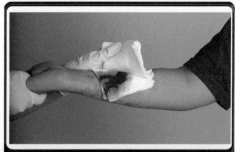

4 거즈가 혈액에 젖었을 경우 추가 거즈를 덮어준다.

상처

▶ 상처의 종류

찰과상(긁힌 상처)은 표피 일부분의 손실을 의미한다 **그림 4-1** . 출혈은 거의 없으나 상당한 통증을 동반한다. 열상은 피부가 울퉁불퉁하게 찢어져 벌어진 상처를 의미한다 **그림 4-2** . 상당한 출혈이 생길 수 있으며 피부 아래의 인대, 신경, 혈관 등에 손상을 동반할 수 있다. 절개는 비교적 깔끔한 경계를 가진 상처를 의미한다 **그림 4-3** . 자창은 끝이 뾰족한 물체(못, 칼 등)에 의한 찔린 상처를 의미한다. 상처 입구가 좁으나 깊은 것이 특징이며 감염의 가능성이 비교적 높다 **그림 4-4** . 박리는 상처에 피부판을 형성하여 붙어 있는 형태를 의미한다 **그림 4-5** . 절단은 신체 일부분이 완전히 신체와 떨어져 나간 상태를 의미한다 **그림 4-6** .

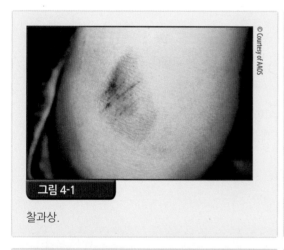

그림 4-1

찰과상.

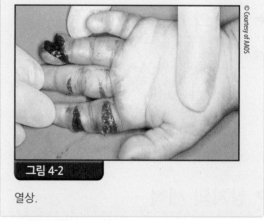

그림 4-2

열상.

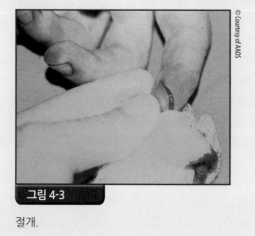

그림 4-3

절개.

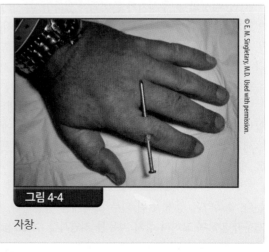

그림 4-4

자창.

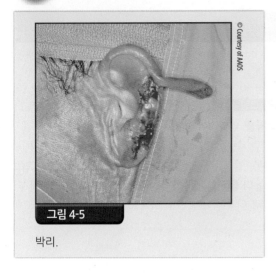

그림 4-5

박리.

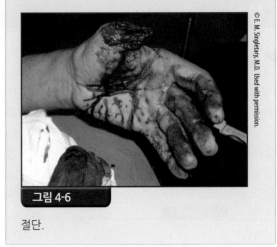

그림 4-6

절단.

▶ 상처의 청소

해야 할 일

1. 상처를 세척한다. 세척이 출혈을 유발할 수 있지만 필수적이다.
2. 얕은 상처의 경우 상처와 주위 피부를 비누와 깨끗한 물로 씻는다.
3. 상처를 소독된 물로 씻는다.
4. 상처를 깨끗하게 드레싱을 시행한다.

▶ 상처의 세척

20 cc 이상의 큰 주사기가 준비되어 있다면, 주사기를 깨끗한 물로 채운 다음 상처 깊이만큼 세척이 될 수 있도록 상처 위에서 강하게 주사기를 짜준다. 세척 시에는 구조자의 눈이나 입으로 환자의 체액이 튀는 것을 방지하기 위해 안경을 끼거나 손으로 얼굴을 가리도록 한다. 상처를 양쪽으로 벌려 세척액이 상처 깊이 들어갈 수 있도록 한다. 작은 이물질들은 제거한다. 모든 이물질, 응고된 혈액 등이 모두 제거될 때까지 세척을 지속한다. 강한 세척은 통증을 유발할 수 있으나 지저분한 열상에서는 필수적이다.

고무 스포이드형 세척기를 사용하거나 비닐봉지의 끝부분에 구멍을 낸 후 세척에 사용할 수 있으나 높은 압력을 주기에는 한계가 있다. 또한 물을 붓거나 물에 담그는 처치는 깨끗한 세척을 기대하기 어렵다.

세척 후 남아 있는 이물질은 불꽃으로 소독된 핀셋으로 제거하거나 깨끗한 거즈로 닦아 낸 후에 다시 물로 세척한다.

알코올, 포비돈, 요오드, 메르브로민, 티메로살, 3% 과산화수소와 같은 소독약은 상처 부위에 적용하지 않는다. 소독약은 상처 주위 피부 소독에만 사용한다. 소독약은 상처 처치에 자주 사용되지만 필요하지 않은 경우가 많으며 오히려 상처 치유를 지연시킬 수 있다.

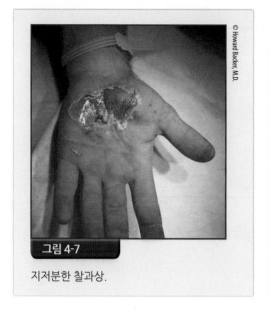

그림 4-7

지저분한 찰과상.

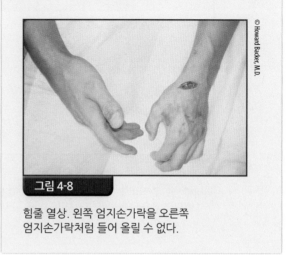

그림 4-8

힘줄 열상. 왼쪽 엄지손가락을 오른쪽
엄지손가락처럼 들어 올릴 수 없다.

찰과상의 경우 상처를 깨끗이 씻어 내고 부드럽게 문질러 이물질을 제거한다 **그림 4-7**. 상처에 항생제 연고를 얇게 도포한 이후 비접착성 드레싱을 시행한다. 작은 상처의 경우 항생제 연고만으로도 처치가 가능하다.

자창의 경우 상처 깊은 곳은 그냥 두고, 표면과 주변의 피부를 깨끗이 세척하면 된다. 세척의 효과를 얻기 위해 출혈을 조장하는 것은 추천하지 않는다.

▶ 기능평가

상처 원위부의 운동 기능 및 감각을 확인하며 특히 손, 발 주위나 관절 손상 시 더욱 주의한다. 손의 힘줄이 끊어졌다면 환자는 손가락을 움직일 수 없다 **그림 4-8**. 상처 치료는 힘줄 손상이 없는 환자와 동일하며 추가적으로 부목을 댄다. 힘줄 손상은 수일 이내에 재건이 필요하다.

▶ 상처의 봉합

깨끗하고 작으며, 양쪽 변연부가 쉽게 당겨지는 상처의 경우 테이프나 나비형 밴드로 처치가 가능하다. 야생에서 상처를 봉합하는 것은 추천하지 않는다. 모발이 있는 얼굴 열상의 경우 양쪽 변연부의 머리카락을 반대로 꼬아 변연부를 근접시킨 다음 테이프로 고정시킨다. 크고 벌어짐이 심하며 이물이 많은 상처의 경우 무균 드레싱을 시행하며 자주 교체해준다. 상처의 봉합은 3~5일 후까지 연기할 수 있다.

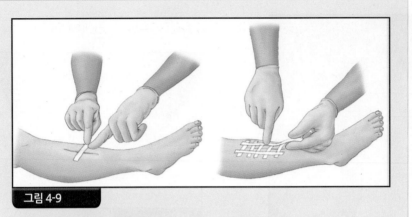

그림 4-9

나비형 밴드로 상처의 봉합: (좌)테이프로 양쪽 변연부를 당겨 만나도록 한다.
(우) 밴드의 끝을 테이프로 고정시킨다.

해야 할 일

가늘고 긴 테이프나 나비형 밴드를 이용해 상처를 봉합한다 **그림 4-9**.

1. 테이프를 5 mm 너비, 1.5~2.5 cm 길이로 잘라 준비한다.
2. 테이프를 상처의 한쪽 변연부에 붙인다(만약 응급처치 용품에 벤조인이 구비되어 있다면 피부 도포 후 30초 정도 끈적해질 때까지 기다린 후 시행한다).
   양쪽 변연부를 서로 밀착시키고 테이프를 반대편 변연부에 붙인다.
3. 상처를 따라 0.5~1.5 cm 마다 테이프를 붙인다. 테이프의 끝을 긴 테이프로 붙여 고정한다.

모든 상처는 깨끗한 드레싱을 유지하는 것이 좋다. 가능하다면 비접착성 드레싱을 하는 것도 도움이 된다. 24~48시간마다 상처의 감염 여부를 관찰한다. 드레싱은 24~48시간마다 혹은 더럽거나 축축해지면 교체한다.

▶ 상처의 감염

모든 상처는 감염이 될 수 있다 **그림 4-10**. 깊고 더러운 상처, 자창 및 물린 상처는 감염의 가능성이 높다. 먼지나 파편, 나무 조각들은 항상 감염을 일으킨다. 사람이나 동물에 물린 상처 또한 감염의 가능성이 높다 **표 4-1**.

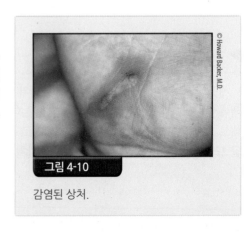

그림 4-10

감염된 상처.

© Howard Backer, M.D.

표 4-1 파상풍

파상풍은 환자의 턱관절을 포함한 근육의 경련을 일으킨다. 파상풍은 상처 내로 침투한 파상풍균이 분비하는 독소에 의해 생긴다. 파상풍균의 포자는 자연에 널리 분포하며 특히 동물의 배설물에 많다. 사람 간의 전파는 드물다. 예방접종이 가장 효율적인 예방법이다. 미국에서는 인구의 96%가 소아 때 예방접종을 시행한다. 하지만 면역력 유지를 위해 10년마다 추가 접종이 필요하다. 경증의 긁히거나 까진 상처인 경우에는 소아 때 예방접종을 했으나, 최근 10년 이내 추가 접종을 시행하지 않은 경우에도 파상풍 예방이 필요하지 않다. 그러나 여행에서 돌아온 후에는 병원을 찾아 파상풍이나 상처에 대해 상담을 받아보는 것이 좋다. 상처가 크고 깊은 경우에는 조기 예방이 필요하다. 하지만 이러한 경우는 대부분 병원으로 후송되는 경우가 많다.

파상풍 예방접종이 필요한 경우:

- 예방접종을 시행한 적 없는 환자의 상처

- 예방접종을 시행하였으나, 최근 10년 이내 추가 접종(초기 3회 및 추가 접종 포함)을 시행하지 않은 환자의 상처

- 크고 더러운 상처이며 마지막 접종으로부터 5년 이상 지난 경우

관찰해야 할 것

- 상처 주변 부위로의 발적. 상처에서 주변 부위로 감염이 퍼지는 것을 의미한다. 감염이 진행되면 붉은 부위는 증가하며 상처에서 심장 쪽으로 퍼지는 양상을 보인다.
- 국소 온열감
- 국소 부종
- 통증과 압통(눌렀을 때 통증)의 증가
- 상처가 개방되거나 배농 시 누런색(혹은 옅은 연두색)의 고름(피가 섞일 수도 있음)이 보일 수도 있다.
- 상처가 있는 팔다리 근위부(사타구니, 겨드랑이, 목 등)의 림프절 비대로 통증을 느낄 수도 있다.
- 오한, 발열이 있다면 감염이 혈액으로 퍼졌다는 것을 의미하며 이는 치명적일 수도 있다.
- 농양이나 종기는 상처를 비롯하여 정상적인 피부에도 생길 수 있으며 초기에는 여드름이나 작은 물집으로 시작한다 그림 4-11 .

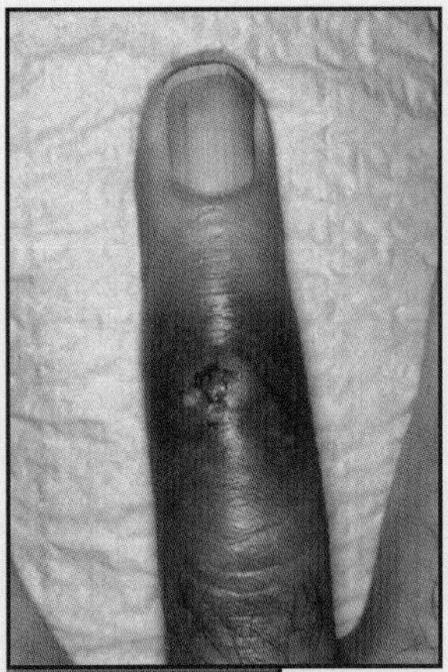

© Scott Camazine/Visuals Unlimited/Corbis

그림 4-11

농양.

해야 할 일

1. 상처 부위를 깨끗이 한다.
2. 상처 끝을 조심스레 절개하여 농이 배농될 수 있도록 한다.
3. 상처를 따뜻한 물로 씻거나 따뜻한 젖은 거즈로 15분 정도 눌러준다(하루 4번).
4. 드레싱은 자주 교체해 주어 상처를 건조하게 유지해준다.
5. 감염된 상처를 거상시킨다.
6. 아스피린, 타이레놀, 이부프로펜 등으로 통증을 조절한다. 어린이에게는 라이 증후군을 일으킬 수 있으므로 아스피린을 쓰지 않는 것이 좋다. 라이 증후군은 인플루엔자 또는 수두 바이러스에 감염된 어린이나 청소년이 치료 말기에 갑자기 심한 구토와 혼수상태에 빠져서 생명이 위험한 상태에 이르는 질환으로, 정확한 원인은 모르나 이러한 바이러스와 아스피린의 상호작용으로 인하여 발생하는 것으로 추정한다.
7. 만약 감염의 경과가 좋지 않거나, 발열 및 오한이 있을 때는 이송하여 의학적 처치를 받는다.

고급 술기

농양의 배농

농양을 치료하기 위해서는 고름을 배출해야 한다. 농양의 패립종(white head, 종기의 중심에 작은 고름이 차 있는 곳, 여드름 같은 것)이 형성될 때까지 기다린다. 패립종은 따뜻한 물로 상처를 적셔주거나 압박하면 좀 더 빨리 형성된다. 패립종을 불이나 끓는 물에 소독한 칼 끝으로 절개한다. 패립종 절개 시 통증이 심하지 않으나 주변 부위는 피부가 민감한 상태이므로 빠르게 절개한다. 얼음 등이 있다면 피부를 얼얼하게 하여 통증을 줄여주는 것도 좋다. 절개한 곳에 거즈를 채워 넣고 그 위에 드레싱을 시행한다 그림 4-12.

▶ 특수한 상처

절단 손상에서 해야 할 일

절단은 신체 말단이 신체와 완전히 분리된 것을 의미한다. 일부 절단부위는 재접합의 가능성이 있으므로 절단 부위를 보존하는 것이 좋다. 절단 부위의 보존 유무와 관계없이 아래의 사항을 시행한다.

1. 지혈을 한다.
2. 쇼크를 예방한다.

만약 절단 부위를 발견하였다면 아래의 사항을 시행한다.

1. 깨끗한 물로 씻고 이물질은 제거한다. 절단면을 문지르면 안 된다.
2. 절단 부위를 소독된 거즈나 깨끗한 옷 등으로 감싼다.
3. 절단 부위를 비닐봉지나 방수제로 포장한 이후 얼음이나 눈으로 채운 곳에 넣어둔다. 얼음이나 눈 안으로 묻지는 말아야 한다.
4. 환자와 함께 절단 부위를 병원으로 이송한다.

> **주의 사항**
>
> - 절단 부위를 젖은 거즈로 감싸서 보관하는 것은 조직을 무르게 해 접합을 어렵게 한다.
>
> - 얼음 속에 묻어 보관하는 것은 조직의 동결을 일으켜 접합을 어렵게 한다.
>
> - 절단부의 너덜너덜한 조직이나 피부를 제거하는 것은 접합을 어렵게 하므로 피해야 한다.

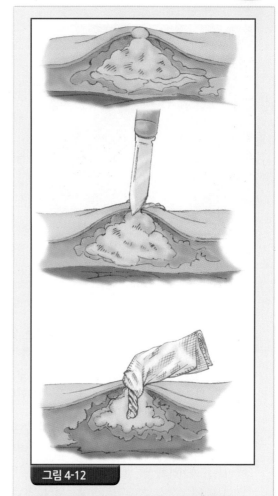

그림 4-12

농양의 치료. 농양의 중앙 패립종을 절개한다. 절개된 부위로 소독된 거즈를 넣고 나서 붕대를 감는다.

즉시 의학적 처치를 받는다. 저온보관 되지 않는 절단 부위의 경우 6시간이 지나면 접합 수술을 하더라도 재생되기 어렵다. 저온보관이 되었다 하더라도 18시간 이상 지체할 수 없다.

손톱이나 그 이하 부위의 절단의 경우 재접합이 힘들다. 하지만 자가 피부이식의 형태로 재봉합을 할 수 있다.

▶ 수포

수포는 피부 밑에 체액이 고인 것으로 피부의 과도한 마찰에 의한 경우가 많다. 수포를 예방하기 위해서는 발뒤꿈치 등의 발생 위험성이 높은 곳을 테이프 등으로 보호해 주는 것이 좋다 **그림 4-13**.

해야 할 일

1. 마찰이 되어 발적이 생겼거나 수포가 생겼을 경우에는 수포가 터지지 않도록 수포보다 큰 테이프로 덮는다.
2. 메디폼 등의 두꺼운 폼 제제의 제품을 수포의 형태에 맞게 도넛 형태로 만들어 수포에 압력이 가해지지 않게 드레싱을 시행한다 **그림 4-14**.

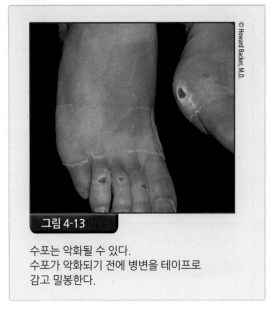

그림 4-13

수포는 악화될 수 있다.
수포가 악화되기 전에 병변을 테이프로
감고 밀봉한다.

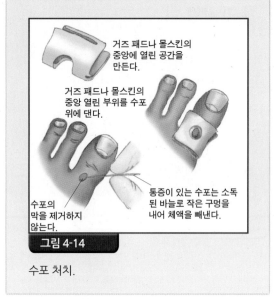

거즈 패드나 몰스킨의
중앙에 열린 공간을
만든다.

거즈 패드나 몰스킨의
중앙 열린 부위를 수포
위에 댄다.

수포의
막을 제거하지
않는다.

통증이 있는 수포는 소독
된 바늘로 작은 구멍을
내어 체액을 빼낸다.

그림 4-14

수포 처치.

주의 사항

- 접착성 스트립 밴드를 사용하지
  않는다. 피부와 밀착되지 않는
  패드가 지속적으로 피부와
  마찰을 일으킬 수 있다.

- 수포나 마찰부위가 치료되기 전
  테이프를 제거하지 않는다.

통증은 있으나 터지지 않은 수포

수포를 깨끗한 물과 비누로 씻거나 소독제로 소독한다. 소독된
바늘로 수포 가장자리를 수차례 찌른다. 부드럽게 물집을 눌러 물
을 제거한다. 밴드나 테이프로 물집을 밀봉한다.

터진 수포

물과 비누로 수포 주위의 피부를 씻는다. 터진 수포는 물로 씻는
것이 좋으며 통증이 있더라도 씻으며 먼지나 이물질은 반드시 제거
한다. 작은 수포는 테이프로 바로 덮어준다. 큰 수포의 경우 비접
착 패드를 대고 그 위에 테이프를 덮어준다. 메디폼 등의 폼 제제
를 도넛 형태로 만들어 덧대어 주는 것은 상처의 통증을 경감시킨다. 먼지나 모래 등에 의해 심하게 오염된
경우 수포의 피부를 제거할 수도 있다.

감염된 수포

수포는 24~48시간마다 관찰한다. 수포 가장자리의 홍반이나 압통, 탁한 수포액, 농이 있는 것은 감염을
의미한다. 만약 수포가 감염되었다면 수포 위의 피부를 제거하고 따뜻한 물로 씻어낸다.

▶ 폐쇄성 상처-멍

멍(타박상)은 피하조직의 출혈을 의미한다. 깊은 조직으로의 출혈은 광범위하게 발생할 수 있으며, 주로 대
퇴부나 엉덩이 부위에서 발생할 수 있다.

관찰해야 할 것

- 통증 및 피부색 변화
- 골절의 가능성을 고려한다. 멍든 부위의 통증이 심하거나 움직임에 의해 통증이 증가할 때 고려한다.
- 피하 출혈은 수 시간에서 수일 후에는 자주색이나 노란색으로 변색된다.
- 5~10일 후에는 자주색이나 누런색에서 연두색으로 변한다. 피하 출혈은 중력에 의해 이동하여 팔다리 말단 부위로 퍼질 수 있다.

해야 할 일

1. 멍이 심할 때는 하루 4번 정도 20분 이상 냉찜질을 시행한다.
2. 냉찜질 치료가 어렵다면 멍든 부위를 압박 붕대로 정상적 혈류를 방해하지 않을 정도로 압박하여 감아준다.
3. 이동의 필요성을 평가한다. 다리나 골반 부위에 멍이 든 경우 수상 부위는 수 시간 이후 뻣뻣해지며 통증이 심해져 이동이 어렵다. 따라서 베이스캠프 등이 멀다면 냉찜질이나 부목 등의 치료보다는 이동이 우선될 수 있다.
4. 특별한 수상 없이 다발성 멍이 생겼다면 의학적 처치를 받는다.

▶ 체내에 찔린 물체

모든 형태나 크기의 물체(연필, 칼, 유리, 쇠막대, 담장지주)가 체내에 박힐 수 있다 **그림 4-15**. 최우선의 응급치료는 박힌 물체를 안정화시켜 추가적인 내부 손상을 방지하는 것이다.

체내에 찔린 물체의 치료

1. 환부를 노출시킨다. 물체 주위의 옷 등을 잘라 제거한다. 무리하게 제거 시 물체의 이동에 의해 손상이 심해질 수 있으므로 그대로 둔다.
2. 박힌 물체를 제거하거나 건드리지 않는다. 어떠한 움직임이라도 출혈이나 조직 손상을 진행시킬 수 있다. 뺨에 박힌 물체의 경우에 그 물체나 출혈이 기도를 막을 수 있으므로 예외적으로 필요시 제거할 수 있다. 다음 부분에서 자세히 기술하기로 한다. 작은 파편들은 제거할 수도 있다.

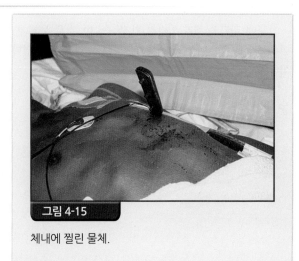

그림 4-15

체내에 찔린 물체.

3. 찔린 물체는 다량의 거즈나 옷으로 감싸서 움직임을 방지한다. 일부 전문가들에 의하면 이러한 치료가 75% 이상에서 찔린 물체의 움직임을 방지하는 효과가 있다고 한다.

4. 출혈이 있다면 드레싱을 시행한 찔린 물체 주변 부위에 압력을 가한다. 찔린 물체를 직접적으로 압박하는 것은 피해야 하며 날카로운 물체의 경우 날카로운 쪽 주위를 압박하는 것도 피해야 한다.

5. 필요한 경우에만 찔린 물체의 길이를 줄여야 한다. 대부분의 경우 물체를 자르거나 부수어서 짧게 만들지 않도록 한다. 그러나 찔린 물체를 자르거나 짧게 만들면 더 쉽게 이송을 할 수 있는 경우도 있다. 물체를 자르기 전에 그것이 안전한지 확인하고 물체를 확실히 고정해야 한다. 환자는 물체를 자르는 동안 그 진동을 느낄 수도 있고, 이러한 행동이 손상을 더 악화시킬 수도 있다.

뺨에 찔린 물체

유일하게 병원 밖에서 이물질을 제거해도 되는 경우가 뺨에 찔린 물체이다.

뺨에 찔린 물체의 치료

1. 입 안쪽의 손상을 평가한다. 만약 물체가 뺨을 관통하였고 병원까지 1시간 이상 지체될 경우 제거를 고려한다.

2. 제거 방법: 양 손가락을 벌려 물체를 사이에 위치시킨다. 이후 물체를 들어갔던 방향으로 조심해서 당긴다. 만약 쉽게 제거가 되지 않는다면 중단하고 안정화를 위해 옷이나 다량의 거즈로 드레싱을 시행한다.

3. 지혈. 제거 후에는 입 안쪽 관통 부위와 치아 사이에 거즈를 댄다. 이후에 외부에도 거즈를 이용하여 드레싱을 시행한다.

눈에 찔린 물체

안구에 찔린 물체가 있다면 가장 중요한 것은 물체에 압력을 가하지 않는 것이다. 안구는 두 개의 방으로 이루어져 있으며 방수, 유리체라는 액상으로 채워져 있다. 만약 물체에 압력을 주게 되면 방수나 유리체가 새어나와 안구 손상을 가중시킬 수 있다.

눈에 찔린 물체의 치료

1. 물체가 움직이지 않게 안정화한다. 다량의 거즈 및 옷으로 찔린 물체가 움직이게 않게 한다. 종이컵 등을 안구에 씌어 범퍼의 역할을 하게 할 수도 있다. 만약 찔린 물체가 작다면 도넛 모양의 패드를 만들어 덧대어 주는 것도 방법이다.

2. 반대측의 눈도 가려준다. 전문가들은 자율신경에 의하여 정상적인 눈이 움직일 때 수상받은 눈도 같이 움직이며, 이는 안구 손상을 가중시킬 수 있다고 말한다. 따라서 양측 눈을 가려주는 것이 좋으며 이때는 환자가 불안을 느낄 수 있으므로 주의한다.

3. 즉시 의학적 처치를 받는다.

작은 이물질의 관리

나무 조각, 유리파편, 작은 금속파편 등에 찔렸을 경우에는 통증이 심하며 감염의 가능성이 높다. 보통 이러한 파편들은 작기 때문에 핀셋 등으로 쉽게 제거할 수 있다. 제거 이후에는 상처 부위를 물과 비누로 깨끗이 세척하고 밴드를 덮어준다.

선인장 가시

선인장은 보통 사막 기후에서 자라지만 관상용으로 가정에서 키운다. 선인장 가시 찔림에 의한 감염은 드물다. 선인장 가시에 찔린 경우 제거에 시간이 많이 소요되는데 이는 많은 양이 박혀 있으며 가시를 찾기도 어렵기 때문이다. 또한 선인장 가시의 특성상 제거하기 어렵게 돌기가 있는 것도 하나의 이유이다.

인내심을 가진다면 제거가 어려운 것은 아니며 핀셋 등을 이용하면 편리하다. 다량의 가시가 박혔을 경우 목공용 본드를 손에 바르고 말린 후 제거하는 것도 하나의 방법이 될 수 있다.

테이프나 셀로판 테이프로 제거를 시도할 수 있지만, 효율이 30% 정도로 낮으며 수차례 시도하여도 효율이 높아지지는 않는다. 초강력 접착제는 사용을 하면 안 되며 이는 가시가 피부에 더욱 밀착되는 효과를 일으킬 수 있다.

낚시 바늘에 대한 치료

눈, 주요 혈관, 신경 주위 부위에서의 제거는 신중하게 생각해야 하며, 테이프 등으로 덮어 둔다. 또한, 소아와 같이 비협조적인 경우에도 제거를 보류한다. 만약 바늘에 미늘이 없는 경우 뒤로 잡아 당겨 제거할 수 있다. 이후 천공된 상처와 같이 치료를 하면 된다. 그리고 파상풍 예방접종을 위해 의료 기관을 방문한다.

만약 미늘이 있으며 피부를 뚫고 들어간 상태라면 다음의 방법을 시도한다.

1. 의료기관이 주위에 있다면 이송을 한다.
2. 의료기관과 거리가 먼 곳이라면 펜치로 제거하거나 실 잡아 당김법을 이용할 수 있다.

· 펜치를 이용한 낚시 바늘 제거는 미늘 부분을 노출시키기 위해 조직 안으로 바늘을 밀어 넣어서 추가적인 조직(혈관, 신경, 인대 등) 손상을 일으킬 수 있으므로 상당한 주의가 필요하다. 바늘을 자를 수 있는 강한 쇠로 된 펜치를 이용한다 **그림 4-16** . 펜치가 바늘을 자를 수 없는 경우도 있으며 미늘이 너무 깊이 박혀 노출시키기 어려운 경우도 있다. 만약 비슷한 낚시 바늘이 있다면 시험적으로 잘라 보고 시행한다.

1. 바늘 주위 조직을 냉각시키거나 강하게 눌러 일시적인 마취 효과를 나타낸다.
2. 바늘을 얕은 커브를 만들며 미늘이 노출될 때까지 밀어 넣는다.
3. 미늘을 펜치로 잘라내고 들어온 역방향으로 낚시 바늘을 제거한다.
4. 바늘 제거 후 드레싱을 시행하며 파상풍 감염 예방을 위해 의료기관을 방문한다.

실 잡아당기기 방법은 좀 더 효율적인 바늘 제거 방법이다.

1. 바늘의 굽은 부분에 낚시 줄을 단단히 감는다 **그림 4-17** .
2. 바늘이 박힌 신체부위를 단단히 고정한다.
3. 바늘 주위 조직을 냉각시키거나 강하게 눌러 일시적인 마취 효과를 나타낸다.
4. 한손으로 바늘의 자루 부분을 밑으로 눌러주는 동시에 다른 손으로 낚시 줄을 바늘이 들어간 반대 방향으로 잡아챈다. 이때 피부 표면과 잡아채는 운동 방향이 평행하여야 통증을 줄이고 깔끔하게 제거할 수 있다.
5. 바늘 제거 후 드레싱을 시행하며 파상풍 감염 예방을 위해 의료기관을 방문한다.

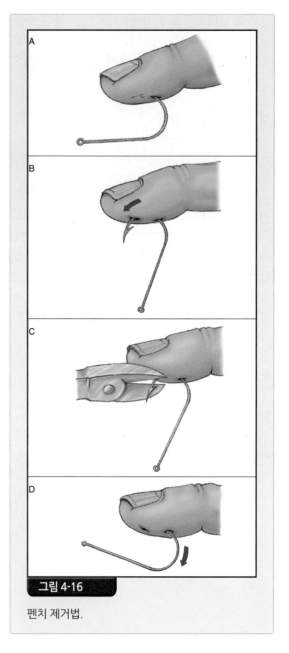

그림 4-16

펜치 제거법.

봉합

봉합은 6~8시간 내로 시행하는 것이 좋으며 의사 이외에는 하지 않는 것이 좋다. 봉합은 상처 회복을 촉진시키며 감염의 가능성 및 흉터를 줄여준다. 일부 상처들은 봉합이 필요하지 않은 경우가 있다.

- 상처의 변연부가 붙어 있는 경우
- 얕으며 1 cm 미만의 열상의 경우

크게 갈라진 열상을 나비형 밴드 등으로 닫는 것은 상처 내부에 세균을 가두게 되며 감염의 가능성을 높이므로 지양하며 거즈로 드레싱을 하는 것이 좋다. 대부분의 경우 수 시간 이내에 의료기관을 방문할 수 있다. 만약 여건상 의료기관 방문이

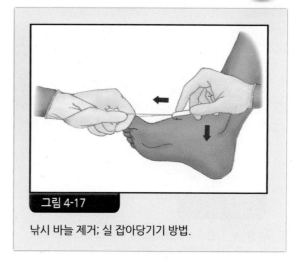

그림 4-17

낚시 바늘 제거; 실 잡아당기기 방법.

어려워서 봉합을 하지 않으면, 상처 치유가 지연되고 흉터가 증가할 수 있다. 흉터는 추후 성형외과 치료가 필요할 수 있다.

▶ 총상

미국에서는 총기 소유가 비교적 자유로우며 50%의 미국인이 화기를 소유하고 있다. 화기는 저속탄환 화기와 고속탄환 화기로 나뉘며 전자는 대부분 민간용 총기이며 후자는 대부분 군용 총기다. 산탄총은 저속탄환 화기에 속하지만 심각한 조직 손상을 일으킨다.

탄환은 다음과 같은 기전으로 손상을 일으키며 이는 속도와 연관성이 높다.

- ***열상과 압궤.*** 탄환이 몸을 관통할 때 조직이 부서지고, 신체 내부에서 이 조직은 여러 조각으로 분리된다. 이것이 저속탄환의 주요 손상 기전이다. 탄환에 의한 압궤 및 진행에 의한 열상은 중요 장기나 대혈관이 아니라면 심각한 손상을 일으킬 가능성은 높지 않다. 탄환에 의한 직접적인 조직 손상은 칼에 찔린 상처와 비슷하다.
- ***충격파와 일시적 공동현상.*** 탄환이 조직을 관통할 때 충격파가 발생하며 이는 관통 방향의 외부로 조직을 밀어내는 효과를 발생시킨다. 이로 인해 일시적인 공동 현상이 나타나게 되며 탄환 직경의 30배나 되는 넓은 공동이 발생될 수 있다. 공동이 형성된 이후 공동 내부에는 음압이 발생하게 되며 진공 상태가 된다. 진공 상태는 조직 파편을 빨아들인다. 일시적 공동 현상은 고속탄환에서만 나타나며 심각한 손상의 주요 원인이다. 비록 공동이 천분의 일초 정도로 극히 짧은 시간 유지되지만 근육, 신경, 혈관, 뼈 등에 손상을 일으키기에는 충분하다.

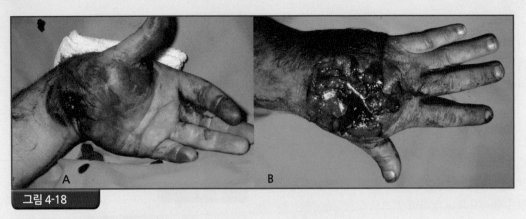

그림 4-18

총상. **A.** 사입구 주위로 화상이 있을 수 있다.
B. 사출구는 때때로 사입구에 비해 큰 경우가 많으며 심한 조직손상이 있을 수 있다.

관통은 탄환의 사입구는 있으나 사출구가 없는 경우를 뜻한다. 천공상은 사입구와 사출구가 모두 있는 경우를 뜻한다. 고속탄환에 의한 천공상의 경우 사입구보다 사출구가 큰 경우가 많으며 저속탄환에 의한 것은 두 크기가 같다 **그림 4-18** . 매우 가까운 거리에서 발사된 탄환의 경우 사입구가 더 큰 경우가 있는데 이는 총구에서 나오는 가스에 의한 손상이다.

탄환이 뼈와 같은 단단한 조직과 만나게 되면 몸 속 다른 곳으로 튕겨져 나가게 되며 심각한 손상의 원인이 된다. 또한 뼈의 파편은 주위 조직으로 퍼지며 추가 손상을 일으킨다. 깨지는 성질의 탄환이나 비정상적인 모양의 탄환은 추가적 손상을 일으킬 수 있다.

총상의 치료

총상의 유형과 관계없이 초기 치료는 다른 상처와 동일하다.

1. 환자의 호흡을 확인한다.
2. 상처를 노출시킨다. 숨겨진 상처 확인을 위해 모든 피부를 관찰한다.
3. 상처를 직접 압박하여 지혈을 한다.
4. 소독된 거즈로 상처를 덮어준 후에 밴드를 감아준다.
5. 환자의 쇼크를 치료한다.
6. 환자의 안정을 위해 조용한 분위기를 유지한다.
7. 즉시 병원으로 이송을 한다.

주의 사항

총상에서 탄환 등의 물질을 제거하려는 시도는 하지 않는다. 응급실에서 상처를 깨끗이 해 줄 것이다.

법적 고려

총상 환자의 치료 시에는 추후 법정 증언과 같은 법적인 문제에 관계될 수 있으므로 환자와 사고현장을 잘 관찰하며 정확히 기록하여 두는 것이 좋다. 또한 탄피나 탄창 등의 증거를 잘 보존한다. 환자의 응급처치에 필요하지 않은 이상 주위 물건 등을 만지거나 이동시키지 않는 것이 좋다. 모든 총기 사고는 의도적(자해, 살인, 방어 등), 비의도적 사고 여부에 관계없이 경찰에 신고한다.

▶ 이송이 필요한 상처

다음과 같은 손상에서는 이송을 고려한다.

- 지혈이 어렵거나 심각한 출혈
- 심각한 상처
  - 근육과 뼈의 손상 동반
  - 팔다리의 관절을 침범한 손상
  - 심하게 벌어진 상처
  - 이물에 의한 오염이 심한 상처
- 심각한 손과 발의 상처
- 깊은 관통상
- 이물질이 깊이 박힌 경우
- 인간이나 동물에게 물린 경우
- 눈꺼풀 경계부위 손상
- 감염된 상처
- 손끝의 작은 절단을 제외한 모든 절단 상처
- 개방성 골절

상처가 있는 대부분의 환자는 걸을 수 있으며 헬리콥터나 들것이 필요하지 않다.

화상

화상은 열, 전기, 빛 에너지나 일부의 화학 물질에 의해 발생한다. 대부분의 화상은 피부나 피하조직에 국한되지만 일부는 눈이나 기도에 생길 수도 있다. 야생에서의 화상은 대부분 캠프파이어, 난로, 번개, 태양 등에 의해 발생한다.

▶ 화상의 분류

화상의 분류는 깊이, 범위, 위치, 중증도를 기준으로 한다.

깊이

1도 표재성 화상은 피부의 외부층인 표피만 침범한 경우이고, 피부는 약간의 부종과 발적 및 통증을 동반하며 수포는 동반하지 않는다. 2도 화상은 표피 밑의 진피까지 침범한 경우이고, 중등도 이상의 통증, 부종, 수포를 동반한다 **그림 4-19** . 3도 화상은 피부 밑의 피하지방과 근육층까지 침범한 경우이고, 피부는 통증보다는 저린감을 호소하며 거무죽죽한 가죽 같은 피부 양상을 보인다 **그림 4-20** . 또한 피부가 이미 죽은 상태이므로 압박하여도 변색이 없다.

하나의 화상에도 모든 등급의 화상이 혼재되어 있는 경우가 많다. 화상은 중심부위의 3도 화상과 주변부위의 2도 화상, 1도 화상 등으로 이루어진 경우가 많다.

범위

전신피부에 대한 화상 범위는 비율로 나타내며 '9의 법칙'을 사용한다 **그림 4-21** .

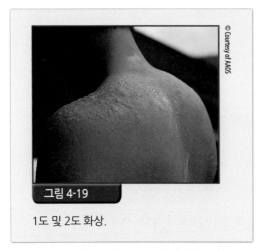

그림 4-19

1도 및 2도 화상.

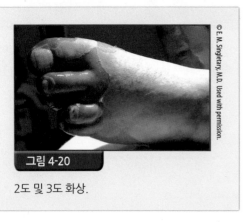

그림 4-20

2도 및 3도 화상.

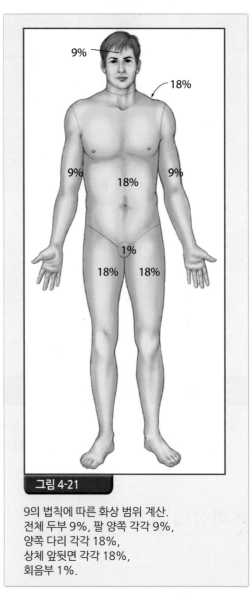

그림 4-21

9의 법칙에 따른 화상 범위 계산.
전체 두부 9%, 팔 양쪽 각각 9%,
양쪽 다리 각각 18%,
상체 앞뒷면 각각 18%,
회음부 1%.

작고 산발적인 화상의 경우 손바닥 크기를 1%로 기준으로 생각하고 화상 범위를 산출한다. 이를 손바닥의 법칙이라 한다.

위치

중증도가 높은 화상의 부위

- 얼굴, 손, 발, 음부의 화상
- 사지나 몸통에 원통형으로 입은 화상. 이런 경우는 부종에 의해 압박띠 효과가 나타날 수 있다.
- 호흡기를 침범한 경우에는 심한 기침과 호흡 곤란을 일으킬 수 있으며, 얼굴이나 입 주위 화상인 경우가 많다.
- 심각한 동반 손상, 기저질환

중증도

화상은 위치, 범위, 깊이에 따라 중증, 중등도, 경증 화상으로 나뉜다. 범위가 넓을수록, 깊이가 깊을수록 중증도는 높아진다.

기타 고려사항

화상 상처 이외에 환자의 나이, 건강상태, 동반된 손상 등을 고려하여야 한다.

즉각적인 조치

화상의 진행을 막아야 한다. 화염이 있는 부위에 냉수를 붓는다. 만약 옷에 불이 붙은 상태로 물을 사용할 수 없다면 환자에게 땅에 누워서 구르라고 지시하거나 울코트나 타프천 등으로 환자를 감싼다. 폴리프로필렌, 나일론 재질의 옷은 녹아 내려 화상을 진행시킬 수 있으므로 피한다. 환자를 화염에서 떨어진 곳으로 옮긴다. 그을린 옷은 제거하거나 물을 뿌려준다.

우선적으로 해야 할 일

1. 환자의 호흡을 관찰한다. 환자의 호흡음을 유심히 관찰한다.
2. 20% 미만의 적은 범위 화상에서는 화상 부위를 깨끗한 냉수에 담그거나 깨끗한 옷을 물에 적셔 덮어 준다. 약 10여 분 동안의 눈이나 얼음찜질은 통증을 줄일 수 있다. 20% 이상의 화상에서는 저체온에 주의한다.
3. 화상의 깊이와 넓이를 측정하고, 띠를 두른 화상 및 치명적 화상의 유무를 관찰한다.
4. 동반된 손상을 관찰한다.

5. 팔다리 말단 부위에 화상을 입었다면 부종이 진행하기 전에 귀금속이나 시계 등을 제거한다. 화상 부위의 벨트나 옷을 제거한다.

6. 화상 상처를 깨끗하게 유지하고 수포가 터지지 않도록 한다(화상 피부는 열에 의해 이미 소독된 상태다). 수포가 터지지 않도록 하는 것은 감염을 줄일 수 있다.

7. 만약 2~3도의 화상이라면 화상 부위를 깨끗하고 마른 거즈로 드레싱을 시행한다.

8. 손, 발 화상의 경우 손가락과 발가락 사이에 비접착성 패드를 끼워 준다.

9. 환자가 젊고 건강하며 동반된 손상이 없는 경증의 화상이 아니라면 의료기관으로 이송한다. 연기나 화염에 의한 중등도에서 중증 화상의 경우 호흡을 자주 관찰한다.

10. 경증 화상이 아니라면 환자에게 물을 자주 마시게 한다.

11. 이부프로펜, 아스피린 등으로 진통 및 소염을 한다. 타이레놀은 진통효과는 있으나 소염효과는 없다.

이후에 해야 할 일

1도 화상

1. 상처를 진정시키고 피부를 촉촉하게 유지하기 위해 자극적이지 않은 연고나 보습크림(알로에 베라)을 도포해준다.

2. 드레싱은 필수적이지 않으나 시행할 경우 통증을 줄일 수 있다.

2도 화상과 3도 화상

1. 화상 부위를 미지근한 물과 자극적이지 않은 비누로 세척한다. 이때 수포가 터지지 않도록 주의한다.

2. 화상 부위에 항생제 연고를 도포한다.

3. 비접착성 제제(메디폼 등)를 사용하여 드레싱을 시행한다.

4. 삼출액이 많아 드레싱이 젖었을 경우 매일 교체해 준다. 미지근한 물로 씻어낸 다음 항생제 연고를 재도포하고 비접착 제제로 덮어준다.

3도 화상

1. 깨끗하고 마른 거즈나 옷으로 덮어 준다.

▶ 전기화상

전기화상은 야생에서는 드물지만 종종 낙뢰, 외딴 집이나 작업현장의 전기 사고로 발생할 수 있다 **그림 4-22** 고압 전기 노출 혹은 저압 전기의 지속적인 노출은 피부에 전류 입구와 출구를 만든다. 이러한 상처가 겉으로는 심각해 보이지 않으나, 신경이나 혈관과 같이 저항이 낮은 조직을 따라 전류가 신체 깊은 곳까지 손상을 줄 수 있다. 호흡성 또는 심인성 심정지를 유발할 수 있다.

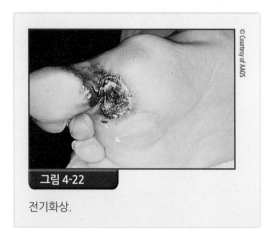

© Courtesy of AAOS

그림 4-22

전기화상.

해야 할 일

1. 현장의 안전을 확인한다. 플러그를 뽑거나, 스위치를 내려 전원을 차단한다. 이것이 불가능하다면 전력회사에 전화한다.
2. 환자의 호흡을 확인한다. 만약 환자가 전기 감전 이후에 추락하였다면 골절이나 두부, 척추 손상에 주의한다. 반응이 없거나 심정지가 발생한 환자의 치료는 '제 9장 순환기 응급'을 참조한다.
3. 전류 입구와 출구의 상처에 대한 치료를 시행한다.
4. 환자가 짧은 시간에 완전히 회복되지 않으면 환자를 의료기관으로 이송한다.

▶ 일광화상

일광화상은 자외선의 B파장(290~320 nm)에 의해 발생한다. 일광 지속노출은 위험하며, 특히 소아에서 추후 피부암 발생률을 높일 수 있다. 자외선은 피부 세포를 변화시켜 피부암을 발생시키며 노화를 촉진시킨다. 또한 멜라닌 색소를 증가시켜 피부색을 변화시킨다. 일광노출에 대한 피부의 영향은 사람마다 다르지만 과도한 노출은 누구에게나 손상을 일으킬 수 있다 **그림 4-23**.

햇볕은 물이나 눈 등에 의해 강하게 반사되어 피부 손상을 가중시키며, 바람 또한 이를 가중시킬 수 있다. 자외선은 옅은 구름이나 안개에 의해 줄어들긴 하지만 이를 통과한다. 노출을 피하는 것이 일광화상을 예방하는 가장 효과적인 방법이다.

옷은 가장 효과적인 자외선 차단 방법이지만, 얇은 면으로 된 옷은 자외선이 일부 투과된다. 두껍고 불투명한 옷은 거의 모든 자외선을 차단할 수 있다. 모자는 앞뒤로 챙이 넓은 것이 좋다.

햇볕이 강한 환경이라면 긴 옷을 입는 것이 중요하다. 자외선 차단 크림은 화상을 일으키는 파장의 자외선을 차단할 수 있다. 자외선 차단율은 SPF 수치로 나타낸다. SPF 15는 자외선 차단을 위한 최소한의 수치다. 흰 피부를 가진 사람이라면 SPF 25~30 정도를 사용하는 것이 좋다.

일부 자외선 차단 크림은 파라아미노벤조산을 함유하고 있으며, 이는 사람에 따라 알레르기 반응을 일으킬 수 있다. 극한의 자외선 노출에서는 산화아연 등이 함유된 자외선 차단 크림이 유용하다.

땀이나 수영으로 자외선 차단 크림이 빠르게 소실되므로 이러한 경우 방수 자외선 차단 크림을 사용하는 것이 좋다. 자외선 차단 크림은 2~4시간마다 다시 도포해 주는 것이 좋다.

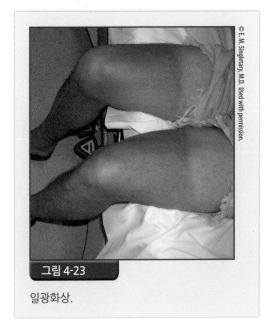

그림 4-23

일광화상.

관찰해야 할 것

- 밝은 바닷가재 색의 피부 발적
- 수포

해야 할 일

1. 피부에 발적이나 통증, 열감이 생기기 전에 그늘을 찾는다.
2. 냉찜질, 베이킹소다 찜질, 칼라민 로션 등으로 피부를 진정시킨다. 가려움증을 해소하기 위해 항히스타민제를 복용하며 통증과 소염을 위해 이부프로펜을 복용한다.
3. 화상이 치유되도록 기다린다. 특별한 치료가 없더라도 2~3일 이내에 치유된다.

▶응급처치 요약

관찰해야 할 것	해야 할 일
출혈	1. 환자를 앉히거나 눕힌다. 2. 상처를 노출시킨다. 3. 소독된 거즈나 깨끗한 옷으로 상처 부위를 덮는다. 4. 상처부위를 직접 압박한다. 5. 10분 이상의 압박에도 출혈이 지속될 때는 압박 붕대를 고려한다. 6. 거즈나 옷이 혈액으로 젖었을 경우에는 새로운 거즈를 젖은 거즈 위에 덧대어 준다.
상처 감염 • 발적 • 국소 온열감 • 국소 부종 • 통증의 증가 및 압통 • 고름 • 사타구니, 겨드랑이, 목의 림프절 비대 • 오한, 발열 • 농양, 화농성 종기	1. 상처 부위를 깨끗이 한다. 2. 상처를 절개한다. 3. 따뜻한 물로 씻는다. 4. 드레싱을 자주 교체해 준다. 5. 감염된 상처를 거상한다. 6. 진통제를 복용한다. 7. 감염이 진행하면 의료기관으로 이송한다.
수포	1. 반창고나 몰스킨으로 덮어준다. 2. 압력을 줄여주기 위해 여러 층으로 덮는다.
멍 • 통증 및 피부색 변화 • 골절의 가능성 • 자주색이나 노란색으로 변색	1. 가능하다면 냉찜질을 시행한다. 2. 상처 부위를 압박붕대로 압박한다. 3. 만약 특별한 외상 없이 다발성 멍이 든다면 의료기관으로 이송한다.

관찰해야 할 것	해야 할 일
화상 • 깊이 • 범위 • 위치 • 중증도	1. 적은 범위의 화상은 깨끗한 냉수에 담그거나 깨끗한 옷을 물에 적셔 덮어 준다. 2. 화상 상처는 깨끗하게 유지하며 수포가 터지지 않도록 한다. 3. 상처를 깨끗하고 마른 거즈로 덮는다. 4. 환자를 의료기관으로 이송한다.
일광화상 • 밝은 바다가재 색의 피부 발적 • 수포	1. 그늘을 찾는다. 2. 냉찜질, 베이킹소다 찜질, 칼라민 로션 등으로 피부를 진정시킨다. 3. 화상이 치유되도록 기다린다.

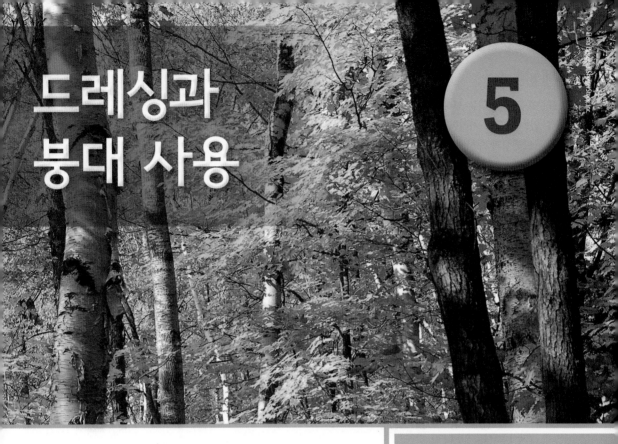

드레싱과
붕대 사용

드레싱은 노출된 상처를 덮는 것이다. 가능하다면 통상적으로 시판되는 소독된 드레싱을 사용해야 하지만, 야생에서는 무엇이든지 주변에 있는 것으로 처리해야 한다. 붕대는 드레싱을 제 위치에 고정하기 위해 감는다. 드레싱 위쪽으로 압력을 가해 출혈을 조절하고, 부종을 예방하거나 줄이고, 다친 관절이나 사지 부위에 부목을 고정하기 위해 붕대를 사용한다.

▶ 드레싱

드레싱은 출혈을 조절하고, 상처를 깨끗하게 유지하고, 감염을 방지하고, 피와 상처에서 나오는 액체를 흡수하고, 추가 손상을 방지하기 위해 사용된다. 드레싱은 노출되어 있는 상처를 덮는 것이므로 소독된 것이어야 한다. 통상적으로 시판되는 소독된 드레싱의 사용이 어렵다면 깨끗한 헝겊을 사용한다. 드레싱은 상처보다 더 크고, 두껍고, 부드럽고 상처 위에 고르게 압력을 가해 눌러줄 수 있어야 한다. 흡수성이 좋아야 하고(면이 나일론이나 폴리에스테르보다 더 좋다) 섬유가 상처에 달라붙지 않도록 보풀이 없어야 한다. 탈지면을 드레싱으로 사용해서는 안 된다.

이 장을
한 눈에 보기

▶ **드레싱**

▶ **붕대**

▶ **드레싱의 적용과 제거**

▶ **붕대 사용법**

드레싱의 종류

표준화된 시판되는 드레싱을 사용하거나 즉석에서 사용할 수 있는 것으로 처리한다 **그림 5-1**. 다음 목록은 시판되는 드레싱과 즉석에서 사용할 수 있는 드레싱의 예다.

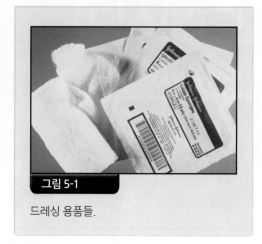

그림 5-1

드레싱 용품들.

- 거즈는 대일밴드 같이 작은 접착식 테이프와 같이 상처에 사용한다. 보통 두 가지 크기(2×2인치, 4×4인치)가 있으며 소독 후 각각 따로 포장해서 판매하거나, 소독하지 않고 대량으로 판매한다. 비접착성 드레싱은 특히 화상이나 삼출물이 흐르는 상처에 유용하다.
- 접착식 테이프는 다양한 모양과 크기로 나와 있다. 작은 거즈 조각이나 테이프로 즉석에서 사용할 수도 있다.
- 외상 드레싱은 크고, 두껍고, 흡수성이 좋아야 하며 소독된 것으로 한다.
- 비접착성 드레싱은 플라스틱 코팅이 되어 있거나 연고가 스며들어 있어 젖은 상처에 들러붙는 것을 방지한다. 즉석에서는 드레싱이나 상처에 항생제 연고를 사용한다.
- 즉석에서 사용할 수 있는 드레싱에는 깨끗하고 흡수성이 좋으며 부드럽고 보풀이 없는 섬유라면 무엇이든 가능하다. 흰 면소재가 가장 좋고 나뭇잎, 이끼와 다른 천연물은 추천되지 않는다. 종이 역시 상처에 달라붙을 수 있어 추천되지 않는다. 시간적으로 가능하다면 소독되지 않은 헝겊, 드레싱 용품을 따뜻한 비눗물에 세탁하고 사용하기 전에 햇빛에 건조시킨다. 소독 효과를 위해 헝겊이나 드레싱 용품을 표백제에 담그거나, 삶거나 또는 불꽃 위에서 조심스럽게 열을 가한다.

▶ 붕대

붕대는 드레싱과 함께 사용되거나 관절, 팔다리 부위 손상에 부목을 대기 위해 사용한다. 붕대는 깨끗해야 하지만 반드시 소독되어야 하는 것은 아니다.

붕대의 종류

다음과 같은 여러 가지 종류의 붕대가 있다.

- 접착식 테이프에는 흰 직물로 만든 스포츠 테이핑이 있고 이것은 젖어 있을 때도 붙일 수 있다. 이는 염좌, 수포 테이핑을 할 때나 붕대를 감을 때에 사용할 수 있으며 길이 방향으로 더 가늘게 찢을 수 있다. 강력 접착 테이프가 훌륭한 대체제가 될 수 있다. 상처 드레싱에 사용되는 다른 종류의 의료용 테이프로는 종이 테이프, 실크 테이프, 저자극성 플라스틱 테이프 등이 있다 **그림 5-2**.
- 롤러 거즈 붕대는 큰 상처를 덮을 때, 드레싱을 고정시킬 때, 한 겹을 더 감아줄 때 사용한다. 다양한 크기(1~3인치 너비)로 나온다. 붕대를 감을 때 넓은 붕대를 접어서 사용할 수도 있지만 딱 맞는 붕대만큼 유용하지는 않다.

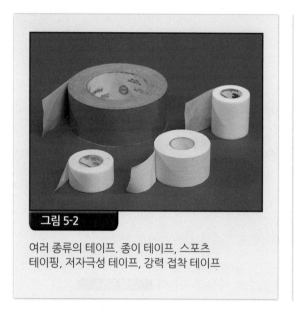

그림 5-2

여러 종류의 테이프. 종이 테이프, 스포츠
테이핑, 저자극성 테이프, 강력 접착 테이프

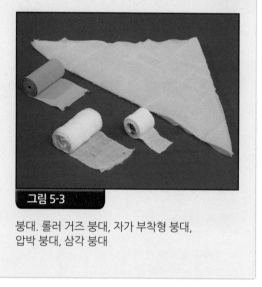

그림 5-3

붕대. 롤러 거즈 붕대, 자가 부착형 붕대,
압박 붕대, 삼각 붕대

- 자가 부착형 붕대는 약간의 탄력성이 있는 거즈 같은 직물을 말아놓은 것이다. 일반적으로 얇은 그물형과 더 두껍고 흡수성이 좋은 그물형의 두 가지 형태가 있다. 구급상자에서 가장 유용한 너비는 2인치와 4인치이다. 구급상자에 딱 한 가지 크기만 넣을 수 있다면 3인치나 4인치 너비를 선택한다. 이 종류의 붕대는 스스로 부착되는 특징이 있어 관절 같이 어려운 부위에 사용하기 쉽다.
- 고무를 입힌 압박 붕대는 염좌, 근육 긴장 부위, 타박상 부위를 압박하는 데 사용되며 이는 상처를 잘 보호해주나 너무 단단하게 감으면 안 된다.
- 필요하다면 즉석으로 스카프나 가늘고 긴 면직물을 사용한다. 다른 임시방편용 재료로는 양말, 말아 놓은 티셔츠, 벨트, 수건, 베갯잇 등이 있다.
- 삼각 붕대는 팔걸이로 사용하기도 하고 부목을 묶거나 붕대를 고정하는 데 사용한다. 시판되는 것도 있고 즉석에서 36~40인치 정사각형 직물로 만들어서 사용할 수도 있다. 안전핀을 사용해서 임시 팔걸이로 쓸 수 있다 그림 5-3 .

▶ 드레싱의 적용과 제거

해야 할 일

1. 상처를 깨끗하게 한다. 혈액에 노출될 가능성이 있으면 장갑을 사용한다.
2. 상처보다 더 크게 드레싱을 시행한다. 드레싱의 모서리를 잡고 상처 위에 바로 올려놓고 상처 위에서 옆으로 움직이지 않도록 한다.
3. 드레싱 위에 테이프를 붙이거나 롤러 거즈 붕대로 고정시킨다.

4. 붕대는 다음 중 하나로 고정한다.
- 접착 테이프
- 안전핀
- 압박 붕대에 있는 클립

붕대가 제자리에 잘 있도록 하기 위해 고리법(the loop method)이나 갈라진 꼬리법(split-tail method)을 이용한다.

1. 반대 방향에서 몸 쪽을 둘러싸고 있는 붕대의 끝을 묶는다 **그림 5-4A**. 필요하다면 엄지손가락이나 다른 손가락으로 고리를 만들어서 붕대의 방향을 반대로 하고 다시 몸 반대쪽으로 가도 된다.
2. 고리 쪽 끝 부분과 매여 있지 않은 쪽 끝으로 그 부분을 둘러싸고 묶는다 **그림 5-4B**.

주의 사항

- 상처나 상처와 접해 있는 드레싱을 만지지 않는다.
- 혈액 순환을 방해할 정도로 붕대를 꽉 조이게 감지 않는다.
- 드레싱이 헐거워질 정도로 너무 느슨하게 붕대를 감지 않는다. 붕대는 늘어날 수 있다.

갈라진 꼬리법은 다음과 같은 순서로 한다.

1. 붕대의 끝을 길이 방향으로 약 12인치가량 길게 찢고 더 찢어지지 않도록 매듭을 짓는다 **그림 5-5A**.
2. 붕대의 끝을 몸을 둘러싸고 서로 반대 방향으로 보내서 묶는다 **그림 5-5B**.

사각 매듭이 미끄럽지 않고 쉽게 풀리지 않아 선호된다. 매듭이 불편하다면 매듭 아래에 패드를 덧대어 준다.

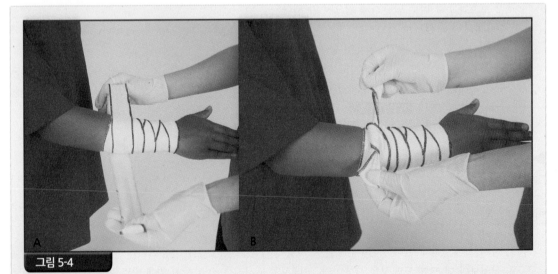

그림 5-4

고리법. **A.** 반대 방향에서 몸 쪽을 둘러싸고 있는 붕대의 끝을 묶는다. **B.** 고리 쪽 끝 부분과 매여 있지 않은 쪽 끝으로 그 부분을 둘러싸고 묶는다.

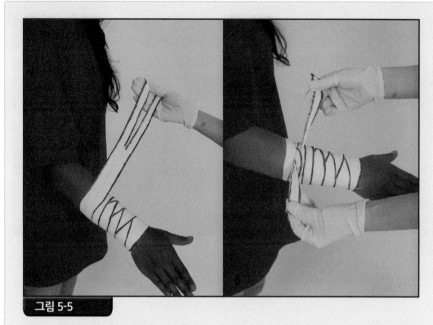

그림 5-5

갈라진 꼬리법. **A.** 붕대의 끝을 길이 방향으로 찢는다. **B.** 붕대의 끝을 몸을 둘러싸고 서로 반대 방향으로 보내서 묶는다.

여러 번 돌려 감아서 부피가 크게 둘러싸면 대부분의 움직임을 제한할 수 있다. 고정이 더 필요하면 부목이나 팔걸이를 추가로 사용한다.

드레싱의 제거

만약 드레싱이 상처 부위에 달라붙었다면 따뜻한 물에 10~20분간 흠뻑 적셔둔 후 조심스럽게 떼어낸다. 사용했던 드레싱은 모닥불에 태운다.

▶ 붕대 사용법

귀에 붕대 감기

붕대가 귀 위를 덮게 될 때는 귀 뒤쪽과 귀 접힌 부분에 거즈나 헝겊 조각을 대어 정상적인 귀의 해부학적 위치나 모양을 유지하도록 한다.

머리에 붕대 감기

이마나 두피 뒤쪽의 상처를 감을 때는 헝겊으로 된 삼각건이나 롤러 거즈 붕대를 사용한다. 귀 위로 붕대를 감는 것을 피하기 위해 이마 아래쪽으로 감고 붕대 아래 묶인 부분이 귀 앞쪽으로 가도록 한다 **그림 5-6A-B**.

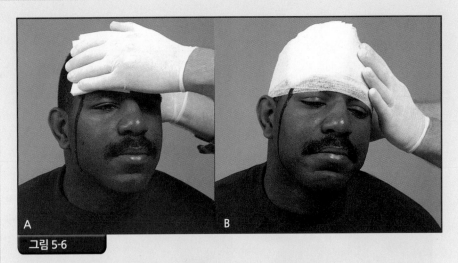

그림 5-6

머리 상처에 붕대 감기. **A.** 출혈이 멎을 때까지 직접적으로 압력을 가해 눌러준다. **B.** 머리를 붕대로 감아준다.

팔다리에 붕대 감기

팔이나 다리에 붕대를 감을 때에는 팔다리의 좁은 부분에서 시작하여 더 넓은 부위 쪽으로 감는다. 붕대가 고정되도록 두 번 감는 것을 시작으로 한 번 감을 때마다 붕대 넓이의 1/2에서 3/4가량 겹치도록 연속해서 감아준다. 끝을 테이프로 고정하거나 묶는다 **그림 5-7A-C** .

팔꿈치와 무릎에 붕대 감기

팔꿈치나 무릎에는 4인치나 6인치 롤러 거즈 붕대로 8자 붕대법을 이용한다. 다음 순서대로 시행한다.

1. 팔꿈치나 무릎을 약간 굽히고 팔꿈치 끝이나 무릎뼈(슬개골) 위로 고정을 위해 두 번 똑바로 감는다 **그림 5-8A** .
2. 붕대를 팔이나 다리 위쪽으로 가져와서 처음 감았던 붕대와 1/2에서 3/4 가량 겹치도록 한 번 감는다 **그림 5-8B** .
3. 붕대를 관절 부위 바로 아래로 가져와서 처음 감았던 붕대와 1/2에서 3/4 가량 겹치도록 아래쪽 팔과 다리를 한 번 감는다 **그림 5-8C** .

손과 손목에 붕대 감기

손에도 8자 붕대법을 사용한다. 손을 엇갈리게 둘러싸고 엄지손가락은 다치지 않았다면 덮지 않고 남겨둔다 **그림 5-9A-C** .

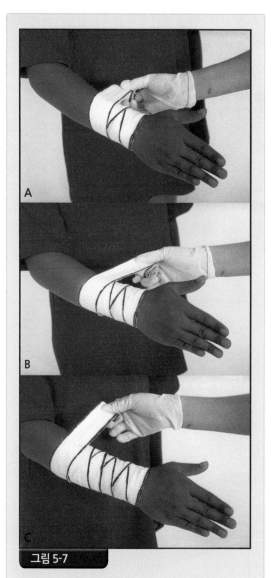

그림 5-7

나선형 붕대법.
A. 똑바로 고정되도록 붕대로 두 번 감는다.
B. 십자가 모양(8자 모양)으로 돌려 감는다.
C. 똑바로 두 번 감고 붕대를 고정한다.

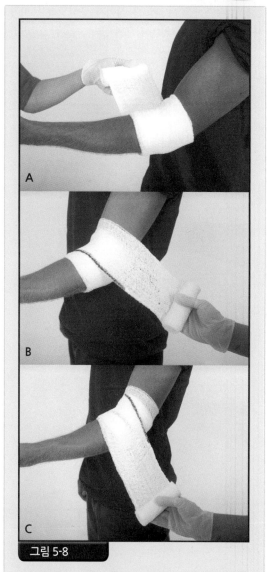

그림 5-8

8자 붕대법.
A. 팔꿈치를 굽히고 고정을 위해 두 번 감는다.
B. 붕대를 관절 위쪽으로 가져가 한 번 감는다.
C. 붕대를 관절 바로 아래로 가져가 한 번 감는다.

전체 손가락을 다 덮고 움직이지 못하도록 부피가 크게 드레싱하고 감을 때는 8자 붕대법과 유사한 방법을 사용한다. 손목 주위를 감으면 드레싱을 잘 고정할 수 있어서 헐거워지지 않는다.

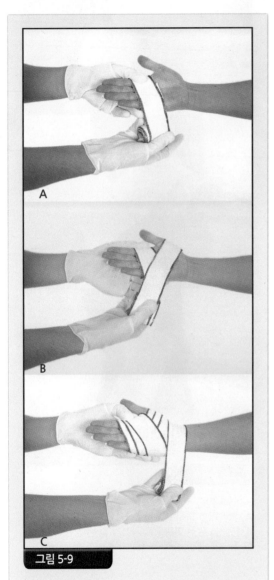

그림 5-9

손에 붕대감기.
A. 손바닥 주위로 한두 번 감아 붕대를 고정한다.
B. 붕대를 손등과 손목 주위로 직각으로 교차시켜 감는다.
C. 드레싱을 덮을 수 있도록 필요한 만큼 8자 붕대법으로 반복하여 감는다.

손바닥에 붕대 감기

상처가 깊거나 힘줄, 뼈가 포함된 손상인 경우 상처 위를 드레싱으로 덮고, 손바닥 위에 롤이나 패드 뭉치를 놓고 손가락으로 감싸도록 한다. 그리고 다친 사람의 전체 손을 붕대로 감고 손목에 고정하고 묶어준다 **그림 5-10A-B**. 엄지나 검지 손가락은 다치지 않았을 경우 계속 손을 일부 사용하기 위해 감지 않고 남겨둘 수도 있다.

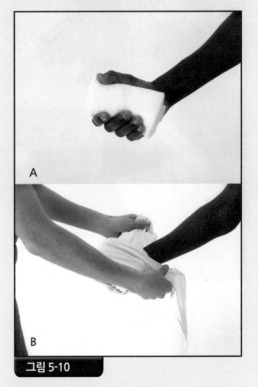

그림 5-10

손바닥 및 손상된 손가락을 움직이지 않게 하는 붕대법.
A. 손바닥을 큰 드레싱이나 패드로 채운다.
B. 손가락과 손목 주위를 교차하며 붕대를 감는다.

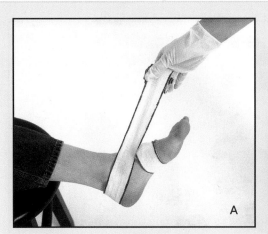
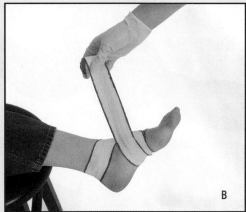
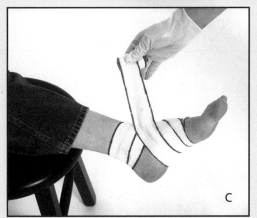

그림 5-11

발과 발목에 붕대 감기.
A. 발 주위로 한두 번 감아 고정하고 발 위를 가로질러 직각으로 교차하도록 붕대를 발목 주위로 가져간다.
B. 계속 감는다. C. 발목으로 진행하여 올라가면서 감을 때마다 끝이 겹치도록 한다.

발과 발목에 붕대 감기

발과 발목 손상에는 8자 붕대법을 사용한다. 발과 발목을 엇갈리게 둘러싼다 **그림 5-11**. 발목 드레싱을 할 때나 염좌 부위에 압박 붕대를 감을 때도 같은 방법을 사용한다.

직접적인 압력 방지하기

두개골 골절이 의심되는 경우, 개방형 골절, 현장에서 제거할 수 없는 유리나 자갈 등의 이물질이 박혀있는 경우에는 도넛 모양의 도구를 사용하면 상처에 직접적인 힘이 가해지는 것을 방지할 수 있다 **그림 5-12**.

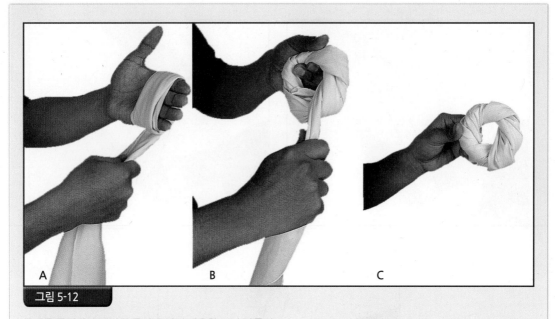

그림 5-12

두개골 골절이나 개방형 골절 주위에 사용할 도넛 만들기.
A. 삼각건을 손가락 주위로 여러 번 감아 링 모양으로 만든다. **B.** 나머지로 링 주위를 감는다. **C.** 끝을 접힌 부분으로 밀어 넣어 도넛 모양을 완성한다.

붕대가 너무 조일 때 보이는 징후

붕대는 정상적인 혈액 순환에 영향을 줄 만큼 너무 꽉 조여서는 안 된다. 붕대가 너무 조인다면 다음과 같은 징후가 나타날 수 있다.

- 손톱이나 발톱이 연한 파란색을 띤다.
- 사지가 푸른색 또는 창백한 색으로 변하고 차갑다.
- 저린감이 생기거나 감각이 저하된다.
- 손가락이나 발가락을 움직일 수 없다.
- 붕대 위쪽으로 통증이 느껴진다.

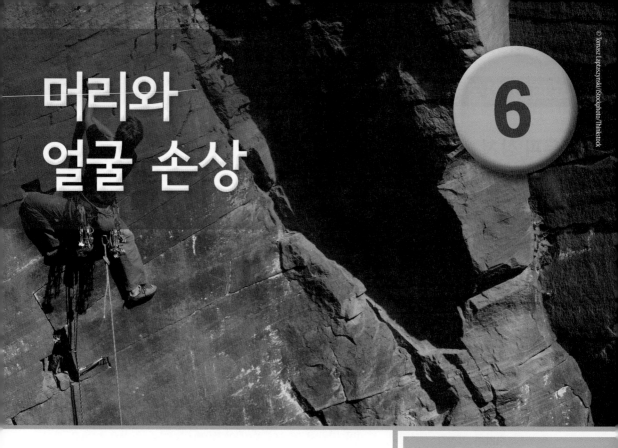

머리와 얼굴 손상

6

    머리와 얼굴의 손상은 흔하다. 심각한 손상은 코나 턱의 골절을 발생시켜 입안을 부어오르게 하여 기도를 손상시킬 수도 있다. 이러한 손상의 기전을 고려하여, 얼굴이나 머리에 손상이 있는 모든 환자들은 뇌와 척추의 손상이 완전히 배제되기 전까지는 손상이 동반되어 있다고 가정하여야 한다. 일부의 경우, 척추나 뇌의 손상이 없는 것이 명백할 만큼 손상이 매우 경증일 수 있다. 하지만 다른 손상의 경우, 사건의 위험성과 복잡성을 증가시키게 되는 뇌와 척추의 손상이 의심스러울 것이다. 따라서 머리 및 목의 심각한 외상과 경증 손상을 구분하는 것은 중요한 일이다.

이 장을
한 눈에 보기

두피와 얼굴 손상

▶ 두피 상처

관찰해야 할 것

- 두피는 혈류가 풍부하여 손상 시 대량 출혈로 이어질수 있다. 하지만, 대량 출혈이 있다고 뇌나 두개골의 손상이 반드시 있다는 것을 의미하지는 않는다.
- 경부 통증, 마비, 반응 정도의 변화와 같은 경부 및 뇌 손상 징후를 살펴본다.
- 뼈의 노출은 깊고, 심각한 상처를 나타내며, 두개골 골절과 연관되었을 수도 있다.

해야 할 일

1. 머리 및 척추 손상을 평가한다.
2. 압박하여 지혈한다.
3. 지혈이 되면, 이물질, 응고된 혈액, 머리카락 등을 상처에서 제거한 후 비누와 물로 상처를 씻어내고, 멸균 드레싱으로 상처를 덮는다.
4. 만약 의학적 처치가 지연되고, 상처가 벌어져 있다면 상처 양쪽 옆 머리카락의 작은 다발을 각각 꼬아낸 후에 서로 묶어서 상처의 가장자리가 서로 붙을 수 있게 한다.
5. 만약 출혈이 지속되면 피가 흡수된 첫 드레싱을 제거하지 말고, 그 위에 다른 드레싱을 추가하도록 한다.
6. 환자의 뇌손상을 'AVPU 척도'를 이용하여 평가한다.
7. 환자를 이송해야 할 경우
   - 열상이 큰 경우
   - 상처가 오염되어 감염 가능성이 있는 경우
   - 얼굴을 많이 침범한 경우
   - 뇌손상 징후가 있는 경우

▶ 얼굴 상처

관찰해야 할 것

얼굴에 손상이 있는 경우에는 대량 출혈 여부를 확인한다. 출혈은 얕은 상처에서 생길 수도 있으며, 구강, 눈꺼풀, 귀 등의 상처도 확인한다.

해야 할 일

1. 상처를 비누와 물로 씻는다.
2. 상처가 크다면, 피판을 최대한 복구시킨 후 드레싱을 시행한다.
3. 경미한 손상을 제외하고 모두 이송한다. 단순 열상은 헬리콥터 이송이 필요하지 않다. 상처는 수일 후에도 안전하게 봉합할 수 있다.

▶ 얼굴뼈 골절

머리를 부딪치면 얼굴뼈 골절을 일으킬 수 있다. 눈을 둘러싼 뼈들은 부러지거나 변형이 올 수 있다.

관찰해야 할 것

- 안구가 밖으로 돌출되었거나 안으로 움푹 들어갔는지 여부
- 복시나 비정상적인 안구 움직임(두 눈이 한 방향으로 같이 바라보지 못하거나, 한쪽 눈이 모든 방향으로의 움직임이 불가능한 경우)
- 압통이 있고 반대편에 비해 편평한 뺨
- 안와 아래 가장자리의 위치
- 입을 크게 벌리거나 씹을 때 통증

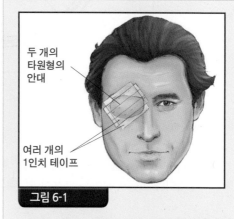

두 개의
타원형의
안대

여러 개의
1인치 테이프

그림 6-1

해야 할 일

1. 다친 눈에 안대를 착용하여 복시를 교정한다 **그림 6-1** .
2. 수술할 의사에게 이송한다.

눈에 안대를 대는 방법. 2개의 안대를 위치시킨 후 여러 개의 1인치 테이프로 고정한다.

눈 손상

야생에서 눈의 손상은 흔하다. 대부분 경증으로 바로 치료가 가능하나, 일부는 매우 심각해서 이송이 필요하다. 눈 손상에 대한 정확한 평가 및 치료를 위해서는 신중한 관찰과 눈의 해부학에 대한 기본적인 이해가 필요하다 **그림 6-2** .

관찰해야 할 것

1. 눈을 관찰한다. 이물질, 충혈, 출혈, 농양, 크기가 다른 동공과 같은 어떤 명백한 문제가 있는가? 양안이 같은 방향으로 잘 움직이는가?
2. 한쪽 눈을 가리고 시력에 문제가 없는지 양안을 각각 테스트한다. 환자에게 일반적인 서류를 읽게 하거나 손가락 개수를 세도록 한다.

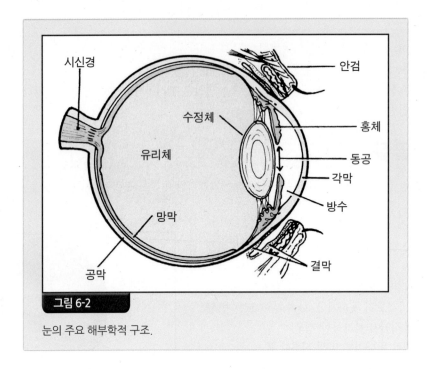

그림 6-2

눈의 주요 해부학적 구조.

3. 환자의 한쪽 눈을 가리고 있는 동안, 환자에게 당신의 콧날을 똑바로 바라보게 한다. 그리고 혹시 맹점이나 어둡게 보이는 부분이 있는지 물어본다. 반대편 눈을 가리고 똑같이 시행한다.

해야 할 일

1. 만약 환자에게 시력 변화가 있다면, 가능한 한 빨리 의학적 처치를 받는다.
2. 환자를 이송한다.

▶ 콘택트렌즈

콘택트렌즈는 여러 문제를 일으킬 수 있다. 특히, 권장되는 시간보다 오래 착용을 하거나 부적절하게 다루었을 때 문제를 일으킬 수 있다. 콘택트렌즈 착용자는 항상 적절한 물품들과 안경을 소지하고 야생으로 가야 한다. 콘택트렌즈의 과다 사용과 관련된 문제는 가능하면 콘택트렌즈를 빼고 안경을 사용하도록 하여 문제를 해결한다. 눈의 불편감이 해결되기 전까지는 렌즈를 다시 착용하지 않아야 한다. 만약 렌즈를 빼기가 불가능하다면 렌즈 재습윤 용액(세척액은 안 됨)을 눈 안으로 몇 방울 떨어뜨리고, 선글라스를 착용한다. 눈에 손상이나 감염이 있다면 렌즈를 제거해야 된다.

소프트렌즈와 하드렌즈를 빼내는 두 가지 방법은 다음과 같다. (1) 렌즈를 코와 먼 쪽의 흰자위로 미끄러지게 한 뒤, (2) 눈을 살짝 뜬 상태에서 한 손가락을 아래 눈꺼풀의 바깥쪽 가장자리에 놓고, 눈꺼풀을 단단히 잡아당기면 렌즈가 안구에서 떨어져 나온다. 소프트렌즈를 제거하는 다른 방법은 엄지와 검지를 이용해서 렌즈가 타코 과자 모양이 되도록 부드럽게 집는 것이다.

▶ 안구 건조증

안구 건조증은 눈물의 증발이 늘어나면서 야기되는데, 특히 매우 건조하거나 바람이 많이 부는 환경, 먼지나 연기가 많은 주변 환경일 때 더 심해진다. 눈이 가렵거나, 긁힌 것 같거나, 따갑거나, 피로한 것 같다고 증상을 표현할 수 있다. 통증이나 충혈이 발생할 수도 있다.

치료법은 자주 눈을 깜빡이거나 눈의 휴식을 취하는 것이다. 눈을 비비면 자극을 더 증가시킬 수도 있다. 인공 눈물을 수 시간마다 넣어주면 일시적으로 안정을 시킬 수 있다. 상태를 악화시킬 수 있는 환경은 피해야 한다. 얼굴을 감싸는 안경을 착용하면 바람으로 인한 안구 건조를 예방하는 데 도움이 될 수 있다.

▶ 눈의 감염

눈의 감염은 손상이나, 이물질, 다른 사람으로부터의 전염 등으로 인해 발생이 가능하다. 가장 일반적인 눈의 감염은 결막염 혹은 분홍색 눈이다. 분홍색 눈은 전염성이 강한 바이러스 감염으로 불편함을 느끼지만 장기간 문제를 일으키는 경우는 매우 드물다. 눈에 이물질이 들어간 경우에도 눈의 감염과 외관이 비슷하다. 따라서 눈의 감염이 의심되는 경우에는 이물질이 있는지도 찾아보아야 한다.

관찰해야 할 것

- 흔히 가려움이 동반된 눈의 충혈
- 특히 잠에서 깬 아침에 고름에 의해 달라붙은 눈꺼풀

해야 할 일

1. 따뜻한 물로 눈을 자주 씻는다.
2. 항생제 안약이나 항생제 안연고를 양안에 하루 3~4회 넣거나 발라준다.
3. 감염이 다른 사람들에게 퍼지는 것을 막아야 한다. 환자, 환자가 속한 단체의 다른 구성원, 구조자는 손을 자주 씻어야 한다. 자주 손을 씻는 것이 전염병을 막는 가장 좋은 방법임을 기억한다.

▶ 눈의 비관통 손상

결막하출혈(눈의 흰 부분에 발생한 출혈)은 눈의 둔상이나 특별히 손상이 없을 때도 발생이 가능하다. 비록 결막하출혈이 심각해 보일지 모르나, 일반적으로는 그렇지 않으며, 보통은 어떠한 치료도 필요하지 않다. 혈액이 홍채 앞의 눈의 투명한 부분에 보인다면, 이것은 심각한 손상을 의미하며, 의료기관으로 즉시 이송하여야 한다. 또한, 눈의 손상으로 망막 박리가 생길 수 있으며, 이는 망막(빛을 감지하는 눈의 막)의 심각한 손상을 의미한다. 망막 박리는 일반적으로 시력의 변화를 일으킨다. 시력의 변화가 있다면 즉시 의학적 처치를 받는다 **그림 6-3**.

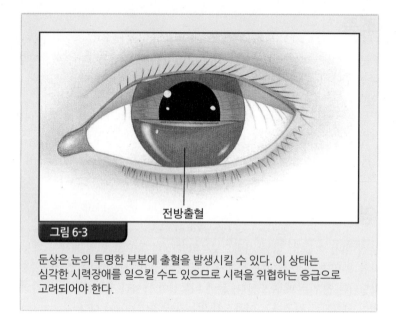

전방출혈

그림 6-3

둔상은 눈의 투명한 부분에 출혈을 발생시킬 수 있다. 이 상태는 심각한 시력장애를 일으킬 수도 있으므로 시력을 위협하는 응급으로 고려되어야 한다.

관찰해야 할 것

- 시력 변화
- 시력의 변화가 없는 눈의 흰 부분에 발생한 출혈
- 눈의 투명한 부분에 발생한 출혈

해야 할 일

1. 혈액이 각막 안에 보이거나 시력의 변화가 있다면 환자를 이송한다.

▶ 눈의 이물질

먼지, 나무 조각, 혹은 금속 파편 같은 작은 이물질이 각막에 박혀있거나 눈꺼풀 밑에 숨겨져 있을 수도 있다. 눈에 손상을 일으켜 긁힌 느낌이나 통증, 눈물 흘림, 충혈, 눈부심 등의 증상이 생길 수 있다.

관찰해야 할 것

- 눈의 표면에 이물질을 관찰한다.
- 위와 아래 눈꺼풀 안쪽에 이물질이 있는지 각각 확인한다. 아래 눈꺼풀은 밑으로 잡아당긴다. 위 눈꺼풀은 부드럽고 깨끗한 면봉이나 성냥개비 같은 물건을 이용하여 뒤집는다 **그림 6-4** .

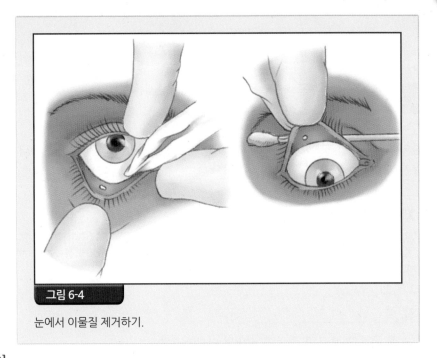

그림 6-4

눈에서 이물질 제거하기.

해야 할 일

1. 만약 이물질이 보인다면 깨끗하고 젖은 면봉 혹은 거즈나 천의 모서리를 이용하여 조심스럽게 제거한다.
2. 환자의 위 눈꺼풀을 아래 눈꺼풀까지 당긴 후에 그 방향에 위치한 코를 풀게 한다. 이것은 눈물을 나오게 하여 이물질이 씻겨나가게 할 수도 있다.
3. 눈을 깨끗한 물이나 눈 세척 용액으로 씻는다. 필요하면 반복한다.
4. 눈을 다시 관찰하여 남은 이물질이 있으면 제거한다.
5. 만약 물체가 금속이면 의학적 처치를 받는다. 이송이 필수적이지는 않지만 환자의 증상이 해결되더라도 가능하면 빨리 안과 의사의 진료를 보아야 한다. 금속이 영구적으로 박혀 추후에 문제를 일으킬 수 있다.

▶ 눈의 긁힌 상처

이물질이 안구에 긁힌 상처를 낼 수도 있다. 통증은 대부분 24시간에서 48시간 내에 호전된다. 긁힌 상처는 이물질이 없음에도 마치 이물질이 여전히 남아있는 것 같은 느낌을 줄 수 있다.

관찰해야 할 것

- 눈 안에 이물질이 있는 것과 증상이 비슷하다. 심한 긁힘 상처나 찰과상은 눈으로 관찰할 수도 있다.
- 시력의 변화

해야 할 일

1. 이물질 치료법과 치료가 같다.
2. 선글라스를 착용한다.
3. 아세트아미노펜이나 이부프로펜 같은 진통제 및 항염증제를 복용시킨다. 젖은 천으로 눈을 덮으면 증상 조절에 도움이 될 수 있다.
4. 통증이 지속되면 증상이 호전될 때까지 안대를 착용한다.
5. 통증이나 시력의 변화가 48시간 이상 지속되거나 농양 같은 감염의 징후 혹은 각막에 관찰 가능한 궤양이 발생하면 즉시 의학적 처치를 받는다.

▶ 눈의 자외선 화상(설맹)

햇빛이 눈, 건조한 모래, 밝은 색상의 바위나 물줄기 등에 의해 강하게 반사되면서 발생한 자외선은 각막에 화상을 일으킬 수 있으며, 이로 인해 극심한 통증을 유발할 수 있다.

관찰해야 할 것

- 충혈, 눈물 흘림, 눈부심, 노출 직후 각막의 미세한 흐림
- 결막 부종은 눈을 단단히 감기게 만들어 일시적으로 볼 수 없게 한다.
- 각막의 수포는 시야를 흐리게 만든다.

설맹을 막기 위해 어두운 안경이나 고글을 착용한다. 응급 상황에서는 판지나 접착 테이프 두 겹을 서로 붙인 후, 눈의 위치에 맞게 가로로 구멍을 내거나 여러 개의 작은 구멍을 낸 다음 줄을 이용해 머리에 두른다 **그림 6-5**. 눈부심을 방지하기 위해 측면 보호구를 만든다.

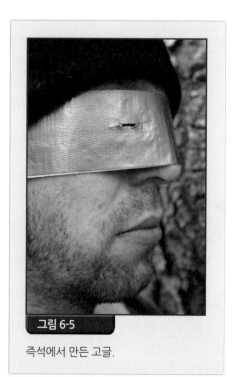

그림 6-5

즉석에서 만든 고글.

해야 할 일

1. 환자에게 진통제를 복용시킨다.
2. 환자를 안전한 곳으로 이송한다.
3. 안전한 곳에 도착하면 심각한 각막 긁힘 손상과 같이 치료한다. 통증과 부종은 하루 사이에 가라앉을 것이다.

▶ 눈의 화학 화상

산성 화상(예: 배터리 산)은 일반적으로 긁힘이나 자외선에 의한 화상처럼 빨리 치유된다. 알칼리성 화상(예: 석회)은 심

각하며 응급 진료가 필요하다.

해야 할 일

1. 눈에 무엇이 들어갔는지 알아낸다. 산 또는 알칼리인가? 이러한 정보를 의학 전문가에게 제공해야 한다. 다른 화학 물질로 중화시키려고 시도해서는 안 된다.
2. 즉시 눈을 20분간 지속적으로 부드럽게 물로 씻는다. 화학 입자가 있다면 제거한다.

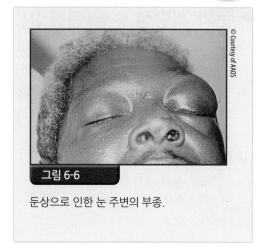

그림 6-6

둔상으로 인한 눈 주변의 부종.

▶ 눈 주위의 멍

멍든 눈은 눈 주변의 조직이 푸른색이나 자주색으로 변색된 것이다. 원인은 다양하고 눈 부위의 둔상이나 코뼈 혹은 두개골의 골절, 이마 상처 등에서 피가 이동하여 발생할 수도 있다 **그림 6-6** .

관찰해야 할 것

- 시력 감소. 만약 눈꺼풀이 부어서 감겨 있다면, 시력 검사를 위해서 눈을 뜨게 한 후에 시력을 확인해야 한다.
- 눈의 투명한 부위의 출혈
- 수 시간이 흐른 후에 혈액이 중력에 의해 자리를 잡으면 눈 앞부분으로 혈액의 층이 보이게 되며 시야가 깨끗해진다.
- 둔상을 입은 지 1일에서 3일이 지나 통증이 심해지거나 충혈, 눈물 흘림, 눈부심이 증가하면 눈 안이나 홍채에 염증이 생겼음을 의미한다.

해야 할 일

1. 얼음 팩을 15분간 댄다. 팩으로 눈에 압력을 가해서는 안 된다.
2. 만약 시력의 변화나 눈 홍채 앞 투명한 부분에 위치한 혈액의 변화가 있다면 환자를 가능한 한 빨리 이송한다.

▶ 속눈썹 얼어붙음

눈보라가 치는 동안에 속눈썹이 서로 얼어붙어 눈을 뜰 수 없게 만들 수 있다. 그러면 손으로 눈을 따뜻하게 만들어 얼음을 녹이면 된다. 눈에는 어떠한 위험도 없을 것이다.

▶ 눈의 개방성 손상(관통상)

눈의 개방성 손상이란 눈을 관통한 손상을 말하며, 눈의 내용물이 밖으로 흘러나오는 것과 같은 심각한 손상이 발생할 수 있다. 막대나 스키 스틱과 같은 큰 물질에 의해 발생한 개방성 손상은 크고 명확하지만, 금속 도끼로부터 파생된 작은 파편 같은 것에 의한 개방성 손상은 발견하기 어려울 수도 있다. 각막에 있는 상처는 상처가 매우 작거나 상처가 덮여져 있어 상처를 찾기 힘든 경우가 많다.

관찰해야 할 것

- 충혈, 눈물 흘림을 동반한 눈의 통증, 눈부심
- 홍채 손상으로 인한 동공의 일그러짐
- 시력 손상
- 안구 내용물의 유출

해야 할 일

1. 눈을 판지 보호대나 도넛 모양의 붕대(관통 물질의 길이를 감안해서)를 이용하여 보호한다.
2. 진통제를 복용시킨다.
3. 안과 의사에게 즉시 이송한다.

▶ 눈에 찔린 물체

물체가 안구에 박혀 있다면, 안대가 물체를 누르지 않도록 조심하고 환자를 가능한 한 빨리 이송한다. 종이컵, 콘처럼 접은 판지 혹은 거즈 붕대나 삼각붕대로 만든 도넛 모양의 안대로 손상된 눈을 보호한다.

▶ 눈꺼풀 손상

만약 눈꺼풀에 감염이나 열상이 있다면 항상 안구를 살펴 동반된 손상이 있는지 확인한다   **그림 6-7** .

관찰해야 할 것

- 눈꺼풀 경계부에 패임을 형성하는 열상
- 누관이 위치한 코 옆 눈 모서리의 열상

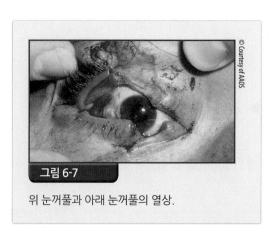

그림 6-7

위 눈꺼풀과 아래 눈꺼풀의 열상.

해야 할 일

1. 눈꺼풀이 손상된 경우에는 판지 보호대나 도넛 모양의 붕대로 눈을 보호한다.
2. 만약 의학적 처치가 지연되면 피부봉합용 밴드를 이용해 피부를 당겨 붙여놓는다. 눈을 보호하거나 안구가 건조되는 것을 막기 위해 안대를 착용한다.
3. 환자를 45도 각도로 기대어 앉게 하고, 손상된 눈을 부드럽고 멸균된 붕대로 덮어둔다.
4. 환자를 수술할 의사에게 이송한다.

▶ 안경 분실

안경을 착용하는 모든 사람들은 야생 여행을 떠날 때 여분의 안경을 챙겨가야 한다. 약국에서 파는 저렴한 안경도 적절한 기능을 하기에 충분하다. 근시를 가진 환자가 안경을 잃어버리거나 부서졌을 때는 판지나 접착 테이프에 여러 개의 작은 구멍을 내서 만든 고글을 착용하게 하면 시력을 향상시킬 수 있다.

귀 손상

일반적으로 귀 손상은 생명에 지장을 주지 않는다. 그러나 야생에서 작은 물체나 벌레가 귓구멍으로 들어간 상태를 치료하지 않는다면 청력을 잃을 수도 있다.

▶ 귀의 이물질

해야 할 일

1. 귓불을 후상방으로 잡아당겨 이도가 직선이 되도록 만든다. 귀 안을 채소나 미네랄 오일로 매끄럽게 만든다. 환자의 머리를 돌려 오일이 흘러나올 수 있게 한다.
2. 귀안을 주사기를 이용해 깨끗하고 따뜻한 물로 씻어준다. 보통의 압력으로 하되, 이도를 주사기로 막아서는 안 된다. 콩과 같은 채소류는 물이 닿으면 부풀어 오를 수 있으니 오일 윤활유(자동차 오일은 아님)를 우선적으로 시도해 본다.

주의 사항

성냥개비나 나뭇가지 등으로 귀 안을 살펴보지 않는다.
이것은 고막에 상처를 낼 수 있다.

3. 벌레는 물이나 미네랄 혹은 채소 요리 오일 등으로 익사시킨 후 제거하는 방법이 제일 좋다. 벌레가 눈에 보인다면 집게를 이용하여 조심스럽게 제거한다. 그렇지 않다면, 귀안을 따뜻한 물로 씻어낸다.
4. 이도에 보이는 이물질을 집게로 조심스럽게 제거한다.

코 손상

▶ 코피

대부분의 출혈은 수 분간 압박해주는 것만으로도 멈춘다. 드물게 조절되지 않는 출혈은 환자의 생명을 위협할 수 있다. 출혈은 일반적으로 보이지 않는 위치인 비중격의 한 지점에서 발생하게 된다.

관찰해야 할 것

- 한쪽 혹은 양쪽 콧구멍의 출혈

해야 할 일

1. 환자의 머리를 숙이고, 몸을 약간 앞으로 기울이는 자세를 취한다.
2. 양쪽 콧구멍을 5분간 세게 잡는다.
3. 만약 출혈이 지속된다면 환자가 부드럽게 코를 풀어서 응고된 혈액 덩어리를 제거한다. 그리고 가능하다면 양쪽 콧구멍 안으로 비충혈 완화제를 4회 분무한다.
4. 출혈이 지속되면 다시 5분간 코를 세게 잡는다.
5. 얼음 팩 또는 얼음이나 눈을 천으로 감싼 후 콧등 위에 올려놓는다.
6. 입으로 숨을 쉬도록 격려한다.
7. 3번째 단계의 경우를 제외하고는 환자가 응고된 혈액 덩어리를 뽑아내거나 문지르거나 코를 푸는 행위를 하지 않도록 교육한다.

▶ 코뼈 골절

관찰해야 할 것

- 붓고, 압통이 있으며, 모양이 달라진 코
- 출혈이 있고, 콧구멍을 통해 호흡이 힘든 경우
- 코뼈 골절 1~2일 후에 발생하는 멍든 눈
- 양안 시력을 검사하여 눈 손상 여부를 확인

해야 할 일

얼음이나 얼음 팩을 이용하여 부종과 출혈을 줄인다. 코피는 앞에서 언급한 것처럼 치료하면 된다.

주의 사항

구부러진 코를 똑바로 하려는 시도는
하지 않는다.

코뼈 골절과 멍든 눈은 환자의 상태가 나빠 보이게 할 것이다. 하지만, 변형이 없다면 치료가 필요하지 않다. 심지어 약간의 변형이 있어도 응급한 문제는 아니다. 외과 의사는 변형을 동반한 골절을 일주일 후에 치료할 수도 있다.

목구멍 폐쇄

▶ 이물질 삼킴

작은 뼈나 음식의 조각이 목이나 식도에 걸릴 수 있다. 목에 걸린 이물질은 즉각적인 조치가 필요하다.

관찰해야 할 것

- 고기나 음식이 식도를 막는 것은 고통스럽고 구토를 유발할 수 있다. 하지만 환자는 정상적으로 숨을 쉬고 말할 수 있다.
- 고기나 다른 음식의 조각이 목이나 성대에 걸린 경우 기도폐쇄를 일으켜 환자가 말하거나 호흡을 할 수 없게 만들 수도 있다.

해야 할 일

1. 기도 폐쇄의 경우 복부 밀치기(하임리히법)를 시도한다.
2. 음식이 식도에 걸렸을 경우에는 환자가 액체를 조금씩 계속 마셔 음식이 씻겨 내려갈 수 있게 한다. 음식이 역류할 수 있게 할 수도 있으나 이것은 수 시간이 걸릴 수도 있다. 목 안의 작은 뼈를 관찰하기 위해 숟가락으로 혀를 아래로 누르며 관찰한다. 뼈는 혀의 바닥이나 편도의 가장자리에 위치하는 경우가 많다. 만약 뼈가 보인다면 핀셋으로 잡거나 면봉을 이용해 제거한다. 만약 걸린 뼈가 보이지 않는다면 환자에게 건조한 빵을 삼키게 하여 이물질이 걸린 곳에서 빠져나올 수 있게 시도한다.

턱 손상

▶ 턱뼈 골절

관찰해야 할 것

- 턱이나 얼굴 손상
- 고르지 않거나, 흔들거리거나, 없어진 치아
- 턱이 제대로 닫히지 않아 씹거나 이를 악물기 힘듦

- 턱뼈를 따라 통증 및 압통(멍이 드는 것을 피하기 위해 턱 가장자리의 아래와 안쪽을 따라가며 만져본다) 혹은 귀 앞에 있는 관절(자주 골절되는 부위이다)
- 복시, 평평해진 볼, 혹은 한쪽 방향의 코와 입술의 저린 느낌 등은 다른 얼굴뼈의 골절을 의미한다.

해야 할 일

1. 아래턱을 위턱과 맞닿게 위치시킨 후 삼각붕대를 머리와 턱 밑을 둘러 고정시킨다 **그림 6-8**. 만약 환자가 구토를 할 경우 삼각붕대를 바로 제거할 수 있는지 확인한다.
2. 환자가 치과의사나 구강외과 의사를 만나기 전까지는 액체로 된 음식물을 섭취하게 한다.

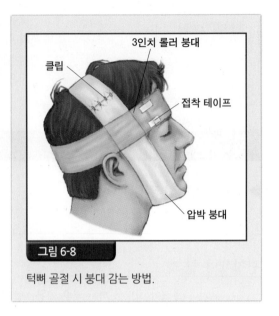

그림 6-8

턱뼈 골절 시 붕대 감는 방법.

▶ 턱 탈구

관찰해야 할 것

- 하품을 하거나, 입을 크게 벌리거나, 소리치거나 혹은 턱 부위를 타격당하면서 턱뼈가 자리에서 벗어나 튀어나오는 경우
- 턱을 다물 수 없음
- 어긋난 치열
- 귀 앞부분(턱관절)의 통증이 있으나 턱의 아래 가장자리에는 압통이 없는 경우
- 귀 앞부분과 광대뼈 밑 부위의 돌출된 턱뼈

해야 할 일

1. 환자를 앉게 하고 그 앞에 선다. 양 손가락들을 아래턱의 밑 부분에 위치시킨다. 전통적인 방법은 당신의 엄지손가락을 입 안으로 넣고, 양쪽 어금니 위에 위치시키고(보호대로 엄지가 물리는 것을 보호한다), 안정되게 하방과 후방으로 밀어준다 **그림 6-9**. 안정적이고 굳건한 압력을 턱이 뒤쪽의 원래 위치로 돌아갈 때까지 유지시킨다. 새로운 방법은 귀 앞부분 및 광대뼈 밑에 돌출된 뼈를 입 밖에서 하방 및 후방으로 밀어주는 것이다.

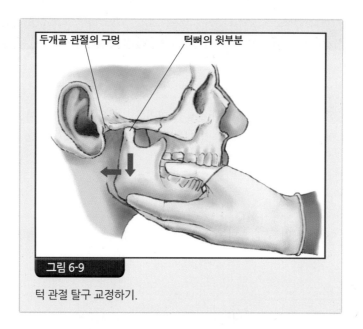

두개골 관절의 구멍　　　　턱뼈의 윗부분

그림 6-9

턱 관절 탈구 교정하기.

입술과 혀의 손상

입술과 혀의 열상은 주로 치아에 의해 발생한다. 풍부한 혈액 공급으로 인해 출혈은 큰 문제가 될 수 있다. 열상은 한쪽 면에만 발생하거나 관통할 수도 있으며, 중간이나 가장자리에 발생할 수도 있다..

▶ 입술과 혀의 열상

해야 할 일

1. 거즈나 옷가지를 이용해 손가락으로 직접 압박하여 지혈한다.
2. 가능하다면 얼음을 대어준다.
3. 거즈나 옷가지를 비충혈 제거 스프레이 및 용액으로 적신 후 상처에 올린다.
4. 잘 부서지는 음식을 피한다.
5. 환자가 식사 후에 잘 씻어내도록 지시한다.
6. 환자를 이송해야 하는 경우
   - 전체 두께의 혀 열상이 ½인치 보다 긴 경우
   - 큰 크기의 입술 피판이나 가장자리가 맞지 않는 혀
   - 입술 열상이 입꼬리까지 연장되거나 얼굴 피부로 연결된 열상

치아 문제

▶ 치통

특히 긴 여행이나 탐험 전에는 주의 깊게 치아 상태를 확인하여 치통을 예방하여야 한다. 치아는 규칙적으로 닦아야 한다. 만약 칫솔이 없다면 소금이나 껍질을 벗긴 식물줄기 등으로 치아를 문지른다. 설탕이 포함되지 않은 껌을 씹으면 입안과 잇몸이 깨끗해진다.

▶ 충치

부패로 인한 충치, 치아에 생긴 구멍에 박는 봉이 빠짐, 부러진 치아 등은 에나멜 아래의 민감한 상아질을 노출시킨다.

관찰해야 할 것

- 뜨겁거나 차가운 것, 달콤한 것에 대한 민감도. 치통은 아마 아프고, 욱신거리고, 후끈거릴 것이다. 또한 정확한 치아의 위치를 찾기가 힘들 것이다. 충치는 주변 치아에 영향을 주는 경우가 많으며 위턱에서 아래로, 혹은 그 반대로도 퍼질 수 있다. 하지만 정중선을 넘지는 않는다.
- 접촉에 대한 민감도. 금속 물질(예: 숟가락)로 치아의 위와 옆을 부드럽게 두드려 본다. 질환이 있는 치아는 아플 것이다.

해야 할 일

1. 입을 헹구고 세척한다.
2. 정향나무 오일(유게놀)을 면봉으로 충치에 묻히면 통증이 줄어든다.
3. 만약 구할 수 있다면, 치과에서 사용하는 합성 치아 시멘트(캐빗)를 일시적으로 사용한다. 손가락을 이용해 치료 반죽을 충치 쪽으로 밀어 넣은 후, 성냥개비를 이용해 강하게 눌러준다. 그것이 자리 잡기 전에 그 위치로 잘 갈 수 있도록 물게 한다. 설탕이 포함되지 않은 껌이나 스키왁스 혹은 양초가 다른 대안이 될 수 있다.
4. 통증이 있으면 아스피린, 이부프로펜, 아세트아미노펜을 복용한다. 아스피린은 아픈 치아 위에 위치시키면 안 된다. 바로 삼키게 하여야 한다.

▶ 치아의 농양

관찰해야 할 것

- 질환이 있는 치아 주변의 부은 잇몸
- 얼굴에 나타나 보이는 부은 턱

- 냄새나는 호흡
- 두드렸을 때 악화되는 통증

해야 할 일

1. 환자의 입을 따뜻한 물로 헹구게 하여 입안 통증을 가라앉히고, 깨끗하게 하며, 농양을 배출시키는 데 도움이 되도록 한다.
2. 환자의 통증 조절을 위해 아스피린이나 이부프로펜을 복용시킨다. 항생제가 가능하다면 아목시실린이나 에리스로마이신 500mg을 하루 4번 투여하는 방법이 가장 좋은 선택이며, 차선책으로는 페니실린이 있다. 부록의 응급처치 장비 및 물품을 보면 항생제에 대한 정보가 있다.
3. 야생에서 벗어나면 치과의사의 진료를 받는다.

▶ 치아 탈구

해야 할 일

1. 치아 뿌리가 아닌 치아 머리를 이용해 치아를 만진다.
2. 치아가 지저분하면 깨끗한 물이나 우유로 부드럽게 치아를 씻는다.
3. 만약 가능하다면 환자에게 따뜻한 소금물로 구강세정을 하게 한다(약 1리터의 물에 1 티스푼의 소금 비율).
4. 치아를 바로 재위치시킨다 **그림 6-10** . 이 단계를 미루지 않는다. 치아 생존은 즉각적인 재위치에 달려있다. 재위치시킨 치아가 잘 유지되도록 양쪽 턱관절을 부드럽게 물어 적절한 압력을 유지하도록 한다. 만약 치아가 틀 안에 재위치할 수 없다면, 치아를 입안 뺨과 잇몸사이에 위치하여 보관하게 한다. 만약 어린아이나 의식이 떨어진 사람처럼 질식의 위험이 있다면 시행해서는 안 된다. 만약 치아를 입안에 보관할 수 없다면, 치아를 환자의 침이나 차가운 우유에 넣어 운반하도록 한다.
5. 즉시 치과의사에게 이송한다.

주의 사항

- 치아를 빼내지 않는다.
- 바늘로 살펴보지 않는다.

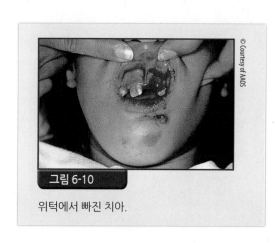

그림 6-10

위턱에서 빠진 치아.

▶ 응급처치 요약

관찰해야 할 것

해야 할 일

두피와 얼굴 손상	
두피 상처 • 대량 출혈 • 목 아래의 울혈 • 뼈의 노출	1. 머리 및 척추 손상을 평가한다. 2. 압박하여 지혈한다. 3. 이물질, 응고된 혈액, 머리카락 등을 상처에서 제거한다. 4. 상처를 비누와 물로 씻어낸다. 5. 멸균 압박 드레싱으로 상처를 덮는다. 6. 상처 양쪽 옆 머리카락의 작은 다발을 각각 꼬아낸 후에 서로 묶는다. 7. 환자의 뇌손상을 'AVPU 척도'를 이용하여 평가한다. 8. 환자를 이송한다.
얼굴 상처 • 대량 출혈	1. 상처를 비누와 물로 씻는다. 2. 상처가 크다면, 피판을 최대한 복구시킨 후 드레싱을 시행한다. 3. 경미한 손상을 제외하고 모두 이송한다.
얼굴뼈 골절 • 안쪽으로 움푹 들어간 안구 • 압통이 있는 뺨 • 복시 • 두 눈이 한 방향으로 같이 바라보지 못하거나, 한쪽 눈이 모든 방향으로의 움직임이 불가능한 경우 • 입을 크게 벌리거나 씹을 때 통증	1. 다친 눈에 안대를 착용한다. 2. 수술할 의사에게 이송한다.
눈 손상	
눈의 감염 • 눈의 충혈 • 고름에 의해 달라붙은 눈꺼풀	1. 따뜻한 물로 눈을 씻는다. 2. 항생제 안약이나 항생제 안연고를 양안에 넣거나 바른다.
눈의 이물질 • 각막을 확대하여 관찰한다. • 양쪽 눈꺼풀 안쪽을 각각 확인한다. 아래 눈꺼풀은 밑으로 잡아당긴다. 위 눈꺼풀은 면봉이나 성냥개비를 이용하여 뒤집는다.	1. 눈을 물로 씻는다. 다시 관찰한 후에 이물질이 존재한다면 다시 씻는 것을 반복한다. 2. 이물질을 젖은 거즈의 모서리나 천, 면봉을 이용하여 조심스럽게 제거한다.

관찰해야 할 것	해야 할 일
눈의 긁힌 상처 • 눈물 흘림 • 흐린 시야 • 통증	1. 진통제를 복용시키고, 젖은 천으로 눈을 덮는다. 2. 통증이 심하면 안대를 착용한다.
자외선에 의한 화상(설맹) • 충혈, 눈물 흘림, 눈부심, 각막의 미세한 흐림 • 결막 부종 • 각막의 수포	1. 환자에게 진통제를 복용시키고, 젖은 천으로 양쪽 눈을 덮는다. 2. 환자를 안전한 곳으로 이송한다. 3. 안전한 곳에 도착하면 심각한 각막 긁힘 손상과 같이 치료한다. 통증과 부종은 하루 사이에 가라앉을 것이다. 만약 24-48시간 내에 좋아지지 않는다면, 의학적 처치를 위해 이송한다.
눈의 화학 화상	1. 눈에 무엇이 들어갔는지 알아낸다. 2. 물로 20분간 씻어낸다.
눈 주위의 멍 • 시력 감소 • 눈의 앞부분에 채워진 혈액 • 심해지는 통증, 충혈, 눈물 흘림 및 눈부심	1. 얼음 팩을 15분간 댄다. 2. 만약 시력의 변화나 눈 앞부분의 투명한 부분에 혈액이 채워져 있다면 환자를 이송한다.
눈의 개방성 손상(관통상) • 충혈, 눈물흘림이 있는 눈의 통증, 빛 민감도 • 일정하지 않은 모양의 동공 • 시력 손상	1. 눈을 판지 보호대나 도넛 모양의 붕대를 이용하여 보호한다. 2. 진통제를 복용시킨다. 3. 안과의사에게 즉시 이송한다.
찔린 물체	1. 물체가 눈 쪽으로 눌리지 않도록 한다. 2. 눈을 판지 보호대나 도넛 모양의 붕대를 이용하여 보호한다. 3. 환자를 가능한 한 빨리 이송한다.
눈꺼풀 손상 • 눈꺼풀 경계부에 패임을 형성하는 열상 • 누관이 위치한 코 옆 눈 모서리의 열상	1. 눈을 판지 보호대나 도넛 모양의 붕대를 이용하여 보호한다. 2. 환자를 45도 각도로 기대어 앉게 하고, 손상된 눈을 부드럽고 멸균된 붕대로 덮어둔다. 3. 환자를 수술할 의사에게 이송한다.

관찰해야 할 것	해야 할 일
코 손상	
코피 • 한쪽 혹은 양쪽 콧구멍의 출혈	1. 환자의 몸을 약간 앞으로 기울이는 자세를 취한다. 2. 양쪽 콧구멍을 5분간 세게 잡는다. 3. 만약 가능하다면 콧구멍 안으로 비충혈 완화제를 분무한다. 4. 출혈이 지속되면 다시 5분간 코를 세게 잡는다. 5. 얼음 팩을 콧등 위에 올려놓는다 6. 입으로 숨을 쉬도록 격려한다. 7. 환자가 응고된 혈액 덩어리를 뽑아내거나 문지르거나 코를 푸는 행위를 하지 않도록 교육한다.
코뼈 골절 • 붓고, 압통이 있으며, 모양이 달라진 코 • 출혈이 있고, 콧구멍을 통해 호흡이 힘든 경우 • 멍든 눈	1. 얼음이나 얼음 팩을 이용하여 부종과 출혈을 줄인다.
목구멍 폐쇄	
이물질 삼킴 • 기도 폐쇄 • 말하거나 호흡을 할 수 없음	1. 기도 폐쇄의 경우 복부 밀치기를 시도한다. 2. 음식이 식도에 걸렸을 경우에는 환자가 액체를 조금씩 계속 마셔 음식이 씻겨 내려갈 수 있게 한다.
턱 손상	
턱뼈 골절 • 고르지 않거나, 흔들거리거나, 없어진 치아 • 턱이나 얼굴 손상 • 씹거나 이를 악물기 힘듦 • 통증 및 압통 • 복시, 평평해진 볼, 혹은 한쪽 방향의 코와 입술의 저린 느낌	1. 아래턱을 위턱과 맞닿게 위치시킨 후 삼각붕대를 머리와 턱 밑을 둘러 고정시킨다. 2. 환자가 치과의사나 구강외과 의사를 만나기 전까지는 액체로 된 음식물을 섭취하게 한다.

관찰해야 할 것	해야 할 일
턱 탈구 • 하품을 하거나 입을 크게 벌릴 때에 턱 뼈가 자리에서 벗어나 튀어나오는 경우 • 턱을 다물 수 없음 • 어긋난 치열 • 귀 앞부분(턱관절)의 통증이 있으나 턱의 아래 가장자리에는 압통이 없는 경우	1. 양 손가락들을 아래턱의 밑 부분에 위치시키고 당신의 엄지손가락을 양쪽 아래 어금니 위에 위치시키고 안정되게 하방과 후방으로 밀어준다. 2. 삼각붕대로 며칠간 턱을 안정되게 하고, 액체로 음식물을 섭취하게 한다.
입술과 혀의 손상	
입술과 혀의 열상	1. 직접 압박하여 지혈한다. 2. 얼음 팩을 대어준다. 3. 거즈나 옷가지를 비충혈 제거 스프레이 및 용액으로 적신 후 상처에 올린다.
치아 문제	
충치 • 뜨겁거나 차가운 것, 달콤한 것에 대한 민감도 • 접촉에 대한 민감도	1. 입을 헹구고 세척한다. 2. 정향나무 오일(유게놀)을 면봉으로 충치에 묻히면 통증이 줄어든다. 3. 합성 치아 시멘트를 임시적으로 사용한다.
치아의 농양 • 질환이 있는 치아 주변의 부은 잇몸 • 얼굴에 나타나 보이는 부은 턱 • 냄새나는 호흡 • 두드렸을 때 악화되는 통증	1. 환자의 입을 따뜻한 물로 헹구게 한다. 2. 환자의 통증 조절을 위해 아스피린이나 이부프로펜을 복용시킨다. 3. 야생에서 벗어나면 치과의사의 진료를 받는다.
치아 탈구	1. 환자에게 따뜻한 소금물로 구강세정을 하게 한다. 2. 치아를 깨끗한 물로 부드럽게 씻고, 즉시 제자리에 넣는다. 3. 즉시 치과의사에게 이송한다.

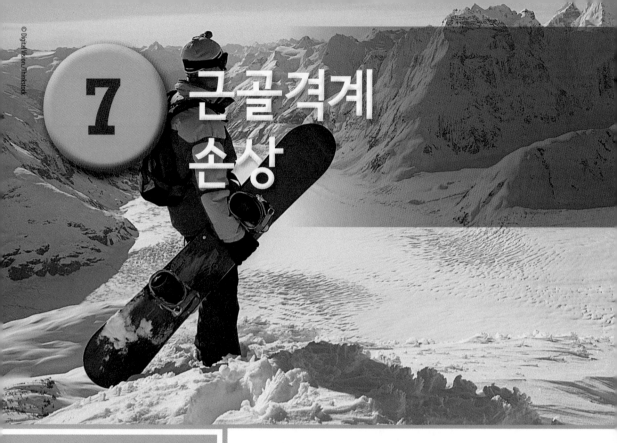

© DigitalVision/Thinkstock

7 근골격계 손상

 팔다리의 염좌(삠), 근육 긴장, 타박상, 골절, 그리고 탈구는 야생에서 가장 흔히 발생하는 손상이다. 이러한 손상의 치료 결과는 현장 구성원들의 전문 기술과 의료 지원의 접근성에 따라 다를 수 있다.

 이러한 손상과 관련된 사고를 관리하기 위해서는 분별력, 진단 숙련도, 그리고 세심함이 필요하다. 가령 무릎 손상을 받은 환자가 있다고 하면, 먼저 환자의 보행능력, 이송 가능성, 구조팀과의 거리, 지형의 상태 등을 파악해야 어떠한 결정이든 내릴 수 있다. 그리고 환자에게 계속 이동할 수 있도록 격려하고, 필요로 하는 물리적, 심리적 도움을 제공해야 한다. 만약 점점 악화되어가는 주위 환경과 기상 상황에 직면한 상태에서는 계속 걷는 것이 남아있으면서 악천후에 고생하는 것보다는 좋을 것이라는 예측이 필요하다.

 골절은 뼈가 부러지거나 금이 가는 것을 말한다. 골절에서는 변형 유무와 개방성 유무가 중요하다. 폐쇄성 골절은 골절 주위에 피부 손상이 없는 것을 말하고, 개방성 골절은 튀어나온 뼈나 골절을 유발하는 충격에 의해 피부 손상이 동반된 것을 말한다.

뼈들은 관절에서 인대에 의해 연결되어 있는데, 연결되어 있는 뼈들이 말단에서 부분적, 일시적인 이탈이 일어나면서 염좌가 발생하고, 결과적으로 인대의 일부 혹은 전체의 찢김이 유발된다. 탈구는 뼈들이 완전히 이탈된 상태를 말하며, 뼈들의 정상적인 배열 상태가 무너지며 변형을 유발한다. 탈구는 보통 심각한 염좌를 유발하게 되며, 저절로 정복되지 않는 탈구를 진성 탈구라고 한다 그림 7-1.

근육 긴장은 한계를 넘어선 근육의 신전이나 과도한 사용에 의해 발생하는 근육 손상이다. 심한 경우에는 근육의 완전 파열이 발생하게 되어 기능 상실이 동반되기도 한다.

근육 경련은 근육이 지속적으로 연축하여 갑작스러운 심한 통증이 유발되고, 움직임이 제한되는 것을 말한다. 힘줄은 근육과 뼈에 붙어 서로를 연결하고 있으며, 과도한

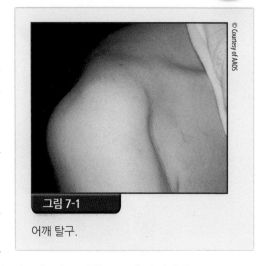

그림 7-1

어깨 탈구.

사용에 의해 부분 혹은 완전히 찢기거나 염증이 발생할 수 있으며, 이는 심한 통증을 유발한다.

타박상(멍)은 직접 충격에 의해 피부, 근육, 심지어 뼈에도 발생할 수 있으며, 흔히 심한 통증을 유발하지만 심각한 손상으로 이어지는 경우는 드물다.

뼈 손상

▶ 평가

뼈의 골절 유무를 판단하는 것은 어렵다. 뼈의 변형, 개방성 상처, 압통, 부종 같은 것들이 골절에서 나타날 수 있지만, 부종이나 통증은 탈구, 심한 염좌, 근육 긴장, 그리고 심지어 타박상에도 나타나기 때문에 진단을 어렵게 한다. 그래서 골절이 의심되는 곳을 진찰할 때는 "묻고, 보고, 그리고 느낀다."는 순서로 진행하고, 골절이 의심되는 증상이나 징후가 나타나면 확진 전이라도 골절에 준하여 치료하면 된다.

어떻게 다쳤는지 **물어본다.** 극심한 충격을 받은 교통사고나 추락은 골절이 잘 발생하므로 손상의 기전을 아는 것이 중요하다. 그리고 환자에게 어디를 다쳤는지, 얼마나 아픈지 물어 보고, 다친 곳을 움직일 수 있는지 확인한다. 인대 손상 혹은 근육 찢김이 동반된 골절이라면 움직일 때 딸까닥거리는 소리를 들을 수 있다.

손상 부위의 변형 유무, 개방 유무, 부종의 정도를 **살펴본다.**

- 변형은 항상 명확하게 보이는 것이 아니므로, 손상 받지 않은 부분과 비교를 해야 한다. 정상 팔다리에 비하여 심한 변형, 단축, 혹은 회전은 뼈 손상을 의미한다 그림 7-2.
- 명확한 변형이나 불안정한 뼈 위의 자창이나 열상 같은 개방된 상처는 개방성 골절을 고려해야 한다. 개방성 골절이라고 해서 상처를 통해 항상 뼈가 보이는 것은 아니라서, 압박된 피부 상처 위에 지속적으로 피의 고임이 있을 때도 개방성 골절을 의심해야 한다. 물론 찰과상이나 명확하게 얕은 열상은 개방성 골절을 꼭 의심할 필요는 없다.

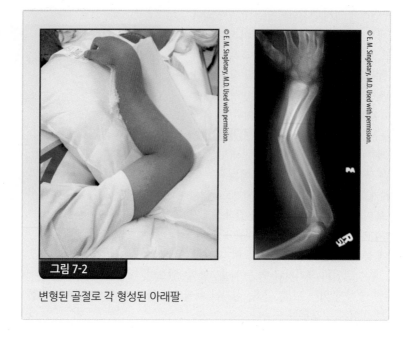

그림 7-2

변형된 골절로 각 형성된 아래팔.

- 뼈나 인접한 근육의 손상에 의해 발생한 출혈로 나타나는 부종과 멍은 골절 후에 빠르게 나타날 수 있다. 물론 타박상과 근육 긴장에도 나타난다는 것을 알고 있어야 한다.
- 통증과 관절 주위 근육 경련에 의해 손상 부위의 움직임이 제한될 수 있다. 환자에게 다친 곳을 움직여 보라고 하며, 손상된 곳을 부드럽게 지지해 주어 움직일 수 있도록 도와준다. 만약 심한 통증, 삐걱거림, 골마찰음이 발생한다면 골절이라고 생각할 수 있다. 하지만 다친 병력이 없는 상태의 삐걱거림은 건염을 고려해 볼 수 있다.

소아에서의 참고사항

소아의 뼈는 아직 자라고 있어서 성인보다 더 탄성이 있으며 강도가 세지 않다. 그래서 성인의 경우 골절은 뼈의 연속성이 완전히 깨지는 상태로 나타나지만, 소아에서는 불완전하게 깨지는 경우가 많다. 그러한 경우를 플라스틱 변형이라고도 부르는 녹색 줄기 골절 혹은 뼈의 좌굴이라고 부른다. 관절에서 뼈에 붙은 인대는 아주 강하다. 그래서 때때로 손상이 발생할 때 찢겨지지 않은 인대가 부러진 뼈를 당기는 경우가 있다. 그래서 소아에서 관절 주위에 부종이나 국소 통증이 있는 경우에는 염좌보다는 골절을 우선적으로 의심해야 한다.

깨진 뼈의 삐걱거림과 압통을 느껴본다. 손상 부위에서는 통증과 압통이 발견되므로 뼈를 따라 부드럽게 만져 본다. 골절이 생긴 뼈 부위와 손상을 받은 반대편에도 압통이 있으며, 멍의 경우에는 손상 부위에만 압통이 있다 **그림 7-3**. 골절된 뼈의 비정상적인 움직임으로 인해 삐걱거리는 느낌이나 골마찰음이 동반되고, 심한 통증을 유발할 수 있다.

▶ 치료

해야 할 일

1. 지혈을 하고 필요 시 쇼크에 대한 치료를 해야 한다.

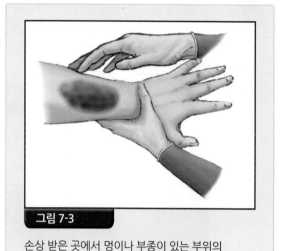

그림 7-3

손상 받은 곳에서 멍이나 부종이 있는 부위의 반대편에 압통이 없다면 골절의 가능성이 낮다.

2. 손상 부위를 노출시킨다. 손상 부위를 덮고 있는 옷을 부드럽게 제거하는데, 많은 움직임이 필요하거나 통증이 심한 경우에는 봉합선을 따라 옷을 잘라낸다. 만약 추운 환경에 있다면 환자를 진찰할 수 있는 최소한의 부위만 제거하도록 한다.

3. 혈관 및 신경 손상을 확인한다. 팔다리로 혈류의 감소가 발생하는 것은 골절의 심각한 합병증이다. 주요 혈관들은 뼈 주위에 분포되어 있으므로, 변형을 일으킬 정도의 골절과 탈구는 혈관이나 신경의 신전, 압박, 끼임을 유발할 수 있다. 하지만 뼈 조각 자체로 인한 혈관이나 신경의 찢김은 드물다.

- 혈액 순환을 확인한다. 혈액 공급이 안 되는 팔과 다리의 조직은 2~3시간 이상을 생존할 수 없다. 변형과 부종은 혈류를 상당히 줄일 수 있지만, 혈액 순환 자체를 완전히 차단시키지는 않는다. 하지만 무딘 감각과 푸르스름한 피부색은 혈액 순환이 감소하고 있는 상태임을 인지하고 있어야 한다. 또한 상처를 감싸는 드레싱이나 부목 고정이 너무 조이면 혈류를 막을 수 있으니 주의한다.

  손상 받지 않은 손과 발의 색깔과 비교하여, 손상 부위 말단이 푸르거나 창백하면 혈액 순환이 감소되고 있음을 알아야 한다. 손톱, 발톱 혹은 손가락, 발가락 끝부분을 눌러서 창백하게 하여 손상 받지 않은 부위와 비슷한 속도로 핑크빛이 돌아오는 것을 확인할 수도 있다. 손목이나 발목의 맥박을 확인할 수도 있는데, 손상 받지 않은 부위를 먼저 확인하여 비교하도록 한다 **그림 7-4A·B**. 손상 부위 주위의 부종으로 맥박을 확인하기 어려운 경우가 있는데, 이런 경우 맥박이 확인되면 펜으로 표시를 해 두어 다음에 맥박을 찾기 쉽도록 하면 도움이 된다.

- 감각을 평가한다. 주요 신경이나 혈관들은 직접적으로 손상을 받기도 하고, 부종으로 인해 눌리면서 손상을 받기도 한다. 무딘 감각은 신경 손상으로 인해서 발생하기도 하지만 혈액 순환이 제대로 안 되어 발생하기도 하며, 이러한 경우 좀 더 빠른 대처가 필요하다.

환자에게 손과 발에 정상적인 감각이 느껴지는지 확인한다. 감각은 가벼운 촉각, 압력, 통증의 세 가지를 확인한다. 환자의 피부를 살짝 건드려 느껴지는지 확인하고, 손가락이나 발가락을 비틀어 보며, 주삿바늘이나 핀으로 찔러서 확인할 수 있다. 너무 깊이 찌르지 않도록 주의한다 **그림 7-4C-D**.

● 움직임을 평가한다. 환자가 손가락이나 발가락을 상하로 움직일 수 있다면, 신경과 근육은 정상 기능을 한다는 것이다 **그림 7-4E-F**. 통증에 의해서 움직임이 제한될 수 있으니 평가할 때 주의한다.

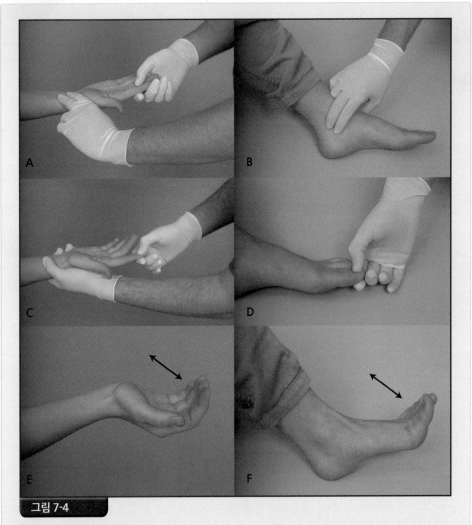

그림 7-4

순환 확인: **A.** 요골 동맥 맥박. **B.** 후경골 동맥 맥박. **C. & D.** 감각 확인: 하나 이상의 손가락 또는 발가락을 꼬집어보기. **E. & F.** 움직임 확인: 손가락, 발가락을 움직여 보라고 한다. 통증으로 인해 움직임이 둔할 수 있다.

4. 의학적 처치가 지연될 것으로 예상된다면 변형된 뼈를 제자리로 맞추는 것이 최선이지만, 야생에서는 변형된 상태로 부목 고정을 시행하는 것이 더 안전할 수도 있다 **표 7-1** .

● 만약 혈액 순환의 장애가 의심된다면 변형을 즉시 맞춰야 한다 **그림 7-5** .

● 사지의 변형은 부드럽지만 견고하게 맞춘다. 부목 고정을 할 수 없을 정도의 큰 변형은 없애야 하지만, 완전한 교정이 필요한 것은 아니다. 일반적으로 긴 뼈들은 일직선이 되도록 변형을 교정하면 되지만, 관절 주위 손상은 각 관절의 기능적 자세(보통 관절의 기능에 맞춘 자세를 말하며, 예를 들어 팔꿈치는 굽혀진 상태로, 손목은 펴진 상태로, 발목은 걸음걸이를 할 때의 모양을 말한다)에 맞춰서 교정할 수 있다.

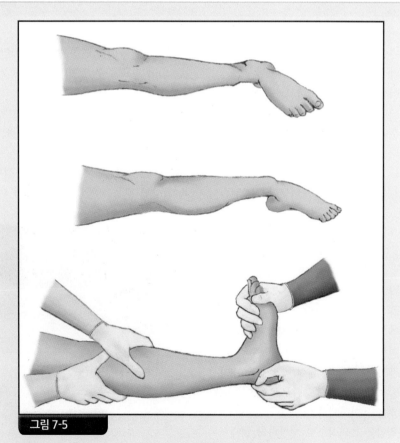

그림 7-5

중대한 각형성이나 변형은 뼈의 원래 방향대로 견인하여 교정한다. 교정의 목적은 선을 맞추는 것이지, 완전하게 맞추어 치료를 하는 것은 아니다.

표 7-1 변형된 골절을 견인하는 방법.

1. 환자에게 골절 부위를 견인하는 것은 통증이 심하지만, 변형을 교정하고 부목 고정을 시행하게 된다면 통증이 감소하게 될 것이라고 설명한다.

2. 한 손은 손상 부위 위쪽을 잡고 다른 손은 아래쪽을 꼭 잡고, 뼈의 장축 방향으로 점차적으로 힘을 가해 안정되고 견고한 견인을 할 수 있도록 한다. 다리의 경우엔 환자의 몸 자체 혹은 타인의 도움을 통해 반대 부위를 고정한 후에 두 손으로 손상 부위 아래부위를 꽉 잡고 견인할 수 있다. 견인 후에는 정상부위와 비교하여 견인 정도를 확인할 수 있다. 때때로 완전히 견인되지 않아 정상부위와 길이가 맞지 않는 경우도 있지만, 추후에 병원에서 완전한 견인을 통한 치료가 이루어질 수 있도록 한다.

3. 환자가 참을 수 없는 정도의 통증을 호소하거나, 견고하지만 부드러운 방법으로 견인이 되지 않을 때에는 즉각 중단하도록 한다.

- 변형을 교정하기 위해 과도한 힘을 가해서는 안 된다. 대부분 변형은 견고하지만 부드러운 견인과 수기로 교정될 수 있다. 탈구는 좀 더 많은 힘이 필요할 수 있지만, 의학적 처치가 확실히 늦어지거나 불가능하다고 예상될 때에만 시도해야 한다.

- 변형을 맞추기 전, 후에는 항상 혈액 순환, 감각, 움직임을 평가해야 한다. 만약 변형을 교정한 후에 상태가 나빠졌다면 교정부위를 느슨하게 해주거나 교정 정도를 줄이며 혈액 순환이 회복되는지 확인하도록 한다.

5. 부목 고정을 시행하여 골절을 안정화시킨다 **그림 7-6**. 대부분의 골절은 전위가 없으므로, 손상 상태 그대로 고정하면 된다. 염좌나 근육 긴장도 고정이 필요하며 환자를 이동시키기 전에 모든 골절이나 탈구는 고정시켜야 한다. 또 확실하지 않더라도 의심된다면 부목 고정을 해야 한다.

- 도와주는 사람이 있다면 부드럽게 잡아당겨 주는 상태로 부목 고정을 시행할 수 있다.

- 부목 고정의 시행은 움직임을 제한시켜 주면서, 통증을 줄일 수 있고, 근육, 신경, 혈관의 손상 및 폐쇄성 골절에서 개방성 골절로의 진행도 예방함으로써 이동이나 이송을 용이하게 한다.

움직임을 효과적으로 제한하기 위해서는 손상 부위 양측의 관절이 포함된 고정이어야 한다. 예를 들면, 전완의 골절에서는 손목과 팔꿈치가 고정이 될 수 있도록 충분히 긴 부목 고정

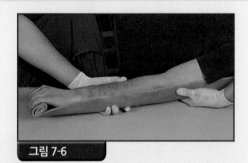

그림 7-6

SAM 부목 고정은 응급처치 장비에서 구할 수 있는 유용한 장비이다. 유연성 있는 알루미늄 판에 완충제가 감싸고 있다. 가볍고, 접을 수 있어 휴대가 용이하며, 어느 부위라도 적용할 수 있도록 형태 변형이 가능하다. 위 그림과 같이 긴축으로 접거나 홈을 만들 수도 있어 부목 고정의 안정도를 높일 수 있다.

을 시행해야 한다. 손목만 고정시켰을 경우에는 팔꿈치가 회전하면서 전완의 뼈가 움직일 수 있게 된다. 한쪽의 관절에 인접한 손상의 경우에서는 손상에 인접한 관절만 포함한 부목 고정을 시행하여 좀 더 편안한 기능을 하게 할 수도 있다. 관절이 손상되었다면, 양측의 뼈를 같이 고정시켜야 한다. 예를 들면, 무릎 손상 시 아래다리와 허벅지를 같이 포함시켜야 하며, 적절한 고정과 기능적 편안함을 함께 고려하여야 함은 당연하다. 부목 고정은 샌드위치처럼 양측에서 고정하여 회전이나 비틀림을 예방하도록 한다.

상황에 따라 옷, 취침용 패드, 가방의 보조끈, 베개, 스키 폴대 같은 것으로 부목 고정을 시행할 수 있으며, 적절한 패딩을 통한 편안함과, 안전을 위한 견고함이 동시에 필요하다.

환자와의 대화, 주기적인 관찰을 통하여 순환 및 감각의 변화가 있는지 확인하고, 부목 고정의 강도를 조절할 수 있다.

각각의 손상에 관한 부목 고정 기술은 다음에 기술될 것이다.

6. 안정, 냉찜질, 압박, 거상(RICE: Rest, Ice, Compression, Elevation)을 통하여 부종과 통증을 줄일 수 있다.

RICE(안정, 냉찜질, 압박, 거상)

RICE는 타박상, 근육 긴장, 염좌, 탈구, 골절에서 시행하는 응급처치 술기들의 머리글자를 조합하여 기억하기 쉽도록 만든 단어이다.

R: 안정(Rest). 부목 고정, 감싸기, 걸기, 그리고 휴식의 시간을 가짐으로써 손상 부위의 사용을 중지 혹은 감소시켜야 한다.

I: 냉찜질(Ice). 손상 후 48시간 동안은 냉찜질을 자주 시행해 준다. 야생에서는 눈이나 차가운 물을 이용할 수 있다. 치료 과정에서 차가움, 작열감, 통증, 그리고 무딘 감각의 네 단계의 과정이 느껴진다. 약 20분 정도의 냉찜질 후에 무딘 감각이 느껴지면 냉찜질을 중단한다. 냉기는 손상 부위의 혈관을 수축시킴으로써 부종, 둔통, 근육 경련을 감소시켜주므로 최대한 조기에 시행하는 것이 좋다. 냉찜질 팩은 직접 손상 부위 위에 대고 하는 것이 좋지만, 얼음이나 눈은 너무 차가워 장시간 이용하면 동상의 위험이 있으므로 얇은 옷이나 종이를 피부 위에 덮어 예방할 수 있다.

C: 압박(Compression). 손상 부위의 압박은 주변의 내부 출혈을 줄여준다. 출혈이나 멍의 크기가 줄어들면 통증, 움직임의 제한이 줄어들고, 회복시간은 빨라진다. 특히 근육이나 인대 손상에서 이는 더 두드러지게 나타난다. 압박 붕대를 이용한 압박은 2-3시간마다 시행하는 냉찜질을 할 때에도 풀지 말고 밤에만 느슨하게 해준다.

- 압박 붕대를 이용하거나, 천 조각들로 알맞게 손상 부위를 감싼다.
- 다양한 크기의 압박 붕대를 이용할 수 있으며, 상처 부위의 아래부터 시작하여 나선형으로 올라가면서 감는다. 처음은 어느 정도 강하게 시작하며 점차 느슨하게 감아올린다.
- 압박 붕대를 너무 조이게 감게 되면 순환을 방해하므로, 압박 붕대의 최대 탄성의 절반 정도를 이용하여 적절한 압박을 할 수 있도록 한다.
- 손가락과 발가락은 노출시켜서 색상의 변화를 확인한다. 손상 받지 않은 부위와 비교하여 색상과 움직임을 비교할 수 있다.
- 창백한 피부, 무딘 감각, 찌릿함, 악화된 통증이 있을 시에는 압박을 풀고, 좀 더 느슨하게 다시 감아야 한다.

E: **거상(Elevation).** 손상 받은 팔다리를 올려주는 것은 부종과 출혈을 최소화하는 데 도움이 되므로 심장보다 12~25 cm정도 높이로 올려준다.

▶ 개방성 골절

앞에서 언급되었듯이, 부러진 뼈에 의하거나, 골절을 유발한 직접적인 충격에 의하여 발생된 피부의 균열이 동반된 골절을 개방성 골절이라고 한다. 물론 단순 열상은 제외된다.

해야 할 일

1. 이물질과 조직 파편을 제거하고, 노출된 뼈 말단을 세척한다.
2. 피부를 뚫고 나온 뼈를 직접 눌러서 넣으려고 하지 않는다. 앞에서 언급하였듯이, 부드러운 견인을 통해 변형을 교정하려고 시도하며, 때때로 이러한 시도가 노출된 뼈의 말단이 제 위치로 돌아가게 도와준다.
3. 모든 개방성 골절의 상처 부위는 부목 고정을 시행되기 전에는 소독되고 건조된 거즈 같은 것으로 덮어놓도록 한다.
4. 뼈의 노출 정도, 상처 부위 혹은 노출된 뼈의 조직 파편 유무는 기록하여 이송할 때 정형외과 전문의에게 전달될 수 있게 한다.
5. 손상 부위는 부목 고정을 시행하고 감싸도록 한다.

관절 손상

▶ 탈구

탈구는 관절에서 만나는 뼈들이 분리되어 원래의 형태가 유지되지 못하는 상태를 말한다. 변형된 관절 모양이 탈구의 주요 징후인데, 때때로 정상 부위에 비해 기이한 모양으로 나타난다. 변형된 형태 외에도 골절과 비슷한 심한 통증, 이동 능력의 상실 등의 증상이나 징후로 나타날 수 있다. 어깨, 팔꿈치, 손가락, 엉덩이, 슬개골, 발목은 탈구가 자주 발생하는 부위이다.

해야 할 일

탈구에서 평가와 치료는 골절과 유사하다. 의학적 처치가 지연되거나 순환이 제대로 이루어지지 않는다고 판단되면 즉시 정복을 시도해야 한다.

▶ 염좌(삠)

염좌는 신전이나 비틀림에 의해 관절의 인대와 주위 조직들이 손상 받는 것을 말한다. 발목, 무릎, 엄지손가락은 염좌가 가장 많이 발생하는 곳이며, 심한 염좌는 골절과 구분하기 힘들 수도 있다. 일부의 염좌는 작은 골절을 동반하기도 하지만 현장에서의 치료는 차이가 없다.

관찰해야 할 것

- 통증
- 뼈 보다는 연조직 상부로의 압통
- 부종
- 관절 경직 및 기능의 제한
- 수 시간 혹은 수일간 지속되는 멍
- 인대가 완전히 끊긴 경우 불안정한 관절의 운동

해야 할 일

1. 골절과 동일하게 평가하고, 의심되면 골절에 준하여 치료한다.
2. RICE 술기를 적용한다.
3. 부목 고정이나 테이핑을 시행한다.

근육 손상

▶ 근육 긴장과 힘줄 손상

근육 긴장은 정상 범위를 벗어나는 신전이 가해졌을 때나 과도한 사용으로 발생한다. 힘줄은 같은 양상으로 긴장이 발생하거나 건염이 발생할 수 있다. 근육이나 힘줄이 완전히 파열되는 경우에는 저명한 부종 및 멍이 발생할 수 있으며, 근육과 힘줄에 틈이 발견되기도 한다.

관찰해야 할 것

- 통증과 경직으로 인한 움직임의 제한
- 다양한 정도의 압통
- 손상의 정도에 따른 다양한 정도의 부종과 멍
- 건염에서 손상된 힘줄이 움직일 때 나타나는 우지직, 삐걱거리는 느낌
- 힘줄과 근육에서 발견될 수 있는 틈
- 손상 정도에 따라 하루에서 이틀 뒤에 발생하는 지연성 증상

해야 할 일

1. RICE 술기를 적용한다.
2. 손상된 근육을 부드럽게 신전시킨다.
3. 특히 건염이 있을 시에는 이부프로펜이나 나프록신 같은 소염제를 처방한다.
4. 통증이 심한 경우에는 부목 고정을 시행한다.

▶ 근육 경련

근육 경련은 근육이 지속적으로 연축하여 갑작스러운 통증이 유발되고, 움직임이 제한되는 것을 말한다. 근육 경련은 갑작스런 손상, 과부하, 컨디션 저하, 운동 전 스트레칭이나 준비운동이 되지 않았을 경우, 탈수를 동반한 열 노출에서 발생할 수 있다.

관찰해야 할 것

- 갑자기 발생한 근육의 심한 통증
- 움직일 수 없을 정도의 근연축
- 압통이 있을 수 있는 단단해진 근육 부위
- 주로 격렬한 운동 중 혹은 직후에 발생

해야 할 일

아래 사항 중 하나 이상을 시도한다.

1. 침범한 근육을 부드럽게 신전시킨다.
2. 근육 위쪽으로 꾸준한 압력을 가한다.
3. 연축하는 근육에 냉찜질을 시행한다.
4. 더위 환경에서 격렬한 운동 후에 발생한 경우에는 약 1 L의 물에 소금 1/4~1 티스푼을 타서 먹이거나 스포츠 음료를 먹일 수 있다. 수면 중의 근육 경련을 예방하기 위해 디펜히드라민을 복용시킬 수 있다.
5. 소금 정제만을 먹이지 않는다. 1~2개의 소금 정제를 약 1리터의 물에 녹여서 수분 공급도 같이 시행한다.

▶응급처치 요약

관찰해야 할 것	해야 할 일
뼈 손상	
골절 • 변형 • 개방성 상처 • 부종 • 압통 • 비정상적인 움직임	1. 지혈한다. 2. 손상 부위를 노출시킨다. 3. 혈관 및 신경 손상을 확인한다. 4. 변형을 교정한다. 5. 부목 고정을 시행하여 골절을 안정화시킨다. 6. RICE 술기를 통하여 부종과 통증을 완화시킨다.
개방성 골절 • 출혈 • 뼈 말단의 노출	1. 이물질과 조직 파편을 제거하고 노출된 뼈 말단을 세척한다. 2. 노출된 뼈를 피부 아래로 밀어 넣으면 안 된다. 3. 부목 고정을 시행하기 전에는 소독되고 건조된 거즈 같은 것으로 상처 부위를 덮는다. 4. 손상 부위에 대한 기록을 남긴다. 5. 팔다리에 부목 고정을 시행하고 감싼다.
관절 손상	
탈구 • 변형 • 심한 통증 • 제한된 움직임	1. 골절과 유사하게 평가하고 치료한다.
염좌(삠) • 통증 • 압통 • 부종 • 감소된 움직임 • 멍 • 관절 사용의 제한	1. 골절과 동일하게 평가한다. 2. RICE 술기를 적용한다. 3. 부목 고정이나 테이핑을 시행한다.

관찰해야 할 것	해야 할 일
근육 손상	
근육 긴장 • 제한된 움직임 • 다양한 정도의 압통 • 다양한 정도의 부종 및 멍 • 우지직, 삐걱거리는 느낌 • 근육이나 힘줄에 생긴 틈 • 지연성 증상	1. RICE 술기를 적용한다. 2. 손상된 근육을 부드럽게 신전시킨다. 3. 소염제를 복용시킨다. 4. 통증이 심한 경우에는 부목 고정을 시행한다.
근육 경련 • 갑작스러운 통증 • 지속되는 연축 • 압통 • 격렬한 운동 중 혹은 직후에 발생	1. 침범한 근육을 부드럽게 신전시킨다. 2. 근육 위쪽으로 꾸준한 압력을 가한다. 3. 연축 중인 근육에 냉찜질을 시행한다. 4. 약하게 소금을 탄 물이나 스포츠 음료를 제공한다. 5. 소금 정제만을 먹이지 않는다.

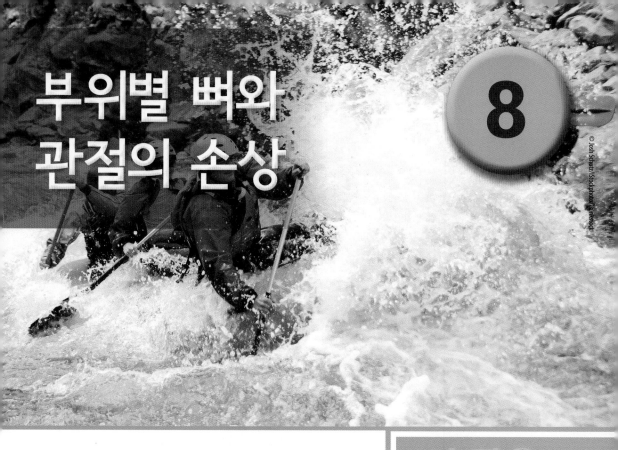

부위별 뼈와 관절의 손상

8

야생의 환경에서 특정한 뼈 및 관절의 손상을 치료하려면 상식과 진단 기술뿐만 아니라 환자와 그 일행에게 필요한 것이 무엇인지 인지하는 능력 또한 필요하다. 예를 들어, 고통스런 발목 손상을 입은 환자가 스스로 걸을 수 있는 의지와 능력, 이용 가능한 교통수단과 거리, 지형, 날씨에 대해서도 고려하여야 한다. 외부의 도움 없이 상황을 벗어날 수 있도록 노력하며, 부목이나 테이프로 발목을 지탱하고 균형을 잡기 위해 아이스 도끼, 스키 폴 또는 나무 막대기를 사용한다. 더 큰 고통을 초래하지만, 도움을 기다리는 것보다 걸어 나가는 것이 안전할 수 있다. 근골격계는 그림 8-1 과 같다.

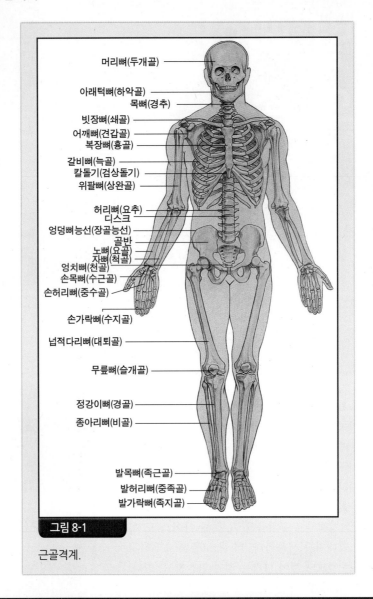

머리뼈(두개골)
아래턱뼈(하악골)
목뼈(경추)
빗장뼈(쇄골)
어깨뼈(견갑골)
복장뼈(흉골)
갈비뼈(늑골)
칼돌기(검상돌기)
위팔뼈(상완골)
허리뼈(요추)
디스크
엉덩뼈능선(장골능선)
골반
노뼈(요골)
자뼈(척골)
엉치뼈(천골)
손목뼈(수근골)
손허리뼈(중수골)
손가락뼈(수지골)
넙적다리뼈(대퇴골)
무릎뼈(슬개골)
정강이뼈(경골)
종아리뼈(비골)
발목뼈(족근골)
발허리뼈(중족골)
발가락뼈(족지골)

그림 8-1

근골격계.

상지 손상

▶ 어깨 손상

빗장뼈(쇄골)는 전체 형상을 쉽게 확인하고 느낄 수 있으며 직접적인 충격 또는 어깨 위쪽으로 가해지는 충격으로 손상을 받을 수 있다. 어깨는 빗장뼈, 어깨뼈 및 위팔뼈 상단으로 이루어져 있다. 빗장뼈와 어깨뼈 사이의 관절은 흔하게 손상 받는 부위로 이를 어깨분리라고 한다. 위팔뼈 상단 골절은 어깨 손상으로 간주하여 치료한다.

관찰해야 할 것

- 골절을 시사하는 국소 압통, 부종 및 변형
- 일반적으로 염좌가 원인인 빗장뼈와 어깨의 교차점에서 압통과 융기
- 통증의 정도. 빗장뼈 골절은 극도로 고통스럽지만, 염좌인 경우 환자가 손상을 받은 쪽의 팔을 들어 올리려고 할 때를 제외하고는 그다지 고통스럽지 않다. 두 경우 모두 환자는 손을 사용할 수 있다.
- 부종을 동반한 심한 통증. 위팔뼈의 골절은 어깨에 심한 통증과 부종을 유발한다. 이 골절은 대체로 눈에 띄게 탈골이 일어나지는 않으며 골절된 뼈의 끝부분은 잘 움직이지 않는다.
- 손상을 받은 팔의 위치. 일반적으로 팔이 골절된 경우에는 팔이 환자의 몸에 붙어있는 양상이지만, 탈구된 경우에는 환자의 몸에서 팔이 멀리 떨어져있다.
- 국소적인 통증, 압통 및 근육 경련. 이는 직접적인 타격으로 인해 발생한 어깨뼈의 골절로 인해 발생할 수 있다.

해야 할 일

1. 모든 손상은 삼각건을 이용하여 치료한다.
2. 붕대를 사용할 수 없는 경우에 삼각건은 어떤 옷으로도 즉석에서 만들 수 있으며, 환자 셔츠의 상부와 긴팔 셔츠의 소매 부분을 안전핀으로 연결하여 활용할 수 있다 **그림 8-2A**. 아래팔은 셔츠의 단추 사이의 공간에 넣을 수 있다. 환자가 재킷이나 셔츠를 입은 경우 하부를 접어 올려 셔츠에 고정한다 **그림 8-2B**. 팔 둘레를 감은 옷이나 끈 조각으로 즉석에서 삼각건을 만들 수도 있다.

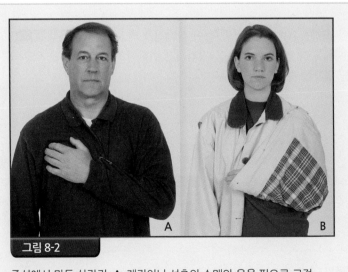

그림 8-2

즉석에서 만든 삼각건. **A.** 재킷이나 셔츠의 소매와 옷을 핀으로 고정.
B. 재킷이나 셔츠의 하부를 접어 올려 손상 받은 팔을 감싼 후 핀으로 고정한다.

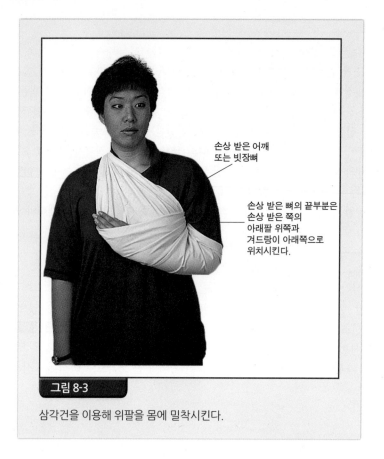

손상 받은 어깨
또는 빗장뼈

손상 받은 뼈의 끝부분은
손상 받은 쪽의
아래팔 위쪽과
겨드랑이 아래쪽으로
위치시킨다.

그림 8-3

삼각건을 이용해 위팔을 몸에 밀착시킨다.

3. 어깨 손상의 고정을 위하여 그림과 같이 삼각건을 착용한다 **그림 8-3**.
4. 손의 혈액순환, 감각 및 운동 기능을 평가하기 위하여 아래팔과 손을 약간 움직일 수 있게 하고, 손의 기능을 평가할 수 있도록 한다.

▶ 어깨 탈구

어깨 관절의 탈구는 손이 어깨의 위쪽과 뒤쪽의 위치에서 팔을 과도하게 움직일 때 발생한다. 위팔뼈의 머리가 소켓에서 밀려 나와 어깨 앞쪽에 오게 된다 **그림 8-4**. 이전에 어깨 탈구의 병력이 있는 사람은 다시 탈구가 발생할 경우 손상을 인지할 수 있다.

관찰해야 할 것

다음 사항을 관찰하면 그 내용을 기록한다:

● 위팔은 대개 몸에서 멀리 떨어져 있으며 팔뚝을 복부에 대고 있으면 더 고통스럽다.

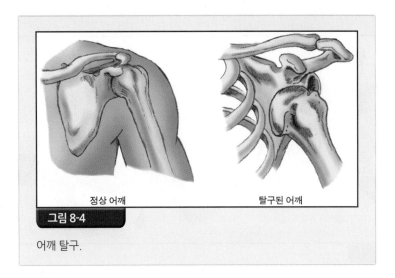

정상 어깨   탈구된 어깨

그림 8-4

어깨 탈구.

- 부상당한 어깨와 반대편 어깨를 비교한다. 탈구된 어깨는 정상적인 어깨와 달리 돌출된 모습을 보인다 **그림 8-5**.
- 손의 혈액순환, 감각 및 운동 기능을 평가한다.

해야 할 일

1. 팔을 당기고 팔꿈치에서 직각으로 구부린 채 천천히 옆으로 내린다 **그림 8-6**. 보조자는 겨드랑이 바로 아래에서 끈, 침낭 또는 가슴 주위의 옷을 사용하여 반대 방향으로 당긴다. 마사지

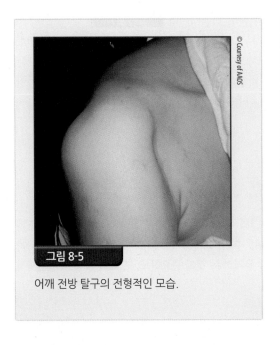

그림 8-5

어깨 전방 탈구의 전형적인 모습.

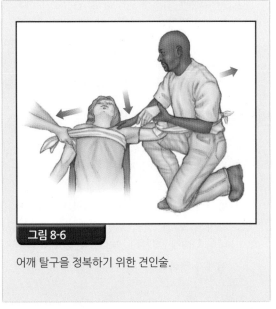

그림 8-6

어깨 탈구을 정복하기 위한 견인술.

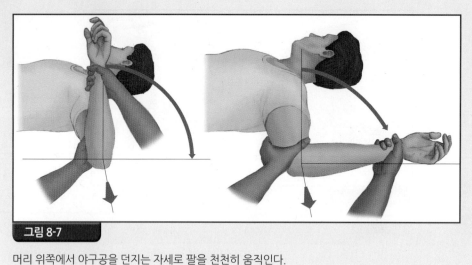

그림 8-7

머리 위쪽에서 야구공을 던지는 자세로 팔을 천천히 움직인다.

또는 가이드 이미지(상상력을 통해 이완과 편안함을 느끼는 프로그램)를 통해 근육 이완을 유도하여, 정복을 시도할 때 환자가 편안한 상태를 유지할 수 있도록 한다.

2. 견인 과정에서 압력이 가해지는 겨드랑이, 가슴벽, 그리고 팔꿈치의 앞부분에 패드를 댄다.

3. 뒤로 기대어서서 견인을 위해 당신의 몸무게를 이용한다.

4. 견인을 시도하면서 점차적으로 환자의 팔을 어깨 높이까지 올린다.

5. 인내심을 가지고 수 분을 기다린다. 이완 상태를 유지할 수 있도록 환자에게 말을 걸어준다.

6. 5~15분에 걸쳐서 야구공을 던지는 자세로 팔을 천천히 회전시킨다 **그림 8-7**.

7. 어깨의 튀어나온 부위가 어깨 소켓 위치로 들어가는 순간 "딸깍"하는 느낌이 드는 경우가 있다. 그렇지 않은 경우 수 분 후에 견인을 풀어준다. 어깨가 통증 없이 자유롭게 움직이면 어깨 탈구는 정복되었다. 실패한 경우 다시 시도하면서 팔을 바깥쪽으로 회전시키고 나서 견인을 하는 동안 안쪽으로 회전시거나 다음에 설명될 다른 방법을 사용한다.

어깨 탈구 정복의 다른 방법

1. 환자를 탁자나 평평한 바위에서 얼굴을 아래로 향하게 한다 **그림 8-8**.

2. 팔을 바닥 쪽으로 내려놓는다.

3. 손상 받은 사람과 팔을 천천히 잡는다.

4. 팔이나 손목에 5~7 kg 정도의 무거운 물체를 매단다(예: 여행용 가방 안의 바위, 물통의 물 또는 가방의 모래). 팔을 편안하게 하는 것이 중요하며, 추의 무게를 이기려고 힘을 주지 않는다. 이 방법은 최대 1시간이 걸릴 수 있으며, 이완된 상태를 유지하는 것이 중요하고, 근육이 결국 피로해져서 어깨가 정복될 수 있다.

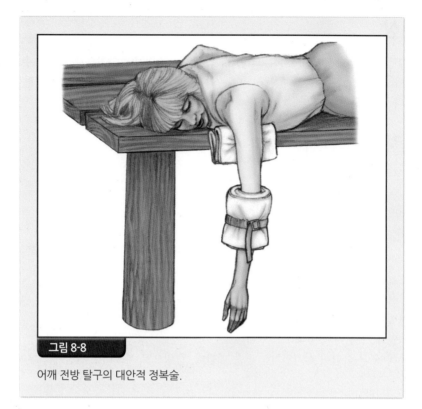

그림 8-8

어깨 전방 탈구의 대안적 정복술.

5. 근육이 이완되면 어깨 아래의 위팔을 부드럽고 단단하게 잡고 바깥쪽으로 당겨준다. 그런 다음 무게를 제거한다. 환자의 근육이 수축되면 어깨가 원래의 위치로 다시 되돌아간다.

6. 삼각건과 끈으로 어깨를 안정시킨다. 팔을 지지하기 위해 팔과 가슴 사이에 패드(베개, 수건)를 놓는다.

7. 팔과 손가락의 혈액순환, 감각 및 운동 기능을 평가한다.

8. 야생 환경에서 여행하기 위하여 약간의 어깨 움직임이 필요한 등산객은 위팔의 움직임을 제한하기 위하여 밧줄로 묶는다 **그림 8-9**.

9. 만약 정복 시도가 실패하였다면 편안한 자세에서 어깨 탈구를 지지하기 위하여 팔 아래에 옷 뭉치를 끼우고 묶고 삼각건을 사용한다.

10. 만약 탈구를 정복하지 못했다면, 환자를 이송한다.

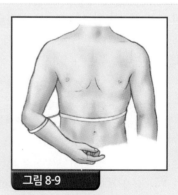

그림 8-9

재탈구를 방지하기 위하여 허리와 아래팔 중간부분을 끈으로 서로 묶어준다.

▶ 위팔 손상

위팔뼈는 어깨에서 팔꿈치까지 이어지며, 낙상, 비틀림 또는 직접적인 타격으로 골절될 수 있다. 위팔뼈의 골절은 대개 명백하며, 위팔뼈 주변의 주요 신경이 종종 위팔뼈 골절로 손상을 입는다. 신경 손상을 받은 경우 손목을 펴거나 굽힐 수 없게 된다.

관찰해야 할 것

- 위팔뼈 부위의 부종과 변형
- 심한 통증. 움직일 때 더욱 악화되는 통증
- 골절 부위의 이상 감각과 비정상적인 운동
- 혈액순환, 감각 및 운동 기능을 평가

해야 할 일

1. 손이 부을 수 있으므로 반지를 제거한다.
2. 팔의 바깥쪽에 단단한 부목으로 고정한다 **그림 8-10**.
3. 환자의 팔과 가슴 사이에 패드를 댄다.
4. 손목과 목에 끈을 감아 삼각건처럼 팔을 매단다. 중력으로 부드러운 견인이 이루어질 것이다.

▶ 팔꿈치 손상

팔꿈치 관절은 위팔뼈의 하단과 아래팔뼈의 상단으로 구성된다. 팔꿈치는 직접적인 충격 또는 손을 뻗은 상태에서 낙상에 의해 간접적으로 손상을 받을 수 있다. 팔꿈치는 흔하게 탈구되는 관절 중 하나이며, 아래팔의 상부 또는 위팔의 하부 골절은 팔꿈치 손상으로 간주한다.

관찰해야 할 것

- 변형은 팔꿈치 탈구 또는 관절 위 또는 아래 뼈의 심각한 골절을 의미한다.
- 심한 통증
- 부종과 압통
- 심한 통증 없이 팔꿈치를 움직일 수 없음.
- 손상 부위 아래로의 혈액순환, 감각 및 운동 기능의 이상소견

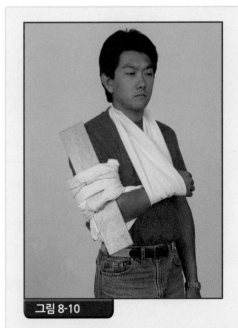

그림 8-10

팔과 가슴 사이에 패드를 대고 삼각건, 끈 등을 이용하여 팔에 부목을 댄다.

해야 할 일

1. 손이 부을 수 있으므로 반지를 제거한다.
2. 팔꿈치가 구부러진 상태에서 삼각건을 착용하며 팔을 편안하게 고정시킨다.
3. 혈관과 신경 손상을 예방하기 위하여 팔꿈치를 발견된 자세로 유지한다.
4. 심각한 변형이 있고, 치료가 몇 시간 이상 지연될 경우에는 골절을 정복하거나 탈구된 팔꿈치를 재정렬한다.
   - 만약 순환 장애가 있고 즉시 의학적 처치를 받을 수 없으면 손상을 정복해야 한다.

고급 술기

탈구된 팔꿈치의 정복

순환 장애가 있는 경우(환자의 차갑고 푸른 손, 손목에 맥박이 없고 손이 마비되어 손가락을 움직일 수 없게 된다) 또는 도움을 요구하기에 먼 거리에 있다면 관절 정복을 시도해야 한다. 그렇지 않으면, 팔꿈치가 발견된 상태로 팔꿈치에 부목을 고정한다.

- 팔꿈치가 부분적으로 구부러지면서 손목과 아래팔에 느리고 안정된 견인력을 가하고, 보조자에게 위팔에서 반대 방향으로 견인을 적용하게 한다 **그림 8-11**.
- 도움을 줄 수 있는 다른 사람이 없다면, 한 손을 위팔에 얹고 다른 손으로 손목을 잡는다.
- 일반적으로 강한 당김 없이 탈구가 정복될 수 있지만, 변형된 골절의 경우 상당한 호전은 기대하기 어렵다.

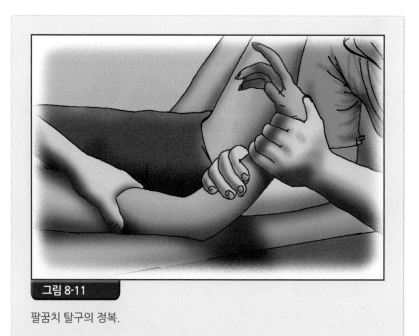

그림 8-11

팔꿈치 탈구의 정복.

▶ 아래팔 손상

관찰해야 할 것

아래팔이나 손목은 직접적인 충격이나 환자가 손을 뻗은 채 바닥을 짚으며 떨어질 때 골절이 생길 수 있으며, 변형이 발생한다.

해야 할 일

1. 환자가 착용하고 있는 반지를 제거한다.
2. 아래팔이 심하게 굽은 경우 펴질 수 있도록 한다. 첫 번째 구조자가 환자의 팔을 팔꿈치 바로 위 또는 아래를 잡고 있는 동안 두 번째 구조자는 손을 잡고 단단히 잡아당긴다. 한 명의 구조자가 있다면 손상 받은 부위 아래로 당겨 내리는 동안 팔꿈치 상부를 잡고 위로 밀어 올린다.
3. 손바닥 중간에서 팔꿈치 바로 아래에 부목을 적용하며, 이때 팔꿈치가 구부러지고 팔을 돌릴 수 있다. 두 번째 부목은 팔꿈치 뒤에서부터 손등까지 댄다. 팔꿈치에서 약간의 굽힘을 허용하지만 손과 팔뚝의 회전을 방지한다 **그림 8-12**. 간단한 부목은 팔뚝 주변의 발포 패드를 접거나 말아서 만들 수 있으며 옷이나 발포 패드로 팔뚝을 채우고 직선형의 단단한 재료(배낭, 나무 조각 등으로 유지)로 그 사이에 끼워 넣어서 만들 수 있다. 엄지손가락을 움직일 때 아프면 부목으로 같이 고정한다.
4. 손가락을 자유롭게 놓아두거나 양말, 장갑 또는 기타 부드러운 소재를 손바닥에 놓고 공을 잡고 있는 것처럼 기능적 위치로 손의 자세를 취하고 감는다.

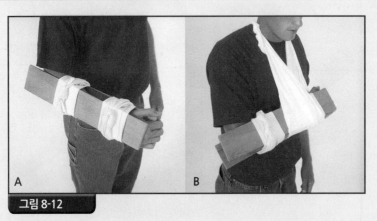

그림 8-12

아래팔 손상에 대한 부목고정. **A.** 넥타이 또는 롤러 밴드로 고정한다. **B.** 팔을 삼각건으로 고정한다.

5. 최대한의 고정과 편안함을 위해 직각으로 구부러진 팔꿈치(90°굴곡)를 포함하여 부목을 고정한다.

6. 혈액순환을 돕고 부종을 줄이기 위해 환자에게 손가락 운동을 하게 한다.

7. 환자는 의학적 처치를 받아야 한다.

▶ 손의 손상

관찰해야 할 것

- 변형, 압통, 부종
- 손의 부상으로 손가락이 정렬에서 벗어날 수 있다.
- 혈액순환, 감각 및 운동 기능을 평가한다.

해야 할 일

1. 손바닥에 둥글게 만든 양말이나 비슷한 물건을 놓고 기능적 위치로 손상된 손의 자세를 취한다.

2. 손가락을 부드럽게 정복한다. 이 장의 '손가락 탈구와 골절' 부분에서 설명한 대로 버디 테이핑을 시행한다.

3. 아래팔과 손 아래를 따라 단단한 부목을 고정한다 **그림 8-13** .

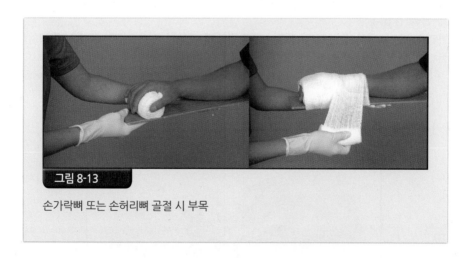

그림 8-13

손가락뼈 또는 손허리뼈 골절 시 부목

▶ 손가락의 탈구와 골절

손가락은 쉽게 손상되며 경미한 부상이라도 탈구가 발생할 수 있다. 손가락 부상에는 골절, 염좌, 탈구 및 건 손상이 포함된다.

관찰해야 할 것

- 손가락을 사용하거나 굽히지 못하고 변형된 모습
- 통증과 부종
- 제한된 움직임
- 타박상
- 인접한 두 관절의 비정상적인 위치. 관절부위가 덩어리처럼 보임 **그림 8-14**

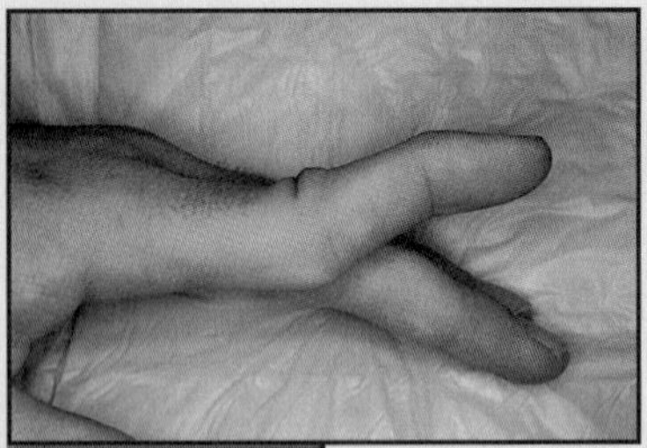

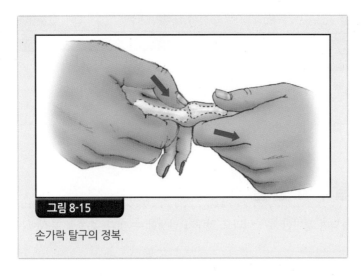

그림 8-14

손가락 탈구.

해야 할 일

손상 직후에 손가락의 탈구는 아래의 단계를 따라서 불편함을 최소화하면서 정복할 수 있다.

1. 한 손은 거즈 또는 천을 사용하여 미끄러지지 않도록 손가락 끝을 잡는다.
2. 손가락을 단단히 잡아 당겨서 탈구된 부분의 기저 부위를 제자리로 밀어 넣는다 **그림 8-15**. 반지는 제거한다.
3. 실패할 경우, 원래의 자리로 돌아가기 전에 관절을 젖혀 본다.
4. 기능적 위치에서 손가락에 부목을 댄다.
5. 손가락 기저 부위나 손바닥의 뼈에 불안정하고 통증이 있는 골절이 생기면 손상 받은 손가락을 이웃한 손가락에 붙이고 손바닥에 부드러운 재료를 놓은 다음 탄력 붕대나 거즈 또는 찢어진 옷으로 전체 손을 감싼다.
6. 손가락의 중간 부분이 골절된 경우 또는 양쪽에 탈구가 있는 경우 변형을 재배치하고 인접한 손가락과 함께 정렬한다(버디 테이핑).
7. 수분을 흡수하기 위해 손가락 사이에 거즈를 놓고 기능적 위치에서 손가락을 함께 테이프로 감는다.

그림 8-15

손가락 탈구의 정복.

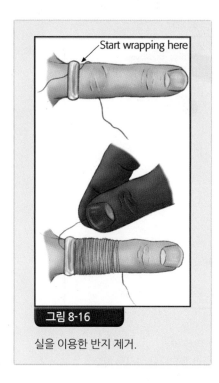

그림 8-16

실을 이용한 반지 제거.

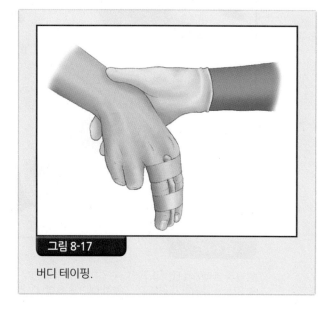

그림 8-17

버디 테이핑.

8. 손상 받은 환자가 어떤 움직임도 견딜 수 없는 경우에는 단단한 부목 또는 부피가 큰 랩을 추가한다. 팔이나 손에 심각한 부상을 입은 후에 고정을 할 경우에 손이 부을 수 있다. 부종으로 인해 손가락의 혈액순환이 손상되지 않도록 반지를 제거한다. 손가락이 이미 부었거나, 반지를 제거할 수 없는 경우에는 팔을 들어 올리고 손가락에 냉찜질을 하거나 윤활을 위해 비누를 사용한다. 링 제거 시도가 실패한 경우에는 끈, 치실 또는 낚시줄로 손가락을 감싸서 링을 제거한다 **그림 8-16** . 그래도 실패하고 반지를 빼기가 힘들어지면 주머니칼에 있는 줄을 사용하여 반지를 자른다.

9. 두 가지 유형의 손 탈구는 야외에서는 정복하기 어렵다: 검지의 기저와 엄지. 한 번만 시도한 다음 관절을 기능적 위치에 고정한다.

10. 탈구를 정복하거나 손가락을 뺀 후에 기능적으로 지탱할 수 있도록 손상 받은 손가락을 옆에 있는 손가락과 붙여 놓는다 **그림 8-17** . 움직임을 최소화할 수 있도록, 손가락 사이에 패드를 대고 사이에 공간이 없도록 감싸거나 테이핑하고 편안하게 기능할 수 있도록 중간 관절에 부목을 댄다.

11. 망치 손가락(Mallet finger)은 관절의 급격한 구부러짐으로 인해 관절을 신전시키는 힘줄이 찢어지는 결과로 손가락의 마지막 관절에 발생하는 손상이다. 손가락의 끝이 처져 환자가 관절을 완전히 펴지 못한다. 짧게 부목을 하여 완전히 펴서 관절을 고정한다.

12. 엄지의 편안함을 위해 엄지와 손목을 포함하는 부목을 만든다. 최상의 기능을 위해 테이핑을 한다 **그림 8-18A-C** . 작은 뼈 조각이 부서질 수도 있지만, 긴급 이송은 필요하지 않다.

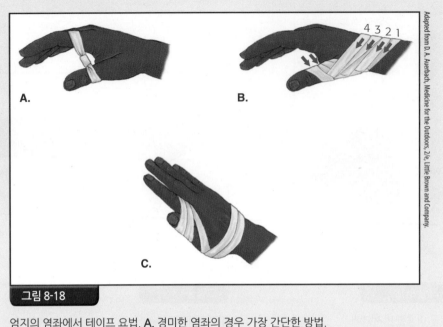

그림 8-18

엄지의 염좌에서 테이프 요법. **A.** 경미한 염좌의 경우 가장 간단한 방법.
B. 기능을 유지하기 위해 더 안전한 테이프 요법. **C.** 가장 안전한 방법이나 엄지를 사용할
수 없다.

하지 손상

▶ 엉덩관절 손상

엉덩관절(고관절)은 볼과 소켓으로 이루어진 관절이다. 소켓은 골반 뼈에 있으며, 볼은 넓적다리뼈(대퇴골)
또는 넙적다리뼈의 상단에 있다. 엉덩관절이 탈구되거나 골절될 수 있으며, 일반적으로 높은 곳에서 낙상 또
는 자동차 사고와 같은 고에너지 손상의 결과이지만 단순 낙상으로 인한 것일 수도 있다.

관찰해야 할 것

- 움직임으로 더 심하게 나타나는 엉덩이 주변 통증
- 체중을 견딜 수 없는 상태
- 발이 비정상으로 바깥쪽으로 또는 안쪽으로 회전할 수 있다.
- 손상된 다리는 손상되지 않은 다리보다 더 짧게 보일 수 있다.
- 고관절 탈구가 있을 때, 엉덩이와 무릎이 모두 구부러진 채로 무릎이 안쪽으로 향하게 된다.

해야 할 일

1. 환자를 들것이나 썰매 같은 이동 도구를 활용해 야생에서 이송 계획을 세운다.
2. 부드럽게 다리를 다시 정렬하고 발을 정상 위치로 돌린다. 움직임에 유의한 저항이 있다면 고관절 탈구가 의심될 수 있다.
3. 손상을 받은 다리를 정상의 다리와 함께 부목을 시행한다.
4. 더 안정화시키기 위해 긴 보드, 노 또는 스키를 사용하여 신체와 다리의 측면을 따라 잡고 겨드랑이에서 발뒤꿈치까지 부목을 고정한다.
5. 다리 사이와 손상을 받은 다리 주위에 패드를 댄다.
6. 환자를 이송한다.
7. 고관절 탈구가 있으면 심한 통증이 있고 무릎을 안쪽으로 돌려진 상태에서 엉덩이와 무릎이 구부러져 있다. 관절의 재배열은 매우 어렵기 때문에 시도하지 않는다. 엉덩이 손상 환자를 **그림 8-19** 와 **그림 8-20** 처럼 안정시킨다.

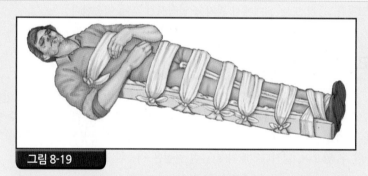

그림 8-19

엉덩이, 넙적다리뼈의 골절에 부목 고정. 엉덩이의 움직임을 제한하기 위하여 겨드랑이 부근까지 부목을 하며, 다리 사이와 부목 아래에 패딩을 넣어 완충 역할을 한다.보드, 스키, 노 등의 재료로 부목 고정이 가능하고, 다리 사이에 패딩을 넣고 양측 다리를 함께 묶는다.

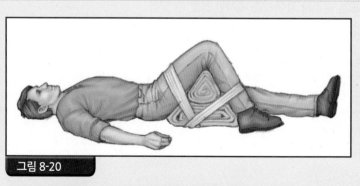

그림 8-20

엉덩이 손상의 경우 손상된 당시의 자세 그대로 유지한다.

▶ 골반 손상

주로 낙상으로 인해 골반 골절이 발생할 수 있다.

관찰해야 할 것

- 손상을 받은 사람은 해당 부위가 눌리거나 골반이 좌우로 또는 앞뒤로 눌릴 때 통증을 호소한다.
- 환자는 겨우 걸을 수 있지만 고통스러워하며 이것은 골반 주변의 경미한 골절을 나타낸다.
- 환자가 걷거나 심지어 앉을 수 없는 경우 주요 골반 골절을 고려한다.
- 내부 출혈로 인해 쇼크의 징후가 있다.
- 손상을 받은 사람은 방광이나 요도의 손상으로 인해 소변에 혈액이 있거나 소변을 볼 수 없다.

해야 할 일

딱딱한 척추 교정판, 들것 또는 썰매에서 환자를 안정시킨 후에 이송한다.

▶ 넓적다리(대퇴부) 손상

넓적다리뼈의 골절은 고에너지 손상에 의해 발생한다. 환자는 허벅지 내부의 출혈로 인해 최대 약 2리터의 혈액을 잃을 수 있다. 개방형 넓적다리뼈 골절로 죽음에 이를 정도의 출혈이 발생할 수 있으며, 넓적다리뼈 골절의 안정화는 출혈을 줄이고 생명을 구할 수 있다. 넓적다리뼈의 골절은 대개 비정상적인 움직임과 통증으로 인해 쉽게 알 수 있으며, 넓적다리뼈와 고관절 골절은 비슷한 모양일 수 있다.

관찰해야 할 것

- 심한 통증과 체중을 버틸 수 없음
- 삐걱거리는 감각과 함께 나타나는 골절부위 움직임
- 부종과 변형
- 허벅지 또는 다리가 짧아지는 것처럼 보일 수 있음
- 발이 비정상적으로 회전할 수 있음

해야 할 일

1. 발목을 잡고 다리를 똑바로 잡아서 말단부에 수동 견인력을 가하기 시작한다. 견인은 출혈을 감소시키고, 통증을 완화시키며, 골절을 안정화시키고, 폐쇄성 골절을 개방성 골절로 진행을 막으며, 연부 조직 손상을 감소시킨다.

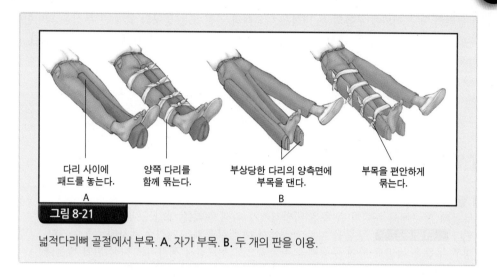

다리 사이에
패드를 놓는다.
A

양쪽 다리를
함께 묶는다.

부상당한 다리의 양측면에
부목을 댄다.
B

부목을 편안하게
묶는다.

그림 8-21

넓적다리뼈 골절에서 부목. **A.** 자가 부목. **B.** 두 개의 판을 이용.

2. 환자를 견인력 없이 움직일 필요가 있는 경우 부상당한 다리를 부상당하지 않은 다리와 함께 부목을 고정하여 최대한 편안한 자세로 안정시킬 수 있다 **그림 8-21A**. 다른 방법은 **그림 8-21B** 에 나와 있다.
- 다리 사이와 무릎의 아래에 약간의 굽힘을 주기 위해 패드를 댄다.
- 더 큰 지지를 위해 엉덩이 골절의 경우와 같이 겨드랑이에서 발뒤꿈치까지 단단한 부목을 추가한다.
3. 손상뿐만 아니라 순환을 확인한다. 끈을 풀어 느슨하게 하고, 추운 날씨에는 부츠와 양말을 벗지 않는다. 부츠의 발가락 부분은 순환을 감시하기 위해 잘라낼 수 있다.

▶ 무릎 손상

무릎은 넓적다리의 하단, 정강뼈의 상단 및 무릎뼈로 구성된다. 무릎 손상은 골절, 탈구 및 염좌를 포함하며 무릎 염좌는 종종 심하고 다른 많은 관절 부상과 달리 종종 수술이 필요하다. 무릎 부상은 흔히 환자가 걷는 것을 어렵게 만든다. 간단하지만 확실한 원칙은 무릎 부상의 환자가 심한 통증 없이 걸을 수 있고, 무릎을 능동적으로 곧게 펴고, 무릎이 구부러지거나 걸리지 않는다면, 부상은 심각하지 않을 수 있다는 것이다.

관찰해야 할 것

- 환자는 다리를 들어 올리는 데 도움 없이 무릎을 굽히거나 펼 때에 통증을 호소한다.
- 무릎뼈의 가장자리를 따라 나타나는 틈새나 압통은 골절을 의미한다.
- 무릎이 구부러진 상태(굴곡 상태)로 바깥쪽으로(옆으로) 변위된 무릎뼈는 구부러진 무릎의 회전손상으로 인한 무릎의 탈구를 나타낸다.

- 무릎뼈의 탈구 이외에 무릎의 큰 변형은 다리뼈의 골절 또는 탈구와 함께 큰 부상을 의미한다.
- 부종은 무릎의 가장 흔한 손상인 인대의 염좌 또는 파열을 나타내며, 둥글게 보일 수 있다.
- 압통은 무릎의 내측면에서 가장 흔하다.
- 환자는 무릎을 약간 구부린 상태를 유지한다.
- 환자는 회전운동을 할 때에 통증이 생기고 무릎이 풀린 것처럼 느낀다.
- 무릎을 똑바로 세울 경우에는 무릎뼈 골절이 있어도 체중 부하가 가능할 수 있다.

해야 할 일

무릎뼈 탈구

1. 무릎뼈 탈구에서 허벅지 근육을 이완시키기 위해 허리를 약간 구부린 후 부드럽게 무릎을 곧게 편다 **그림 8-22** . 무릎을 펴는 과정에서 대개 무릎뼈는 저절로 제자리로 돌아간다. 그렇지 않은 경우 무릎을 똑바로 하여 무릎뼈를 바깥쪽으로 누르면서 제자리로 다시 밀어 넣는다.
2. 발모 수면 패드로 만든 실린더 부목으로 다리를 감싼다 **그림 8-23** . 또는 두 개의 강성 부목을 사이에 두고 샌드위치 부목을 한다. 이것은 무릎을 안정시키고, 손상을 받은 환자가 다른 도움 없이 걸을 수 있게 한다.
3. 필요하다면 지팡이나 목발을 즉석에서 만들어 사용한다.

염좌

1. 압박 붕대 또는 실린더 부목으로 무릎을 단단히 감는다.
2. 염좌가 경미한 경우에는 환자가 걸을 수 있다. 그러나 가파른 또는 거친 지형에서는 걷기가 어려울 수 있다.
3. 필요한 경우 지팡이를 즉석에서 만든다.

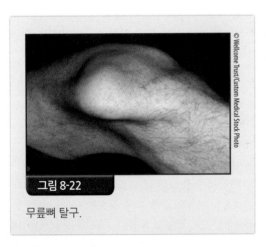

그림 8-22

무릎뼈 탈구.

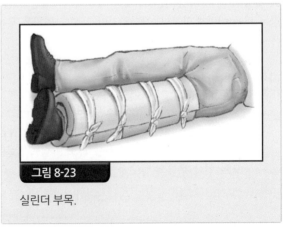

그림 8-23

실린더 부목.

심한 통증, 중대한 변형, 중등도 이상 심한 부종

1. 혈류가 감소했는지 확인한다(차갑거나 푸르스름한 발, 발목에 맥박이 없거나, 무감각한 발가락, 발가락의 움직임에 따른 통증).
2. 발의 순환이 잘 안되면 다리의 정상적인 장축을 따라 직접 견인력으로 정복을 시도한다.
3. 부목을 단단히 고정시키되 발의 혈액순환을 손상시키지 않는다.
4. 다리가 이상한 각도로 구부러진 경우 다리를 다시 정렬한다. 이상한 각도에서 부목을 하는 것보다 쉽다.
5. 환자에게 서거나 걷게 하지 않는다.
6. 환자를 이송한다.

▶ 종아리 손상

정강뼈는 아래 다리의 앞면과 안쪽을 따라 피부 아래에서 쉽게 느낄 수 있다.

관찰해야 할 것

- 골절은 일반적으로 심한 통증, 조기 부종, 불안정성, 기형 및 체중 지지 능력이 없는 경우에 분명하다.
- 정강뼈 골절은 종종 피부를 뚫고 개방성 골절을 일으킨다.
- 정강뼈 부위에 압통이 없고, 다리의 바깥 부분의 압통과 통증으로 인해 종아리뼈(다리의 바깥쪽에 있는 작은 뼈) 골절이 발생했음을 알 수 있다.

해야 할 일

1. 발목을 당겨서 부드러운 견인력으로 각진 변형을 교정한다. 무릎과 발목을 고정시키기 위해 다리 골절에 부목을 한다. 다리를 고정하고 발목과 무릎의 움직임을 막기 위해 패드가 달린 재료를 사용한다 **그림 8-24** . 무릎 아래의 작은 패드로 지지를 한다. 다리를 먼저 수면 패드에 감싼다. 다른 사람이 부목을 잡고 있는 동안 다리를 잡고 견인력을 준다.

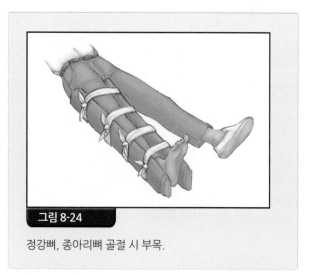

그림 8-24

정강뼈, 종아리뼈 골절 시 부목.

2. 견인 부목은 일반적으로 다리 골절에서는 시행하지 않는다. 그러나 수동 견인은 부목을 적용하는 동안 통증, 근육 경련 및 출혈을 줄이기 위해 사용할 수 있다.

3. 환자를 이송한다.

4. 종아리뼈만 손상된 환자의 경우에는 지팡이 또는 목발 및 발목 지지대로 걸을 수 있다.

▶ 발목 손상

대부분의 발목 손상은 발을 안쪽으로 접질리며 발생한 바깥쪽 측면 인대의 염좌이다. 심한 염좌와 골절의 차이를 알기는 어렵다 **그림 8-25**. 인대 손상과 골절은 종종 함께 발생하며, 탈구는 거의 항상 여러 골절과 관련된다. 넓게 퍼지고 현저한 부종, 체중지지 불능 또는 변형과 국소부위에서 나는 소리 같은 명백한 징후가 있을 때마다 골절에 준하여 상처를 치료한다.

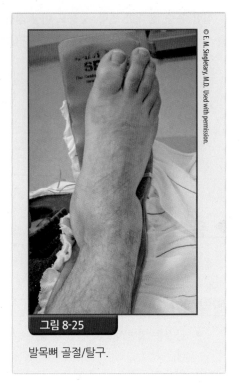

© E. M. Singletary, M.D. Used with permission.

그림 8-25

발목뼈 골절/탈구.

관찰해야 할 것

- 전형적인 발목 염좌는 발목 외측 복사뼈의 바로 앞부분이 부어오르며 부종, 압통, 멍이 발생한다.
- 발목 복사뼈의 뒤쪽 가장자리 또는 발허리뼈의 바깥쪽을 따라서 부드럽게 누를 때 뼈 부위의 통증과 압통은 골절을 암시한다.
- 발목에 체중을 가하면 다칠 수 있지만, 네 걸음 이상 걸을 수 있다면 발목은 단지 염좌나 가벼운 골절이 있을 가능성이 있다. 그러나 걸을 수 없다고 반드시 골절이 있다는 것을 의미하는 것은 아니다.

해야 할 일

1. 환자의 신발을 벗길지 아니면 그대로 둘지 결정한다. 검사 및 치료를 위해서 또는 발이 젖은 경우 신발이나 장화를 벗긴다. 그러나 장화를 벗기면 다시 신기 어려울 수도 있다. 그래서 걷기를 해야 하거나 기상이 나쁘거나 어려운 지형에 있는 경우에 그대로 둔다.

2. 발의 혈액순환, 감각, 움직임을 확인한다.

3. 발목의 변형을 바로 잡는다. 발가락과 발뒤꿈치를 잡고 다리를 들어 올리고 견인력을 가한다. 많은 노력 없이 쉽게 정복된다.

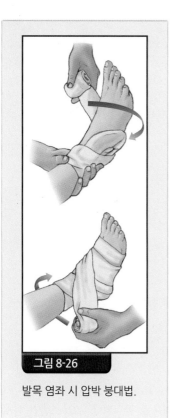

그림 8-26

발목 염좌 시 압박 붕대법.

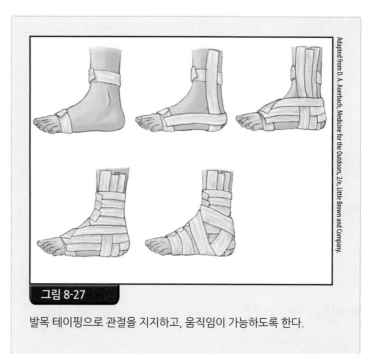

Adapted from D. A. Auerbach, Medicine for the Outdoors, 2/e, Little Brown and Company.

그림 8-27

발목 테이핑으로 관절을 지지하고, 움직임이 가능하도록 한다.

4. RICE를 시행한다. RICE의 목표는 부종을 줄이는 것이다.

5. 20분 동안 냉찜질 팩을 적용한 후 8자 압박 붕대로 감싸거나 발가락에서 위로 겹쳐서 올린다 **그림 8-26** . 추가적인 압박을 위해 발목의 바깥 쪽 손잡이 주위에 담요 등을 굴려서 만든 U자형 패드를 추가한다. 가벼운 염좌의 경우 발목을 테이프로 감아 부종을 줄이는 데 충분한 지지가 되지만 여전히 환자는 걸을 수 있다 **그림 8-27** .

6. 발목 골절에 파카, 폼 슬리핑 패드, 접혀 있거나 굴러진 담요, SAM 부목 또는 발과 다리 주위에 U자 모양으로 배열된 베개로 감싸며 부목을 시행한다 **그림 8-28** . 덜 심한 발목 손상을 받은 환자는 발목이 부목이나 테이프로 지지되고 통증이 참을 만하면 걸을 수 있을 것이다.

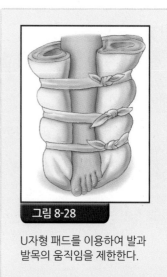

그림 8-28

U자형 패드를 이용하여 발과 발목의 움직임을 제한한다.

▶ 발의 손상

발의 긴 뼈(발허리뼈) 골절은 직접적인 타격, 갑작스러운 비틀림 부상 또는 하이킹과 같은 반복적인 활동의 스트레스로부터 발생할 수 있다.

관찰해야 할 것

- 걸을 때 나타나는 부분적인 압통 또는 통증
- 부종과 멍자국
- 뼈의 돌출부위의 압통
- 반복적인 스트레스 이후에 발생하는 통증. 통증은 초기에 발생하지 않고 재연 가능한 거리 또는 활동 기간 후에 종종 발생한다.

해야 할 일

1. 뻣뻣한 신발과 지팡이 또는 목발을 제공하여 환자가 걸을 수 있게 한다.
2. 걸을 때 통증이 심해지면 멈추고 환자를 이송한다.

▶ 발가락 손상

발가락은 보통 뭉개지거나 무거운 물건을 떨어뜨리는 등의 직접적인 타격으로 골절된다. 고통스럽긴 하지만 엄지발가락을 포함하지 않으면 심각한 부상을 입지 않는다. 대부분의 발가락 골절은 재배열 및 버디 테이핑으로 잘 조절될 수 있다.

관찰해야 할 것

손상을 받은 발가락과 그렇지 않은 발가락을 비교하여 발가락의 부종 및 변형을 찾도록 한다.

해야 할 일

1. 발가락이 다른 발의 같은 발가락에 비해 다른 굴곡 또는 각을 가졌을 경우에 평상시 위치에 맞게 견인하여 재배열한다.
2. 손상된 손가락과 같이, 발가락 사이에 패딩을 하여 이웃하는 발가락과 함께 버디 테이핑을 시행함으로써 손상된 부위를 고정한다.
3. 환자는 걷는 데 문제가 없어야 한다. 뻣뻣한 신발은 부드러운 신발보다 편안할 수 있다.

척추 손상

척추는 머리뼈 기저부에서 꼬리뼈까지 뻗어있는 척추의 기둥이
다 **그림 8-29** . 각 척추는 척수가 통과하는 뼈의 고리이다.
척추는 디스크라고 하는 유연한 패드에 의해 분리된다. 척수는 뇌
의 나머지 부분과 결합하는 긴 신경 줄기로 이루어져 있다. 척추
골절이 발생하여 척수 손상이 동반되면 마비가 발생할 수 있다.
파열된 디스크는 팔이나 다리로 방사되는 심한 통증을 유발할 수
있으며 부분적 또는 완전한 마비와 무감각을 유발할 수 있다. 환
자가 머리를 부딪히거나 등과 엉덩이가 땅에 부딪히면서 척추를
압박하는 과정에서 골절은 흔히 발생한다. 낙상, 스키 충돌 및 차
량 충돌은 척추 골절을 일으킬 수 있는 고에너지 사고의 예이다.
추간판 파열이나 탈출은 이러한 유형의 상해, 스포츠 또는 무거
운 리프팅과 같은 덜 심각한 손상으로 발생할 수 있다. 도시 환경
에서의 응급처치는 잠재적인 척추 손상의 가능성을 이유로 환자
를 옮기지 말 것을 권고하나, 야생에서는 보다 철저한 평가를 위
해 더 안전한 장소로 이동시켜야 할 수도 있다. 척추 손상으로 환
자를 옮길지 여부를 결정하는 것 외에도 의식이 있는 사람이 일
어나서 움직일 수 있는 시기를 결정해야 한다.

전체 척추 고정을 시행한 환자의 이송은 위험하고 오랜 시간이
소요되며, 고비용의 가능성을 고려한다.

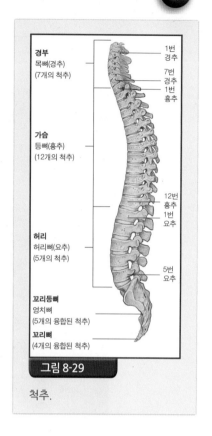

경부
목뼈(경추)
(7개의 척추)

1번
경추

7번
경추
1번
흉추

가슴
등뼈(흉추)
(12개의 척추)

12번
흉추
1번
요추

허리
허리뼈(요추)
(5개의 척추)

5번
요추

꼬리등뼈
엉치뼈
(5개의 융합된 척추)

꼬리뼈
(4개의 융합된 척추)

그림 8-29

척추.

▶ 척추 손상의 평가와 치료

관찰해야 할 것

- 팔다리의 무딘 감각, 찌릿함, 운동 장애, 작열감
- 장 또는 방광 조절의 상실
- 팔 혹은 다리의 마비
- 척추의 중앙 돌기를 따라 나타나는 압통

의식이 있는 환자에게 할 수 있는 질문들 **그림 8-30A-F**

- ***통증이 느껴지나요?*** 때때로 환자는 신경 통증을 팔이나 다리에 전기 충격을 받았거나, 총을 맞은 것
같다고 표현한다. 목 부위의 신경 손상은 팔로, 등 위쪽의 손상은 갈비뼈 주위로, 허리의 손상은 다
리로 통증이 방사된다.

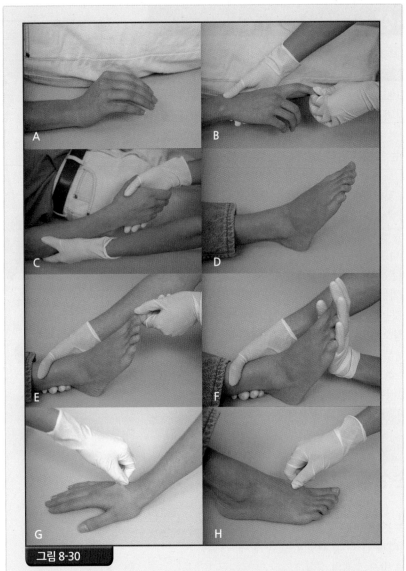

그림 8-30

척추 손상의 평가. (1)환자가 의식이 있을 경우: **A.** 손가락을 까딱거려 보라고 한다. **B.** 손가락을 꼬집거나 비틀어서 감각을 확인한다. **C.** 환자에게 손을 꽉 잡아보라고 한다. **D.** 발가락을 까딱거려 보라고 한다. **E.** 발가락을 꼬집거나 비틀어서 감각을 확인한다. **F.** 발로 구조자의 손을 밀어보라고 한다. (2)환자가 의식이 없는 경우: **G.** 손을 꼬집어서 감각을 확인한다. **H.** 발을 꼬집어본다.

- **발을 움직여 보실래요?** 환자의 양쪽 발을 손으로 밀거나 당겨서 저항을 만든 후, 아프겠지만 조금만 참고 양쪽 발을 움직여 보게 한다. 최대한의 노력으로도 발의 움직임이 없거나 미미하다면 척수 손상이 있다고 생각해야 한다.
- **손가락을 움직여 보실래요?** 환자에게 당신의 손을 잡아보게 한다. 양쪽 손을 같은 힘으로 잘 잡는 경우에는 척수 손상 가능성이 떨어지며, 악력이 약하거나 못 잡는 경우는 목 부위의 척수 손상을 의미한다.

의식이 없는 환자의 경우

- 현장의 목격자에게 사고 상황을 알아본다. 상당한 높이에서의 추락, 머리의 직접 충격, 다이빙 손상은 확실한 평가에 의해 배제되기 전까지는 척추 손상이 있다고 가정한다.
- 머리와 척추 주변의 손상(자상, 멍, 변형)을 찾아본다.
- 통증 자극에 반응이 없으면 척추 손상을 의미한다. 손이나 발을 꼬집어 볼 수 있다 **그림 8-30G-H** .

해야 할 일

1. 환자의 호흡을 확인한다.
2. 환자에게 가만히 있으라고 지시한다. 환자가 척추 통증이 있거나, 의식이 없거나, 머리 손상으로 인해 혼돈 상태라면, 척추 특히 목을 고정하여 추가 손상을 막아야 한다. 흉추는 갈비뼈에 의해, 요추는 주위의 큰 근육에 의해 어느 정도까지는 고정되는 효과가 있다.
3. 의식이 있고, 대화가 가능한 환자의 경우에는 움직이지 말라고 한다. 우선적으로 목을 고정하기 위해서 양쪽 손으로 환자의 어깨를 잡고 아래팔로 머리를 감싸듯이 안는다 **그림 8-31A** . 환자가 앉아있는 상태라면 우선 양손으로 머리를 지지한다. 그리고 머리와 목을 고정한 채로 천천히 등 뒤로 눕힌다 **그림 8-31B** . 의식이 명료한 경우 손상이 진행되는 목의 통증을 피하려 하기 때문에, 불편해하는 자세를 무리하게 시행해서는 안 된다.
4. 더 나은 대안이 있을 때까지는 옷 같은 것들로 감싸서 완충시킨 돌을 사용하여 조난자의 머리를 지속적으로 지지해 준다.
5. 가방, 구명조끼, 배의 노, 스노보드, 눈신, 눈삽을 이용하여 짧은 척추 교정판을 만들 수 있다.
6. 척추 고정판을 머리, 목, 가슴 뒤에 깐다. 머리의 양옆은 옷가지를 감아서 움직이지 않게 고정하고, 머리와 등 아래는 배기지 않게 완충한다.
7. 눈은 정면을 보고 있는지, 코와 배꼽은 같은 라인에 있는지 확인하여 정중 위치임을 확인한다.
8. 양팔 아래, 가슴과 이마 주위를 교정판에 단단히 고정한다. 요추 및 흉추 보호대도 비슷하게 적용할 수 있다.
9. 알루미늄 폼 부목(SAM 부목), 옷가지, 백팩의 보조끈 등을 이용하여 간단한 목 보호대를 만들 수 있다 **그림 8-32** . 물론 심한 목 손상이 의심되는 환자에게 목 보호대만으로는 고정이 충분하지는 않지만, 근육 긴장이나 자고 일어난 뒤 발생하는 목의 통증에서는 편안함을 줄 수 있다.

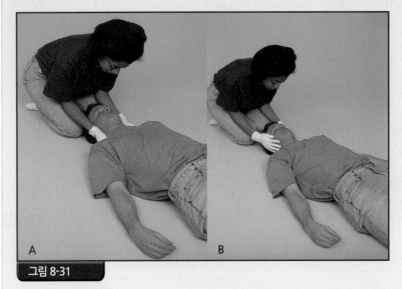

그림 8-31

수기를 통한 경추 고정 방법들. **A.** 양팔로 머리를 감싸듯이 하여 고정한다.
B. 양손으로 환자의 귀를 덮듯이 하여 머리를 고정시킨다.

▶ 척추 손상 환자의 이송

추락 후에 나무나 바위틈에 끼이거나, 얼굴을 바닥에 대고 있는 등의 위험한 자세로 있는 환자는 반드시 구출한 후에 척추가 똑바로 펴진 상태로 등을 대고 눕혀야 한다. 의식이 없는 환자의 경우에는 머리와 목을 일직선상에 놓아 기도를 확보하고 유지해야 한다. 환자를 좀 더 안전한 장소로 옮겨 응급처치를 해야 하는 경우도 있다. 만약 홀로 환자를 보고 있다면, 들것이나 척추 고정판이 있어야만 올바른 방법으로 이송시킬 수 있다. 앞에서 언급한 척추 손상의 의심 징후가 발견된다면 더욱 조심해야 한다. 환자의 아래로 척추 고정판을 놓으려면 한 명의 구조자가 환

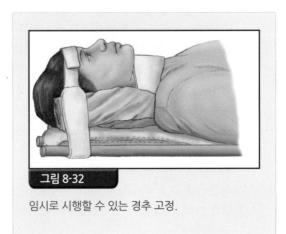

그림 8-32

임시로 시행할 수 있는 경추 고정.

자의 목과 머리를 고정하면서 다른 구조자의 움직임에 대한 지시를 내려야 한다. 지시를 내리는 사람은 양어깨를 손으로 고정시키고 머리를 양팔로 감싸 안거나 양손으로 머리와 턱을 단단히 잡는 방법으로 환자의 목을 고정시킬 수 있다. 필요하다면 환자의 머리와 목을 부드럽게 똑바로 펼 수도 있다. 등과 척추를 관찰하기 위해서 환자의 등을 돌리고 환자를 다시 고정판에 눕힐 때는 비틀림이나 굽힘없이 통나무를 굴리듯이 한다

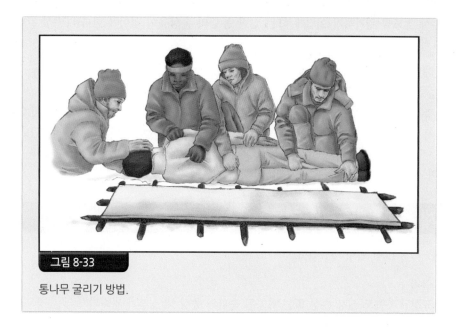

그림 8-33

통나무 굴리기 방법.

그림 8-33. 환자를 들어 올릴 때는 흉부, 골반, 다리의 양측에 한 명 이상의 구조자가 필요하며, 머리쪽에는 한 명의 구조자가 따로 필요하다.

▶ 척추 고정이 필요 없는 경우

야생에서 척추 손상이 발생한 경우에는 척추를 고정한 환자의 이송할 때에 발생할 수 있는 어려움과 척추를 고정하지 않고 이송할 때의 위험성에 대한 비교와 고려가 필요하다. 물론 다행스럽게도 척추 손상이 흔하지는 않다.

추락이나 머리의 직접 충격, 다이빙 손상같이 척추 손상이 흔히 일어나는 기전의 사고에서 척추 손상의 가능성이 배제되고, 척추 고정의 필요성이 없는 경우는 다음과 같다.

- 환자가 손상을 받은 후에 처음 반응부터 지속적으로 안정되어 있으며, 의식이 명료하고 대화가 가능하며 약물이나 술에 취해 있지 않아야 한다.
- 무딘 감각, 찌릿함, 작열감, 별도의 손상이 없는 사지의 마비 및 근 무력 등의 척수 손상과 관련된 징후나 증상이 없어야 한다.
- 척추를 눌렀을 때 나타나는 뚜렷한 압통이 없어야 한다. 척추 양옆의 근육에서 발생하는 경우는 제외된다.
- 뚜렷한 근 연축이 없어야 한다. 근육 긴장이나 염좌에서는 수 시간 후 또는 다음날 근연축이 발생할 수도 있다.
- 움직였을 때 척추 정중앙의 심한 통증이 없어야 한다. 척추에 근접한 근육의 긴장이나 어깨뼈 첨부와 안쪽을 따라 발생하는 통증은 제외된다.

- 척추 손상 정도를 평가하기 어렵게 하는 심한 통증의 손상들이 없어야 한다(다발성 갈비뼈 골절, 팔과 다리의 골절, 척추에 근접한 주요 손상).

환자의 손상 정도를 평가하는 데 실패했을 때는 도움이나 더 나은 장비를 사용할 수 있을 때까지 머리와 척추를 고정하도록 한다.

앞에 언급된 증상이나 징후가 없어 척추 손상이 없을 것이라고 생각될 때는 환자의 머리를 지지하고 정상 운동범위 내로 목을 천천히 돌리고 굽혀보도록 한다. 당신은 환자가 천천히 앉거나 일어설 수 있도록 시도하는 데 지지할 수 있다. 그리고 나서 천천히 회전하고, 앞과 옆으로 굽히도록 시도한다. 단지 가벼운 통증이나 미미한 움직임의 제한은 심각한 척추 손상이 아님을 의미한다.

근골격계 손상 환자의 이송 지침

다음의 환자는 가능한 한 빨리 이송한다.

- 개방성 골절
- 변형이 교정된 후에도 신경 손상 또는 악화된 순환의 증상 및 징후가 완화되지 않는 경우
- 척수 손상이 의심되는 손상
- 대량 출혈이 동반된 손상
- 주요 골절들(엉덩관절, 넓적다리뼈, 골반골, 무릎, 발목, 팔꿈치의 변형이 동반된 손상)
- 정복되지 않은 혹은 주요 부위의 탈구

안전하고 효과적인 여행을 할 수 없는 손상 환자는 통증과 기능 상실을 유발하는 손상에 대하여 비응급 또는 도움을 통한 이송을 제공한다.

다음의 경우는 이송이 필요하지 않다.

- 손가락, 발가락 손상
- 주요 관절 외에 발생한 미미한 관절 손상
- 부목 고정을 시행한 후 편안하게 적절한 기능을 수행할 수 있는 변형이 없는 골절이나 정복된 탈구

▶응급처치 요약

관찰해야 할 것	해야 할 일
팔 손상	**Note:** 모든 손상에서 순환, 감각, 움직임을 확인해야 한다.
어깨 손상 • 국소 압통, 부종, 변형 • 빗장뼈와 어깨 교차점에서 압통과 융기 • 통증의 정도 • 심한 통증과 부종 • 손상된 팔의 자세 • 근육 경련	1. 한쪽 끝은 손상 받은 쪽의 팔뚝을 감싸고 겨드랑이 밑으로 집어넣고, 다른 쪽 끝은 목을 감싸고 뒤로 돌아 묶은 방식의 팔걸이에 손상된 팔을 묶어둔다.
어깨 탈구 • 위팔은 대개 몸에서 멀어짐 • 변형 • 움직일 때 통증	1. 의학적 처치가 지연될 것이라고 판단되면 정복을 시도한다. 2. 손상된 쪽으로 패드를 사용하여 부목 고정을 시행한다.
위팔 손상 • 부종과 변형 • 운동 신경 기능 장애 • 심한 통증	1. 반지는 제거한다. 2. 팔을 부목으로 고정한다. 3. 팔과 가슴 사이에 패드를 댄다. 4. 끈이나 넥타이를 이용하여 삼각건을 착용한다.
팔꿈치 손상 • 중대한 변형 • 심한 통증 • 부종과 압통 • 움직일 때 통증 • 운동 신경 기능 장애	1. 반지를 제거한다. 2. 삼각건을 착용하여 고정시킨다. 3. 팔꿈치를 발견된 자세로 유지한다. 4. 의학적 처치가 지연될 것이라고 판단되면 정복을 시도한다.
아래팔 손상 • 손목이나 아래팔의 변형	1. 반지를 제거한다. 2. 팔뚝의 변형이 심한 상태면 정복을 시도한다. 3. 부목 고정을 시행한다. 4. 혈액순환을 돕고 부종을 줄이기 위해 손가락 운동을 하게 한다.

관찰해야 할 것	해야 할 일
손의 손상 • 변형과 부종 • 정렬에서 벗어난 손가락	1. 손바닥에 패드를 댄다. 2. 정렬에서 벗어난 손가락을 정복한다. 3. 아래팔과 손 아래를 따라 단단한 부목을 고정한다.
손가락의 탈구와 골절 • 굽혀진 상태로 펴지지 않는 손가락 끝 • 잡거나 집을 수 없는 상태 • 통증과 부종 • 제한된 움직임 • 멍 • 인접한 뼈들의 비정상적인 위치	1. 관절 부위의 손가락을 직선 또는 젖힌 상태로 천천히 잡아당긴다. 2. 탈구된 뼈의 기저 부위를 제자리로 밀어 넣는다. 3. 기능적 위치에서 손가락에 부목을 댄다. 4. 이웃한 손가락과 같이 테이핑을 하여 움직임을 제한한다.

하지 손상

관찰해야 할 것	해야 할 일
엉덩이 손상 • 엉덩이 주위에 통증이 있는 심각한 손상 • 체중을 견딜 수 없는 상태 • 다리 길이가 때때로 다를 수 있음 • 비정상적인 자세로 고정된 다리	1. 다리를 재정렬시킨다. 2. 손상을 받은 다리를 정상의 다리와 함께 부목을 시행한다. 3. 다리 사이와 손상을 받은 다리 주위에 패드를 댄다. 4. 이송한다.
골반 손상 • 압박에 악화되는 통증 • 걷거나 앉기가 힘듦 • 쇼크의 징후 • 혈뇨 또는 호흡곤란	1. 딱딱한 척추 교정판, 들것 또는 썰매에서 환자를 안정시킨다. 2. 이송한다.
넓적다리 손상 • 심한 통증 • 부종과 변형 • 비정상적인 움직임 • 삐걱거리는 감각 • 길이가 다른 다리	1. 도수 정복을 한다. 2. 편안한 자세로 안정화시킨다. 3. 이송한다.

관찰해야 할 것	해야 할 일
무릎 손상 • 무릎을 굽히거나 펼 때에 통증 • 무릎뼈의 가장자리를 따라 현저한 압통 • 중대한 변형 • 부종	1. 탈구된 무릎뼈를 정복한다. 2. 다리와 무릎을 감싼다. 3. 필요하다면 지팡이나 목발을 즉석에서 만들어 사용한다. 4. 필요하다면 이송한다.
종아리 손상 • 심한 통증 • 부종 • 삐걱거리는 감각을 동반한 비정상적인 움직임 • 변형 • 체중을 견딜 수 없는 상태 • 개방성 골절	1. 각이 형성된 변형은 부드럽게 견인하여 교정한다. 2. 무릎과 발목을 고정하기 위하여 종아리 골절에 부목을 시행한다. 3. 이송한다.
발목 손상 • 부종 • 압통 • 멍 • 통증	1. 환자의 신발을 벗길지 그대로 둘지 결정한다. 2. 발목의 변형은 교정한다. 3. RICE 술기를 사용한다. 4. 염좌인 경우에는 압박 붕대를 사용한다. 5. 골절인 경우에는 발목에 부목을 고정한다.
발의 손상 • 국소 압통과 통증 • 부종과 멍	1. 뻣뻣한 신발과 버팀대를 제공한다. 2. 걸을 때 통증이 심해지면 멈추도록 한다. 3. 이송한다.
발가락의 손상 • 부종 • 변형	1. 필요시 견인한다. 2. 버디 테이핑으로 손상을 받은 발가락을 고정한다. 3. 뻣뻣한 신발을 신고 걷도록 한다.
척추 손상 • 팔다리의 무딘 감각, 찌릿함, 운동 장애, 작열감 • 장 혹은 방광 조절의 상실 • 팔 혹은 다리의 마비 • 척추의 중앙 돌기를 따라 나타나는 압통	1. 호흡을 확인한다. 2. 환자에게 가만히 있으라고 지시한다. 3. 머리를 지속적으로 지지해 준다. 4. 척추 교정판으로 척추를 고정시킨다. 5. 즉시 이송한다.

9 순환기 응급

▶ 해부학과 생리학

순환기계는 심장 `그림 9-1`, 혈관, 혈액의 3가지 구성 요소로 되어 있다.

심장은 4개의 방으로 이루어진 근육 펌프로, 몸에서 산소가 부족한 혈액을 받아 폐(이산화탄소를 제거하고 산소를 재충전)로 보내주고, 산소가 풍부한 혈액을 다시 신체로 돌려 보내준다. 심장의 기능은 가변적이라서 휴식 중에는 심장의 펌프 속도가 느려지고, 운동 중이거나 긴장 시에는 신체의 요구량을 맞추기 위해 더 가속화된다.

혈관은 신체의 다양한 부분으로 가는 혈류를 역학적인 필요에 따라 공급하도록 확장 또는 수축할 수 있는 반응성이 있는 관이다. 동맥은 심장에서 조직으로 혈액을 운반하고 정맥은 혈액을 다시 심장으로 돌아오도록 한다. 동맥은 심장에서 점점 멀어질수록 크기가 줄어들고 결국 현미경으로 봐야 보일 정도로 미세한 작은 모세혈관 그물망이 된다. 이 모세혈관을 통해 산소가 조직으로 전달되고 이산화탄소가 혈액으로 돌아오면서 산소와 이산화탄소의 교환이 이루어진다. 이후 혈액은 정맥을 통해 이동하고, 정맥은 심장으로 가까워질수록 더 커진다. 더 작은 혈관일수록 더위, 추위, 운동, 식사 등 다양한 자극에 더 유연해서 쉽게 확장되거나 수축된다.

혈액은 단백질이 풍부한 혈장이라는 유체 내에 세포가 떠다니는 부유액이다. 적혈구는 산소를 운반하는 역할을 하며 세포의 대부분을 구성한다. 백혈구는 감염에 대항하여 몸을 방어하는 역할을 하고, 혈소판은 혈액 응고에 필수적이다.

순환기계는 모든 구성 부분들이 잘 기능할 때 최상으로 작용한다. 이는 건강한 심장과 정상적인 혈액량, 산소 운반에 충분한 적혈구, 그리고 과도하게 수축되거나 확장되지 않는 혈관이 필요하다.

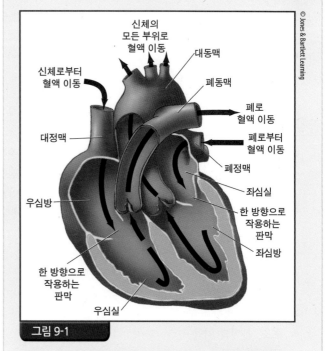

그림 9-1

심장의 모식도. 파란색으로 표시된 부분은 신체로부터 폐로 이동하는 산소가 부족한 혈액을 나타낸다. 빨간색으로 표시된 부분은 폐로부터 들어와서 신체로 이동하는 산소가 풍부한 혈액을 나타낸다.

▶ 쇼크

쇼크는 산소 공급이 유지될 정도로 혈류가 충분하지 않을 때 발생한다. 생명의 연료가 되는 산소는 적혈구에 의해 폐에서 신체의 모든 살아있는 조직으로 운반된다. 쇼크의 가장 중요한 2가지 원인은 혈액량과 혈압의 감소이다. 성인에서 500~700 mL 가량의 혈액 손실이 있으면 쇼크의 첫 번째 단계를 일으킬 수 있다. 혈액량의 감소는 다음과 같은 이유로 발생할 수 있다.

- 내부 및 외부 출혈(내부 출혈은 보통 복부에서 발생한다.)
- 설사, 구토, 발한에 의한 심한 탈수(특히 수분 섭취 부족과 동반될 경우)

혈압의 감소는 다음과 같은 이유로 발생할 수 있다.

- 과민반응(심한 알레르기 반응)이나 척수 손상 시에 혈관의 확장. 작은 혈관이 확장되고 그 확장된 공간을 채울 혈액량이 충분하지 않으면 혈압의 감소를 일으킨다.

- 심정지 후와 같이 심장의 적절한 펌프 기능 불가능. 손상된 심근은 혈액을 보내주는 펌프의 기능을 효율적으로 할 수 없어서 혈류와 혈압을 위험수준까지 떨어뜨릴 수 있다.
- 심한 감염은 쇼크를 일으킬 수 있는 독성 물질을 만들어낼 수 있다(독성 쇼크 증후군).

관찰해야 할 것

- 빠르고 약한 맥박–쇼크에 가장 부합되는 징후. 혈액량이 감소하면 순환하는 혈액을 더 빠르게 보충하기 위해 심장이 더 빨리 뛴다. 혈압은 감소하고 이로 인해 맥박이 약해진다. 초기 쇼크 상태에서는 환자가 누워 있는 경우 맥박수가 정상일 수 있으나 환자가 앉거나 일어서면 빨라진다.
- 빠른 호흡. 더 많은 산소를 혈액에 공급하기 위해 호흡 역시 빨라진다.
- 창백하거나 푸른 피부(청색증)와 손톱 및 입술. 혈류를 더 중요한 생체 장기에 다시 돌려보내기 위해 피부에 있는 혈관이 수축하면서 피부색과 온도의 변화가 생긴다.
- 차갑고 축축한 피부
- 초조, 불안과 위약
- 구역 및 구토
- 의식 수준의 변화

쇼크는 병원 치료를 필요로 한다. 진짜 쇼크가 자발적으로 호전될 것이라고 기대해서는 안 된다. 구조자의 치료는 쇼크의 효과를 감소시킬 뿐이다.

해야 할 일

1. 호흡을 확인하고 환자의 앞과 뒤 모두에서 출혈이 있는지 평가한다. 외부 출혈이 쇼크를 유발하기에 불충분해 보인다면, 복부, 흉부, 위 및 장 안의 내부 출혈을 고려한다.
2. 모든 출혈을 조절하고 주요 부상들을 치료한다.
3. 환자의 등을 바닥에 대고 눕힌다.
4. 환자를 보호하고 따뜻하게 유지한다. 여분의 옷, 코트, 담요나 침낭을 환자의 아래위로 사용하여 열 손실을 막는다.
5. 외상성 쇼크 환자의 경우에는 음식을 주지 않는다. 환자가 삼킬 수 있을 정도로 의식이 명료하다면 깨끗한 물만 준다.
6. 탈수 때문에 발생한 쇼크이고 환자가 안전하게 삼킬 수 있을 정도로 의식이 명료하다면 환자에게 소금이 약간 포함된 물이나 스포츠 음료를 입으로 준다. 수분 보충이 가장 중요하다.
7. 심각한 손상을 입은 환자는 쇼크가 불가피한 것으로 간주하고 치료한다.
8. 환자를 가능한 한 빨리 이송한다.

소아에서의 참고사항

소아의 신체는 심박수를 증가시켜 쇼크에 대응한다. 신생아에서 정상 최대 심박수는 160회/분이고, 미취학 아동은 140회/분, 학령기 아동은 120회/분이다. 심박수는 통증이나 공포 때문에도 상승될 수 있다. 출혈이 있는 소아에서 혈압은 혈액량의 약 40%가 소실될 때까지도 유지될 수 있다. 응급처치제공자가 주의하지 않으면 정상적이고 강한 맥박처럼 보이기 때문에 안심할 만한 상황으로 잘못 판단할 수 있다. 약 40% 가량의 혈액량이 소실된 후에 소아의 상태는 빠르게 악화된다. 심박수의 증가, 모세혈관 재충전 시간의 연장, 의식의 저하, 무기력이나 초조함 등은 쇼크 상태가 임박했다는 징후이다. 치명적인 상황이 오기 전에 쇼크 상태가 임박한 것을 알아차리기 위해 생체징후와 의식 상태를 관찰한다.

▶ 내부 출혈

내부 출혈은 위궤양과 유산 같은 질병, 외부 출혈이 없는 손상(흉강 내로 출혈되는 폐 손상, 복강 내로 출혈되는 비장 및 간 손상 등)으로 발생한다. 골반, 고관절, 허벅지 부위의 골절 역시 보이지 않는 심각한 출혈을 일으킬 수 있다. 혈액이 보이지 않기 때문에 내부 출혈은 발견하기 어렵고 현장에서 조절되는 경우가 거의 없으며, 생명에 위협적일 수 있다.

관찰해야 할 것

- 통증이 있고, 압통이 있으며 딱딱한 복부(복부 내 출혈의 가능성이 있음을 나타낸다)
- 갈비뼈 골절 및 가슴의 멍, 가쁜 숨
- 알 수 없는 쇼크의 징후들(위약, 어지럼증 및 실신, 빠른 맥박, 차갑고 축축한 피부)
- 토혈 및 객혈
- 검은색 또는 다량의 혈액이 포함된 대변(혈액이 소화되면서 검은색이 된다)
- 임신한 여성은 질 출혈이나 복통이 심각한 문제의 징후이다.

해야 할 일

1. 출혈의 심각성을 평가하기 위해 호흡을 반복적으로 확인한다.
2. 구토에 대비한다. 환자가 의식이 명료하지 않다면 구토 후 흡인을 방지하기 위해 옆으로 돌아 눕힌다(회복자세).
3. 환자가 의식이 명료하다면 쇼크를 치료하고 환자를 따뜻하게 유지한다.
4. 즉시 의료기관으로 이송한다.

▶ 심장질환과 가슴 통증

가슴 통증의 원인은 심장질환, 폐질환, 폐렴과 기관지염 같은 감염, 근육 긴장, 타박상, 위궤양, 담석 같은 복부 문제 등이 있다. 가슴 통증이 다음 증상과 연관되어 있을 때는 심각한 질환을 고려해야 한다. 호흡곤란, 위약, 청색증(피부와 입술이 푸르스름해짐), 차갑고 축축한 피부, 복장뼈 아래에 무겁고 짓누르거나 타는 듯한 또는 쥐어짜는 듯한 통증이 있을 때, 목, 턱, 목구멍, 팔 또는 어깨로 통증이 방사될 때, 이전에 유사한 통증이 있었던 심장 또는 폐질환의 병력이 있는 환자에게 증상이 발생한 경우이다. 운동에 의해 유발되는 소화불량을 호소하는 환자도 심장질환의 가능성이 있다.

대부분 가슴 통증의 원인은 관상동맥 질환이다. 콜레스테롤 침전물이 관상동맥을 좁아지게 하고 심장 근육(심근)으로 가는 혈액의 공급을 차단한다. 관상동맥 협착이 별로 크지 않은 경우 환자는 어려움 없이 일상적인 활동을 수행할 수 있다. 하지만 운동을 하거나 격한 감정 상태에 있을 때는 심장 근육은 좁아진 동맥으로 통과할 수 있는 것보다 더 많은 혈액을 필요로 하게 되고, 심근에 상대적인 혈액 부족이 생기면서 통증을 일으킨다.

환자가 과식하고 난 후 언덕을 걸어 올라가던 중 가슴 중간을 짓누르는 통증이 생겨서 멈추어 서게 되는 것이 특징적인 예시이다. 1~2분가량 휴식 후에 통증은 사라지지만 환자가 다시 걸으면 다시 통증이 발생한다.

휴식이나 니트로글리세린(혈류를 개선시키는 약물)에 의해 호전되는 통증이거나 15분 이하로 지속되는 경우 협심증이라고 한다. 더 심각하고, 오래 지속되고 휴식이나 니트로글리세린에 의해 호전되지 않는 통증은 환자가 응급상황인 심근경색이 있다는 것을 암시하는 것일 수도 있다. 환자는 일반적으로 불안해하고 가쁘게 숨을 쉬며, 차갑고 축축한 피부를 보이며 청색증이 있을 수도 있다. 어지럼증을 호소할 수 있으며 누워있는 것보다 앉아 있고 싶어 할 수도 있다. 하지만 가끔 환자가 불편감을 거의 호소하지 않으며 지금 심근경색이 생겼다는 사실을 모를 수도 있다.

관찰해야 할 것

일차 평가를 시행한다. 환자가 명백하게 위험한 상황에 있다는 징후들은 다음과 같다.

- 환자의 병력 청취의 예시로 이전의 유사한 통증, 심장 또는 폐질환의 병력, 최근 가슴 부위 외상, 가슴 부위 근육과 관련된 평소와 다른 신체적 활동(들어올리기, 클라이밍, 노 젓기, 무거운 짐 옮기기 등), 최근의 호흡기계 감염 등이 있었는지를 명시해야 한다. 궤양, 담낭 질환, 신경성 위장질환, 열공탈장, 과민성 대장질환 등 이전 소화기계 질환에 대해서 질문한다. 복용한 약물과 왜 복용했는지도 질문한다.

- 비정상 맥박, 비정상 호흡과 의식 상태의 변화
- 통증의 위치, 유형, 심각도, 지속 시간; 통증의 변화; 호흡, 기침 또는 신체적 활동과 관련될 가능성; 호흡곤란. 환자에게 통증을 묘사해보도록 질문한다.
- 감염 증상(오한, 열, 기침, 가쁜 숨, 인후통, 귀의 통증, 지끈거리는 머리 등은 가슴 부위의 감염을 의미할 수 있다)
- 소화불량
- 생체 징후의 변화, 특히 체온, 맥박, 호흡 수, 피부 상태(색과 습한 정도)

참고사항

협심증이 지나가고 난 후에 환자는 정상적으로 보일 수 있다. 심근경색이 발병하면 환자는 초조해하고 명백한 통증이 있으며 아파 보인다.

해야 할 일

협심증에 대해 다음과 같이 한다.

1. 중년이나 노인에서 전형적인 통증이 발생하는 경우, 특히 이전에 심장질환이나 협심증의 병력이 있는 경우에는 협심증을 의심한다.
2. 환자가 이전에 협심증이 있었다면 보통 니트로글리세린(스프레이나 아스피린 반 정도 크기의 작고 하얀 알약)을 가지고 다니며 어떻게 사용하는지 알고 있을 것이다. 약통에 적혀 있는 지시 사항에 따라 환자가 약을 사용하도록 도와준다. 니트로글리세린은 혈관을 확장시키고 심근으로 가는 혈류를 증가시킨다. 니트로글리세린을 복용할 때는 혈압이 떨어지면서 지끈거리는 두통을 일으킬 수 있기 때문에 환자를 앉아있거나 누워있게 한다.
3. 통증이 15분 이내 멈추면 이는 협심증일 것으로 생각된다. 만약 지속되면 심근경색을 의심한다(다음 단계의 목록을 참고한다).
4. 협심증이 의심되는 환자는 이송한다. 환자가 통증 없이 걸을 수 있다면 야생 현장을 걸어 나올 수 있다.

심근경색이 의심된다면, 다음과 같이 한다.

1. 환자를 대피시키고 따뜻하게 유지한다.
2. 환자가 아스피린에 알레르기가 없다면 아스피린 1정을 복용시킨다. 심근경색 초기에 아스피린을 복용하면 사망률을 감소시킨다.
3. 환자에게 물이나 깨끗하고 자극적이지 않은 음료수 외에는 주지 않는다.
4. 즉시 이송하도록 준비한다.

심장 리듬의 변화

정상적인 심장 박동은 리듬이 규칙적이다. 때때로 느리기도 하고 빠르기도 하지만 항상 규칙적이다. 맥박을 촉지해보면 가끔 박동이 한 번씩 없어지거나 완전히 불규칙한 것을 느낄 수 있다. 대부분의 불규칙한 심장 리듬은 무해하다. 완전히 불규칙한 리듬(치명적인 심실세동과 혼동해서는 안 되는 심방세동)은 고도가 높은 경우와 환자가 저체온 상태에 있는 경우에 때때로 발견된다. 두 가지 모두의 경우에서 환자가 그 환경에서 벗어나면 정상으로 돌아온다.

심박수가 휴식 상태에서 120회/분 이상이거나 환자가 정상적으로 활동하는 것이 불가능하다면 환자를 이송한다.

▶응급처치 요약

관찰해야 할 것	해야 할 일
쇼크	
쇼크 • 빠르고 약한 맥박 • 빠른 호흡 • 창백하거나 푸른(청색증) 피부와 손톱 및 입술 • 차갑고 축축한 피부 • 초조, 불안과 위약 • 구역 및 구토 • 의식 수준의 변화	1. 호흡을 확인하고 환자를 평가한다. 2. 모든 출혈을 조절하고 주요 부상들을 치료한다. 3. 환자의 등을 바닥에 대고 눕힌다. 4. 환자를 보호하고 따뜻하게 유지한다. 5. 외상성 쇼크 환자의 경우에는 음식을 주지 않는다. 6. 탈수 때문에 발생한 쇼크이면 환자에게 물이나 스포츠 음료를 입으로 준다. 7. 심각한 손상을 입은 환자는 쇼크가 불가피한 것으로 간주하고 치료한다. 8. 환자를 가능한 한 빨리 이송한다.
내부 출혈	
• 통증이 있고, 압통이 있으며 딱딱한 복부 • 갈비뼈 골절 및 가슴의 멍 • 알 수 없는 쇼크의 징후들 • 토혈 및 객혈 • 검거나 다량의 혈액이 포함된 대변 • 임신한 여성의 질 출혈이나 복통	1. 호흡을 확인한다. 2. 환자를 옆으로 돌아 눕힌다(회복자세). 3. 환자가 의식이 명료하다면 쇼크를 치료하고 환자를 따뜻하게 유지한다. 4. 즉시 의료기관으로 이송한다.
심장질환과 가슴 통증	
협심증과 심근경색 • 환자의 SAMPLE 병력 청취 • 비정상 맥박, 비정상 호흡과 의식 상태의 변화 • 통증의 위치, 유형, 심각도, 지속 시간 • 감염 증상 • 소화 불량 • 생체 징후의 변화	1. 가능하다면 환자에게 니트로글리세린 스프레이나 알약을 준다. 2. 환자가 아스피린에 알레르기가 없다면 아스피린 1정을 준다. 3. 즉시 이송한다.

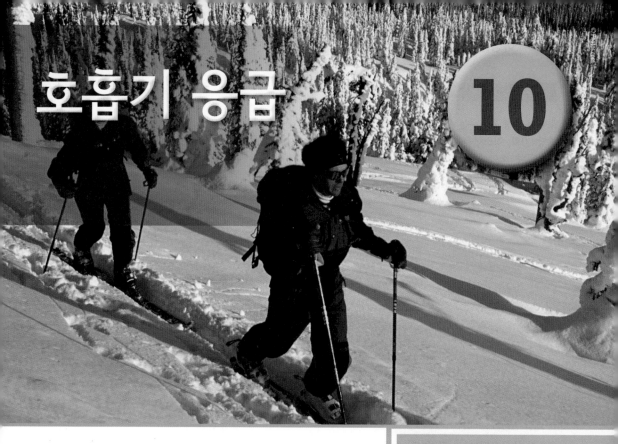

호흡기 응급

우리 몸은 생명유지를 위해 호흡을 통하여 지속적인 산소의 공급이 필요하다. 받아들인 산소는 대사를 통해 소모되어 이산화탄소를 생성한다. 호흡기는 산소를 받아들이고 이산화탄소를 배출하는 기능을 하는 기관의 집합체이다. 환기는 공기를 폐 안팎으로 이동시키는 과정이다. 호흡에는 폐의 가스 교환이 포함된다. 호흡기 문제는 중증일 수도 있고, 경증일 수도 있다. 중증의 문제는 급속하게 진행되며 생명을 위협할 수 있다.

해부학과 생리학

호흡기에는 공기 통로, 폐, 흉벽 및 횡격막이 포함된다. 횡격막은 가슴과 복부를 구분하는 근육으로 된 막이다. 갈비뼈, 가슴 근육 및 횡격막은 환기를 위한 펌프 작용을 한다. 가슴은 위의 쇄골과 아래쪽의 갈비뼈를 경계로 하는 공간이다.

이 장을
한 눈에 보기

▶ 해부학과 생리학

▶ 가슴 손상

▶ 호흡기 질환

소아에서의 참고사항

소아의 정상 호흡수는 성인보다 많으며 연령에 따라 다르다. 미취학 소아의 경우 분당 30회, 학령기 소아는 분당 20회, 청소년은 분당 12회이다. 빠르고 그렁거리는 소리를 동반하는 호흡은 호흡기에 문제가 있음을 나타낸다. 소아에서 갈비뼈는 매우 탄력적이다. 이로 인해 가슴에 직접적인 충격이 있더라도 갈비뼈의 골절은 드물다. 하지만 폐와 다른 구조물의 심각한 타박상을 유발할 수 있다.

가슴 양쪽에는 12개의 갈비뼈가 있으며, 뒤쪽으로는 척추에 붙어 있다. 앞쪽의 상위 10개 갈비뼈는 복장뼈와 연결되어 있으나, 11번째 및 12번째 갈비뼈는 짧아서 복장뼈와 직접 연결되어 있지 않다.

공기는 입과 코, 성대를 지나 기관으로 들어온 이후 다시 좌우 기관지를 통해 양쪽의 폐로 들어간다. 기관지는 지속적으로 세분화되어 마지막 단계에서 폐포라 불리는 작은 공기주머니로 끝난다. 폐포 벽의 얇은 막을 통하여 폐포 내 공기와 혈액 사이에서 산소와 이산화탄소를 교환한다.

가슴 내부의 주요 구조물은 폐, 심장 및 심장에 부착된 큰 동맥과 정맥이 있다. 폐는 흉곽 내벽을 둘러싸는 막인 흉막으로 둘러싸여 있다. 각 폐와 흉벽 사이의 잠재적인 공간인 흉막강은 폐나 가슴 벽에 상처를 입은 후에 혈액이나 공기로 채워질 수 있다. 한쪽 흉막강에는 혈액이나 공기가 있고 다른 쪽 흉막강에는 없을 수 있다. 폐는 각 흉막강의 음압에 의해 팽창을 유지한다. 만약 흉막강이 열리면 부분적인 진공상태는 깨어지고 폐는 쪼그라든다.

호흡기 응급 상황에는 질병이나 손상이 있다. 손상은 개방성 또는 폐쇄성으로 분류된다. 개방성 손상은 흉벽을 관통하는 상처이다. 폐쇄성 손상은 갈비뼈 골절, 동요가슴, 폐 또는 심장 타박상을 포함한다. 질병은 공기 통로(감기, 기관지염 및 천식), 폐(폐렴), 흉벽(흉막염) 또는 세 영역 모두에 영향을 줄 수 있다. 심장질환은 호흡 곤란 및 폐부종(폐에 물이 고임)과 같은 이차적인 호흡 문제를 일으킬 수 있다.

가슴 손상

심각한 가슴 손상은 일반적으로 자동차 사고나 높은 곳에서의 추락과 같은 고에너지 외상에서 발생한다. 가슴의 고에너지 외상은 종종 머리와 척추에 심각한 손상이 동반된다. 근육의 긴장이나 타박상과 같은 경증 손상은 단순 낙상이나 부딪침과 같은 저에너지 사고나 가슴과 팔 근육의 과다 사용으로 인해 발생할 수 있다. 손상의 특성과 중증도에 대한 단서로 사고기전을 고려해야 한다.

▶ 가슴 손상에 대한 평가와 치료

모든 가슴 손상에 대한 예비 평가와 치료는 동일하다. 먼저, 기도와 호흡을 평가한다. 환자의 호흡이 정상인지 또는 호흡 부전인지 평가하기 위해 밝은 조명 아래에서 가슴을 노출시켜 검사한다. 손상 부위와 정상 부위 모두를 비교 관찰해야 한다. '환자 평가와 응급처치' 장에서 다룬 DOTS를 떠올려 보자.

관찰해야 할 것

- 비정상적인 호흡 또는 기도 폐쇄 증상. 빠르고 얕은 호흡을 평가한다.
- 통증을 동반한 호흡과 기침
- 잡음을 동반한 호흡
- 산소 부족을 암시하는 입술이나 손톱의 청색증
- 피가 섞인 기침이나 분홍색 거품
- 상처
- 상처의 안팎으로 공기의 이동으로 인한 빨려들어 가는 소리
- 가슴의 한쪽 또는 양쪽의 움직임 감소 **그림 10-1**
- 부러진 갈비뼈의 움직임으로 인한 삐걱거리는 소리
- 맥박수 증가
- 내부 출혈과 쇼크 징후
- 어깨 통증은 횡격막의 자극으로 인해 발생할 수 있다.
- 찔린 폐에서 유출된 피부 아래의 공기. 스펀지, 뿌직거리는 느낌의 종창을 평가한다.
- 다른 손상(척추, 두부, 복부 손상 및 사지 골절)에 대하여 평가한다.

해야 할 일

1. 기도를 열린 상태로 유지한다.
2. 환자가 편안한 자세를 취할 수 있도록 도와준다.
3. 누워있는 경우에 가능하다면 손상 부위가 위로 가도록 눕게 한다.
4. 깊은 호흡을 권장한다.
5. 호흡이나 기침할 때 통증이 동반된다면, 환자가 깊은 호흡과 기침을 하는 동안 패드나 베개로 손상 부위를 단단히 고정한다.
6. 환자가 호흡곤란이 심해 완전한 문장을 말할 수 없거나, 청색증이나 상태 악화의 징후가 있다면 이송한다.

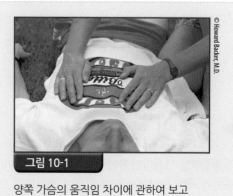

그림 10-1

양쪽 가슴의 움직임 차이에 관하여 보고 느끼기.

▶ 갈비뼈 골절

갈비뼈 골절은 여러 부위에서 다발성으로 발생할 수 있다. 갈비뼈 골절은 단순 골절에서부터 내부 장기 손상을 동반한 손상까지 다양할 수 있다. 고에너지 손상에서는 폐 손상과 같은 내부 손상이 더 흔하다. 하부 갈비뼈 골절은 복부 손상과 연관될 수 있다.

인접한 여러 개의 갈비뼈가 부러질 수 있다. 만약 한 군데 이상에서 부러진 경우, 흉벽이 호흡을 도와주지 못하는 동요가슴이 발생할 수 있다. 동요가슴은 동요된 흉벽이 흡기 중에는 안쪽으로, 호기 중에는 바깥쪽으로 움직이는 비정상적 움직임으로 나타난다. 이로 인해 정상적인 호흡과 반대의 역설적 움직임을 나타낸다.

관찰해야 할 것

- 앞서 언급한 대로 가슴 손상을 평가한다.
- 특히 깊은 호흡과 기침을 할 때 심하고 국소적인 가슴 통증
- 하나 또는 그 이상의 갈비뼈의 압통
- 푹 꺼진 갈비뼈 또는 동요가슴 같은 변형
- 부러진 갈비뼈의 움직임으로 인한 삐걱거리는 소리
- 호흡곤란
- 피 또는 분홍색 거품이 섞인 기침
- 복통, 복부팽만 및 압통

해야 할 일

1. 환자에게 진통제를 복용시킨다.
2. 통증이 있는 쪽의 겨드랑이에 베개나 패드를 끼우고 팔로 감싸게 한다.
3. 움직임으로 인한 통증이 아주 심하지 않으면 가슴을 감싸서 고정할 필요는 없다.
4. 갈비뼈 하나의 단순 골절은 응급한 문제가 아니므로, 하이킹이나 리프팅과 같은 격렬한 활동을 제한할 수는 있지만 환자를 이송하지 않아도 된다.
5. 환자의 손상 부위를 고정하기 위하여 손상부위를 아래로 하여 눕게 한다.
6. 동요가슴인 경우, 그 부위보다 범위가 넓은 큰 패드를 대고 테이프를 붙이거나 감아서 고정한다.
7. 동요가슴이나 청색증 또는 심한 호흡곤란이 동반된 경우 이송한다.

▶ 기흉 및 혈흉

정상적인 가슴막안에는 윤활액의 얇은 막이 있다. 하지만 폐 손상이나 가슴 관통상에 의해 가슴막안에 공기가 새어 들어가게 되면 기흉이 발생한다. 또한, 공기는 폐의 표면에 있는 작은 기포(공기주머니)의 파열로 외상없이 자연적으로 가슴막안으로 들어갈 수 있다. 가슴막안에 정상적으로 존재하는 진공 상태가 깨어지게 되고 폐의 허탈이 일어난다.

혈흉은 가슴막안에 출혈이 있을 때 발생한다 **그림 10-2** . 심각한 외상으로 인해 가슴막안이 혈액으로 채워져서 폐의 허탈이 발생할 수 있다. 출혈은 심해질 수 있으며 쇼크를 유발할 수 있다. 작은 혈흉은 종종 갈

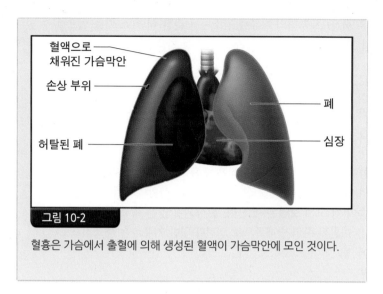

혈액으로
채워진 가슴막안

손상 부위

폐

허탈된 폐

심장

그림 10-2

혈흉은 가슴에서 출혈에 의해 생성된 혈액이 가슴막안에 모인 것이다.

비뼈 골절과 함께 발생하며, 어깨로부터의 방사통을 유발할 수 있다. 대부분의 경우 기흉은 어느 정도의 혈흉이 동반되며, 이때는 혈기흉이라고 말한다.

관찰해야 할 것

- 심각한 가슴 손상의 징후
- 점진적인 호흡곤란의 악화
- 관통된 상처는 있을 수도 있고 없을 수도 있다.
- 가슴의 한 쪽이 다른 쪽보다 덜 움직일 수 있다.
- 기관지가 병변의 방향을 따라서 이동할 수 있다.

해야 할 일

1. 호흡이 억제되지 않는 범위에서 가장 편안한 자세를 취하도록 허용한다.
2. 환자를 즉시 이송한다.

▶ 긴장성 기흉

긴장성 기흉에서는 폐 표면의 찢긴 병변이 단방향 밸브로 작용할 수 있다. 공기는 흡기와 함께 가슴막안으로 유출되지만 호기시에는 덮개모양의 밸브가 닫혀서 가슴막안에 공기가 갇히게 된다. 호흡을 할수록 점점 더 많은 공기가 가슴막안에 갇혀 있게 된다. 가슴 내 압력이 빠르게 증가하고 폐와 심장의 기능에 심각하고 즉각적인 영향을 주게 된다. 가슴 내 압력이 증가하게 되면 환자가 숨을 쉬는 것이 불가능해지고 질식이 일어난다. 증가된 압력은 심장으로부터의 혈류를 감소시켜 순환 허탈(쇼크)을 일으킬 수 있다. 긴장성 기흉 환자가 죽어가는 것처럼 보일 경우 긴급히 대처한다. 긴장성 기흉은 갑작스럽게 사망에 이른다.

관찰해야 할 것

- 임종 호흡 또는 가슴과 목 근육을 들썩이며 힘들어 보이는 호흡
- 입술과 손톱의 청색증
- 정상 측보다 손상을 받은 측 가슴의 움직임이 약함
- 효과적인 환기를 할 수 없을 정도의 짧은 호흡
- 이환된 쪽의 가슴이 부풀어져 보인다. 특히, 쇄골 상방에서 두드러진다.
- 이환된 가슴이 더 크게 보일 수 있으며, 손상되지 않은 쪽보다 덜 움직인다.
- 기관(기도)은 이환된 쪽의 반대쪽으로 밀린다(일반 기흉과는 대조적으로).
- 목과 얼굴에 정맥이 두드러져 보인다.
- 쇼크의 징후
- 환자는 거의 죽은 것처럼 보인다.

고급 술기

긴장성 기흉

긴장성 기흉의 경우 다음과 같은 의학적 술기가 환자의 생명을 구하기 위한 유일한 방법이며, 표준 응급처치의 범위를 벗어난다.

1. 공기를 배출하여 가슴 내부의 압력을 감소시키기 위해 큰 의료용 바늘이나 카테터를 이환된 가슴막안으로 밀어 넣는다.
2. 즉시 환자를 이송한다.

▶ 개방성 손상

개방성 가슴 손상에서 공기가 외부에서 가슴막안으로 들어갈 정도로 큰 상처가 있다면 기흉이 발생한다. 폐는 쪼그라들게 되며 다시 상처를 폐쇄하기 전까지 팽창되지 않는다. 공기가 상처를 통해 가슴막안의 안팎으로 흐르면 빨아당기는 소리가 날 수 있는데 이런 이유로 "흡입성 가슴 상처"라고 한다.

관찰해야 할 것

- 심한 타격이나 낙상으로 인한 손상
- 가슴벽에 공기가 통할 수 있는 분명한 구멍이 있는 상처는 흡기 및 호기 시 시끄럽게 소리를 내며 움직일 수 있다.
- 기흉의 징후

해야 할 일

1. 공기가 탈출하거나 들어오지 않게 하기 위해 두껍고 비침투성의 드레싱(바셀린 거즈 및 큰 드레싱 또는 비닐봉지나 부피가 큰 천으로 덮여진 주방용 랩 같은 임시 드레싱)으로 피부에 가깝게 밀착하여 덮는다.

2. 때때로 상처를 밀봉하는 것이 해로울 수 있다. 가슴벽의 상처와 함께 폐에 열상이 있는 경우, 공기는 가슴막안으로 계속 빠져 나와 압력이 높아질 수 있다. 만약 환자의 상태가 악화되면, 호기시 공기가 빠져 나가도록 하기 위해 드레싱의 모서리를 풀어준다.

호흡기 질환

호흡기 질환은 흔하며, 경증 또는 중증일 수 있다. 천식과 같은 일부 질병은 만성적이거나 증상이 반복적으로 나타나지만, 야외 활동에 참여할 수 있을 정도로 치료될 수 있다. 폐렴과 같은 일부 질병은 급성으로 나타나며, 환자를 매우 아프게 하기도 한다.

호흡기 질환은 일반적으로 상부 및 하부 호흡기 감염, 천식과 같은 비감염성 질환, 그리고 근육 염좌와 같은 가슴벽 문제로 분류된다. 상부 호흡기 감염은 감기, 인후염 및 부비동 감염 등이 있다. 하부 호흡기 감염에는 기관지염(하부 공기 통로의 감염)과 폐렴(폐 자체의 감염)이 있다. 감염은 바이러스성 또는 세균성일 수 있다. 바이러스 감염은 일반적으로 증상이 상대적으로 경하며 특별한 치료 없이도 치유되는 경우가 많지만, 세균 감염은 일반적으로 의학적 치료가 필요하다. 바이러스성 및 세균성 질병의 차이를 말하기는 대개 어렵고, 응급 처치도 동일하다. 호흡곤란과 기침이 심장의 문제일 수도 있다. 흡연자는 비흡연자에 비해 호흡기 질환에 잘 걸린다. 따라서 금연은 매우 중요하다. 호흡기 질환자는 절대로 흡연을 하거나 간접 흡연에 노출되어서는 안 된다.

관찰해야 할 것

- 호흡곤란, 기침 및 통증
- SAMPLE 병력청취. 천식, 흡연, 기타 호흡기 또는 심장 질환의 병력이 있는가? 환자가 호흡기 질환에 대해 약물을 사용하고 있는가?
- 팔의 움직임으로 인한 통증과 가슴의 압통은 가슴벽, 갈비뼈 또는 근육의 자극을 시사한다.
- 발열과 전신의 근육통은 감염을 시사한다.
- 팔의 움직임과 관련 없는 운동 유발성 가슴 통증은 심장 문제를 시사한다.
- 가래가 섞인 기침(진한 녹색 또는 황색)은 하부 호흡기 감염과 관계가 있다. 피가 보일 수도 있다.
- 콧물, 인후통 및 코막힘과 같은 상부 호흡기 감염 징후
- 눈, 코 또는 이마 주위의 두통은 부비동염과 관련이 있을 수 있다.
- 빈 호흡, 호흡곤란, 청색증 또는 심박수 증가와 같은 심한 호흡 문제 징후.
- 목 또는 턱 주변 림프절의 비대는 감염의 증상이다.
- 숨을 들이쉴 때 양쪽 가슴의 비대칭 확장은 폐렴에 의한 것일 수 있다.

다음과 같은 경우 호흡기 문제가 심각하다고 생각한다.

- 얕고 빠른 호흡, 청색증, 차갑고 축축한 피부가 관찰된다.
- 폐질환의 과거력이 있는 사람에게 이전과 유사한 증상이 발생한다.
- 공기를 들이마시거나 내쉬는 것이 힘들며 이와 함께 가래 끓는 소리나 쌕쌕거리는 소리가 동반된다.
- 가래에 피가 묻어 나온다.
- 숨을 들이마시기가 힘들며 이와 함께 협착음이 동반된다.
- 심장질환 병력, 심혈관질환이 의심되는 흉통의 호소, 비정상적인 심박수 또는 리듬의 발생, 발목의 부종의 관찰된다.
- 피부, 입술, 손톱에 지속적인 청색증이 관찰된다.
- 안정이나 간단한 조치에 호전되지 않는 호흡곤란이 있다.

해야 할 일

만약 심각한 호흡기 질환이 의심되는 경우 다음을 수행한다.

1. 환자를 보호하고 따뜻하게 유지한다.
2. 환자가 가장 편안한 호흡을 할 수 있는 자세를 취하게 한다.
3. 통증이 심해지면 진통제를 복용하게 한다.
4. 환자가 자신의 약물을 사용하도록 도와준다.
5. 즉각적인 이송을 준비한다.

응급한 경우가 아닌 경우 다음을 수행한다.

1. 환자가 편안한 자세를 취하도록 도와준다.
2. 휴식과 수분 섭취를 권장한다.
3. 대부분의 호흡기 질환은 습하고 따뜻한 공기가 도움이 된다. 냄비나 주전자에 물을 끓여 수증기를 흡입하게 한다.
4. 아세트아미노펜이나 이부프로펜과 같은 항염증약물은 통증에 매우 효과가 좋다. 아이들에게 아스피린을 주지 않는다. 라이 증후군이라 불리는 심각한 합병증이 초래될 수 있다.
5. 상부 호흡기 증상에 비충혈 완화제를 사용한다.

▶ 가슴 통증

가슴 통증은 흔히 발생하며 보통은 심각한 질병으로 인한 것이 아니지만, 종종 생명을 위협하는 질병일 수 있으므로 무시해서는 안 된다. 그 원인은 애매모호할 수 있고, 심지어 병원에서도 진단하기 어려울 수 있다. 가슴 통증은 심장질환과의 연관성 때문에 불안을 유발한다. 운동 중 발생하였거나 호흡곤란을 동반한 가슴 통증은 즉시 진료를 받는 것이 좋다. 대부분의 가슴 통증은 다음 중 하나에 의해 발생한다.

- 흉벽의 갈비뼈, 근육 또는 관절에 대한 자극
- 심장질환
- 호흡기질환
- 위장질환

▶ 가슴벽 통증

운동이나 경미한 부상으로 갈비뼈, 가슴 근육 또는 갈비뼈와 복장뼈 사이의 관절에 염좌 또는 타박상이 생길 수 있다. 환자가 통증이 있는 곳을 가리킬 수 있으며 이 부위에 압력을 가할 때 통증이 심해진다. 통증은 콕콕 찌르거나 둔한 양상을 보이며 심호흡, 기침, 몸통이나 팔과 어깨의 움직임에 의해 가중된다. 이러한 가슴벽 통증의 치료에는 운동제한, 스트레칭, 진통제 등이 효과적이다.

▶ 천식

천식은 세기관지의 경련과 부종으로 인해 호흡곤란, 천명음, 기침 등이 반복되는 폐 질환이다. 보통 알레르기(꽃가루, 먼지 및 동물 비듬)나 연기, 대기 오염 및 냉기와 같은 자극, 운동에 의해 발병된다. 약물로 잘 조절되는 환자는 야외 활동이나 운동을 제한할 필요는 없다.

관찰해야 할 것

환자는 천식의 병력이 있을 수 있다. 증상은 가벼운 증상에서부터 심각한 증상에 이르기까지 다양하며 다음과 같다.

- 숨을 내쉬기 힘든 호흡곤란
- 쌕쌕거리는 소리
- 환경적 원인(동물 비듬, 연기 또는 꽃가루)에 대한 노출

해야 할 일

1. 호흡을 돕기 위해 환자가 편안하게 앉는 자세를 취하도록 한다.
2. 환자가 복약지도에 따라 또는 스스로 투약할 수 있도록 도와준다. 대부분의 천식 환자는 처방된 약(흡입기 및 알약)을 가지고 다니고 이를 사용하는 방법을 알고 있다 **그림 10-3** .
3. 수분을 섭취하도록 한다.
4. 다음과 같은 경우 환자를 이송한다.
   - 약을 사용한 후에도 호전이 없을 때. 흡입을 통한 약 투여는 보통 수 분 이내 효과가 나타난다. 경구 알약은 효과가 나타나는 데 수 시간이 걸린다.

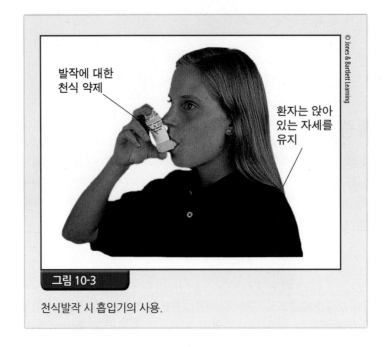

그림 10-3

천식발작 시 흡입기의 사용.

발작에 대한 천식 약제

환자는 앉아 있는 자세를 유지

© Jones & Bartlett Learning

- 반복되는 천식발작
- 심하거나 지속적인 증상
- 이용 가능한 천식약이 없거나 천식에 대한 병력이 없다.

▶ 감기

감기는 일반적으로 바이러스에 의해 유발되는 상부 호흡기 감염이며, 이는 대부분 저절로 호전된다. 치료는 대개 증상 완화이다. 항생제는 감기에 도움이 되지 않는다.

관찰해야 할 것

- 콧물, 두통 또는 불쾌감(무력감)을 호소한다.
- 발열과 오한
- 마른 기침이나 맑은 가래를 동반한 기침

해야 할 일

1. 휴식을 권장한다.
2. 수분 섭취를 권장한다.
3. 필요에 따라 비충혈 완화제와 진통제를 사용한다.
4. 따뜻한 증기를 흡입하면 도움이 될 수 있다.

▶ 기관지염

기관지염은 일반적으로 바이러스로 인한 하부 기도 감염이다. 기관지염은 천식을 유발할 수 있다. 대부분의 기관지염은 경하며 저절로 호전되지만, 호흡곤란이나 폐렴과 같은 심각한 합병증이 발생할 수 있다. 기관지염은 흡연자에게 흔하다.

관찰해야 할 것

- 대개 녹색 또는 노란색 가래, 혈액을 동반한 기침
- 감기 증상: 열, 무력감, 코막힘

해야 할 일

1. 감기처럼 치료한다.
2. 환자가 즉시 금연을 하도록 하고 간접 흡연을 피한다.
3. 호흡 곤란이나 폐렴 징후가 있는 경우 이송한다.

▶ 폐렴

폐렴은 폐의 감염이며 바이러스성 또는 세균성일 수 있다. 바이러스성 폐렴은 일반적으로 감기나 기관지염에 준해 치료할 수 있다. 세균성 폐렴은 종종 매우 심각하고 항생제를 필요로 한다.

관찰해야 할 것

- 매우 아픈 환자, 흔히 가래 섞인 기침, 고열
- 국소적인 가슴 통증, 종종 호흡이나 기침(가슴막염 통증)으로 악화된다.
- 호흡곤란이 있을 수 있다.
- 가슴의 한쪽이 완전히 팽창되지 않을 수 있다.

해야 할 일

1. 기관지염이나 감기처럼 치료한다.
2. 호전되지 않으면 환자를 이송한다.

▶ 양성 과호흡

많은 사람들은 불안에 대한 반응으로 빈 호흡이나 과호흡을 한다. 환자는 충분한 공기를 얻지 못하고 있다고 느끼지만, 실제로는 과도한 호흡을 하고 있다. 과호흡은 혈중 이산화탄소 분압을 저하시켜 체내 전해질이나 산염기 불균형을 초래한다. 이로 인해 다음과 같은 증상이 발생한다.

주의 사항

과호흡 환자에게 주머니(비닐, 종이)로 재호흡시키는 것은 심장과 호흡기에 스트레스를 줄 수 있으므로 하지 않는다.

- 현기증 또는 가벼운 두통
- 호흡곤란 증가
- 입, 손, 발의 감각 저하, 차가움, 저린 감각
- 가슴이 조이거나 불편함

이러한 증상을 심장 발작, 뇌졸중 또는 기타 심각한 문제의징후라고 생각하는 환자는 더욱 불안해하며 과호흡을 유발하여 결국 손과 발의 경련성 구축과 실신을 초래한다. 실신 후 회복과 함께 정상적인 호흡을 회복한다.

외상, 고령자, 당뇨나 심폐질환의 병력이 있는 환자의 과호흡은 심각한 유발 원인이 있을 수 있음을 고려해야한다.

해야 할 일

과호흡이 심각한 신체적 상태로 인한 것이 아니라고 생각되면 다음과 같이 시행한다.

1. 환자를 안심시키고, 스트레스 인자를 제거한다.
2. 천천히 규칙적인 호흡을 하게 한다.
3. 만약 과호흡이 특별한 원인 없이 지속되면 다른 호흡기 질환을 의심해 봐야 하며, 필요시 이송도 계획해야 한다.

▶응급처치 요약

관찰해야 할 것	해야 할 일
가슴 손상	
• 비정상적인 호흡 또는 기도 폐쇄 증상. 빠르고 얕은 호흡을 평가한다. • 통증을 동반한 호흡과 기침 • 잡음을 동반한 호흡 • 산소 부족을 암시하는 입술이나 손톱의 청색증 • 피가 섞인 기침 또는 분홍색 거품 • 상처 • 상처의 안팎으로 공기의 이동으로 인한 빨려들어 가는 소리 • 가슴의 한쪽 또는 양쪽의 움직임 감소 • 부러진 갈비뼈의 움직임으로 인한 삐걱거리는 소리 • 맥박수 증가 • 내부 출혈과 쇼크 징후 • 어깨 통증은 횡격막의 자극으로 발생할 수 있다. • 찔린 폐에서 유출된 피부 아래의 공기 • 다른 손상에 대한 평가	1. 기도를 열린 상태로 유지한다. 2. 환자가 편안한 자세를 취할 수 있도록 도와준다. 3. 누워있는 경우에 가능하다면 손상 부위가 위로 가도록 눕게 한다. 4. 깊은 호흡을 권장한다. 5. 호흡이나 기침할 때 통증이 동반된다면, 환자가 깊은 호흡과 기침을 하는 동안 패드나 베개로 손상 부위를 단단히 고정한다. 6. 환자가 호흡곤란이 심해 완전한 문장을 말할 수 없거나, 청색증이나 상태 악화의 징후가 있다면 이송한다.
갈비뼈 골절 • 앞서 언급한 대로 가슴 손상을 평가한다. • 특히 깊은 호흡과 기침을 할 때 심하고 국소적인 가슴 통증 • 하나 또는 그 이상의 갈비뼈의 압통 • 푹 꺼진 갈비뼈 또는 동요가슴 같은 변형 • 부러진 갈비뼈의 움직임으로 인한 삐걱거리는 소리 • 호흡곤란 • 피 또는 분홍색 거품이 섞인 기침 • 복통, 복부팽만 및 압통	1. 환자에게 진통제를 복용시킨다. 2. 통증이 있는 쪽의 겨드랑이에 베개나 패드를 끼우고 팔로 감싸게 한다. 3. 움직임으로 인한 통증이 아주 심하지 않으면 가슴을 감싸서 고정할 필요는 없다. 4. 갈비뼈 하나의 단순 골절은 응급한 문제가 아니므로, 하이킹이나 리프팅과 같은 격렬한 활동을 제한할 수는 있지만 환자를 이송하지 않아도 된다. 5. 환자의 손상 부위를 고정하기 위하여 손상 부위를 아래로 하여 눕게 한다. 6. 동요가슴인 경우, 그 부위보다 범위가 넓은 큰 패드를 대고 테이핑하거나 감아서 고정한다. 7. 동요가슴이나 청색증 또는 심한 호흡곤란이 동반된 경우 이송한다.

관찰해야 할 것	해야 할 일
기흉 및 혈흉 • 심각한 가슴 손상의 징후 • 점진적인 호흡곤란의 악화 • 관통된 상처는 있을 수도 있고 없을 수도 있다. • 가슴의 한 쪽이 다른 쪽보다 덜 움직일 수 있다. • 기관지가 병변의 방향을 따라서 이동될 수 있다.	1. 호흡이 억제되지 않는 범위에서 가장 편안한 자세를 취하도록 허용한다. 2. 환자를 즉시 이송한다.
긴장성 기흉 • 임종 호흡 또는 노작성 호흡 • 입술과 손톱의 증가된 청색증 • 정상 측보다 이환된 측 가슴의 움직임이 약함 • 효과적인 환기를 할 수 없을 정도의 짧은 호흡 • 특히 쇄골 상방의 눈에 띄는 가슴의 팽창 • 이환된 가슴이 더 크게 보일 수 있으며, 손상되지 않은 쪽보다 덜 움직인다. • 일반 기흉과는 대조적으로 기관지(기도)는 이환된 쪽의 반대쪽으로 밀린다. • 목과 얼굴에 정맥이 두드러져 보인다. • 쇼크의 징후 • 환자는 거의 죽은 것처럼 보인다.	1. 잘 숙련된 응급처치제공자가 다음과 같은 술기를 시행해야 한다. 이것은 표준 응급 처치의 범위를 벗어난다. 공기를 배출하여 가슴 내부의 압력을 감소시키기 위해 큰 의료용 바늘이나 카테터를 이환된 가슴막안으로 밀어 넣는다. 2. 즉시 환자를 이송한다.
개방성 손상 • 심한 타격이나 낙상으로 인한 손상 • 가슴벽에 공기가 통할 수 있는 분명한 구멍이 있는 망가진 피부 • 기흉의 징후	1. 두껍고 비침투성의 드레싱으로 개방된 꺼진 상처를 덮는다. 2. 만약 환자의 상태가 악화되면, 호기시 공기가 빠져 나가도록 하기 위해 드레싱의 모서리를 풀어준다.

관찰해야 할 것

해야 할 일

호흡기 질환

- 호흡곤란, 기침 및 통증
- SAMPLE 병력청취. 천식, 흡연, 기타 호흡기 또는 심장 질환의 병력이 있는가? 환자가 호흡기 질환에 대해 약물을 사용하고 있는가?
- 팔의 움직임으로 인한 통증과 가슴의 압통은 가슴벽, 갈비뼈 또는 근육의 자극을 시사한다.
- 발열과 전신의 근육통은 감염을 시사한다.
- 팔의 움직임과 관련 없는 운동 유발성 흉통은 심장 문제를 시사한다.
- 가래 섞인 기침(진한 녹색 또는 황색)은 하부 호흡기 감염과 관계가 있다. 피가 보일 수도 있다.
- 콧물, 인후통 및 코막힘과 같은 상부 호흡기 감염 징후
- 눈, 코 또는 이마 주위의 두통은 부비동염과 관련이 있을 수 있다.
- 빈 호흡, 호흡곤란, 청색증 또는 심박수 증가와 같은 심한 호흡 문제 징후
- 목 또는 턱 주변 림프절("땀샘")의 비대는 감염과 관련된다.
- 숨을 들이쉴 때 양쪽 가슴의 비대칭 확장은 폐렴에 의한 것일 수 있다.

1. 환자를 보호하고 따뜻하게 유지한다.
2. 환자가 가장 편안한 호흡을 할 수 있는 자세를 취하게 한다.
3. 통증이 심해지면 진통제를 복용하게 한다.
4. 환자가 자신의 약물을 사용하도록 도와준다.
5. 즉각적인 이송을 준비한다.

천식

- 숨을 내쉬기 힘든 호흡곤란
- 쌕쌕거리는 소리
- 환경적 원인(동물 비듬, 연기 또는 꽃가루)에 대한 노출

1. 환자가 편안한 자세를 취하도록 한다.
2. 환자가 스스로 투약할 수 있도록 도와준다.
3. 수분을 섭취하도록 한다.
4. 필요한 경우 환자를 이송한다.

감기

- 콧물, 두통 또는 불쾌감(무력감)
- 발열과 오한
- 마른 기침이나 맑은 가래를 동반한 기침

1. 휴식을 권장한다.
2. 수분 섭취를 권장한다.
3. 필요에 따라 비충혈 완화제와 진통제를 사용한다.
4. 따뜻한 증기를 흡입하면 도움이 될 수 있다.

관찰해야 할 것	해야 할 일
기관지염 • 흔히 녹색 또는 노란색 가래, 혈액을 동반한 기침 • 감기 증상: 열, 무력감, 코막힘	1. 감기처럼 치료한다. 2. 환자가 즉시 금연을 하도록 하고 간접 흡연을 피한다. 3. 호흡곤란이나 폐렴 징후가 있는 경우 이송한다.
폐렴 • 매우 아픈 조난자, 대개 가래 섞인 기침, 고열 • 국소적인 가슴 통증, 종종 호흡이나 기침(가슴막염 통증)으로 악화됨 • 호흡곤란이 있을 수 있다. • 가슴의 한쪽이 완전히 팽창되지 않을 수 있다.	1. 기관지염이나 감기처럼 치료한다. 2. 호전되지 않으면 환자를 이송한다.
양성 과호흡 • 현기증 또는 가벼운 두통 • 호흡 곤란 증가 • 입, 손, 발의 감각저하, 추위, 그리고 저림이 있거나 없을 수 있다. • 가슴이 조이거나 불편함	1. 환자를 안심시킨다. 2. 천천히 규칙적인 호흡을 하게 한다. 3. 만약 과호흡이 지속되면 이송한다.

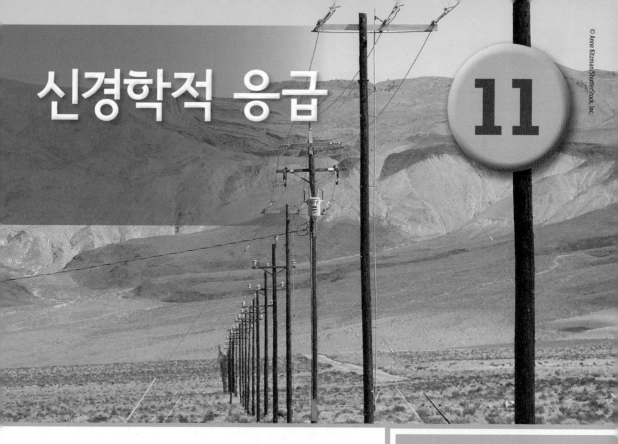

신경학적 응급

11

해부학과 생리학

신경계는 뇌, 척수, 그리고 말초신경의 세 부분으로 상호 연결되어 구성된다 **그림 11-1** .

뇌는 부드러운 신경조직으로 이루어져 있으며, 두개골 내에서 완충작용을 하는 뇌척수액 안에 떠 있다. 뇌의 혈액공급은 목의 양방향으로 올라와 두개골 내로 들어온 후 뇌의 표면에서 망을 형성하는 동맥으로부터 공급받는다. 부종 및 출혈 등은 두개골 내의 압력을 상승시키며 뇌를 압박하여 뇌기능의 손상을 초래한다.

뇌는 신경계의 명령과 제어의 중심으로서 생각과 감정 및 생체적인 신체기능을 제어한다. 나머지 신경계는 뇌와 주고받는 신호를 전달하는 정보전달체계를 이룬다.

이 장을
한 눈에 보기

▶ 해부학과 생리학

▶ 반응이 없는 환자

▶ 반응이 있는 환자

▶ 두부손상

▶ 다른 신경학적
　문제들

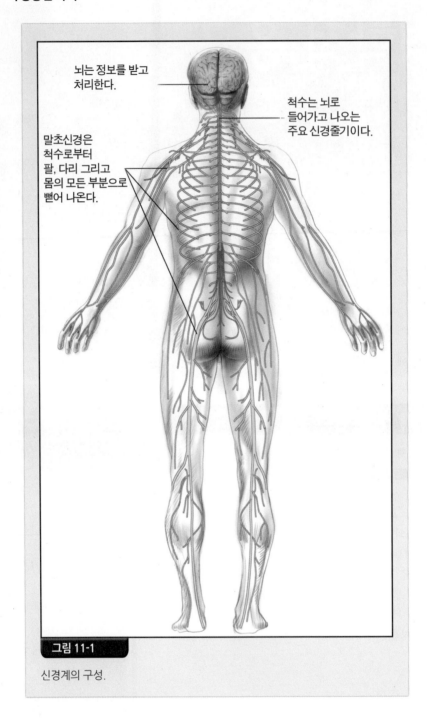

뇌는 정보를 받고 처리한다.

척수는 뇌로 들어가고 나오는 주요 신경줄기이다.

말초신경은 척수로부터 팔, 다리 그리고 몸의 모든 부분으로 뻗어 나온다.

그림 11-1

신경계의 구성.

척수는 뇌로부터 나오는 신경섬유들로 구성되어 있으며 두개골 기저부위부터 아래허리까지 이어진다. 척수는 척추관 안에 위치하며, 척추의 뼈로부터 보호받는다. 말초신경들은 척수로부터 나오며 척추의 척추관으로부터 양방향으로 뻗어 나온다. 말초신경은 근육, 피부 및 신체의 장기들과 운동 및 감각신호를 주고받는다. 척수가 손상을 받으면 그 부위 이하의 모든 기능이 손상을 받는다.

반응이 없는 환자

▶ 무반응상태의 원인과 치료

야생에서 반응이 없는 환자의 존재는 가장 어려운 문제 중 하나이다. 무반응의 원인에 상관없이 응급처치 방법은 동일하다 표 11-1 .

만일 환자가 추락하는 것이 관찰되었다면, 외상성 두부손상은 무반응을 초래한 원인일 가능성이 높다. 만약 목격자가 없는데 반응이 없는 환자가 발견되었다면, 그 원인을 찾기가 불가능할 수도 있다. 그래서 목격자가 없는 두부외상 환자는 다른 원인으로 인한 무반응 가능성과 함께 두부손상으로 인한 가능성을 고려하여야 한다.

만약 환자에게 동행인이 있다면 그 동행인에게 환자에 대한 정보를 물어봐야 한다. 이전에 추락과 같은 외상으로 두부손상을 받은 적이 있는지? 이전에 경련을 한 적이 있는지? 평소에 알고 있던 신경학적 질환이나 다른 질환이 있는지? 치료 목적 또는 불법적으로 어떠한 약물을 복용 중인지? 일상적인 것 이외의 것을 먹지는 않았는지? 음식 알레르기나 벌레에 물렸거나 다른 알레르기 반응을 일으킬 만한 원인을 알고 있는지?

표 11-1 반응도 변화를 일으킬 수 있는 몇 가지 원인

두부손상	신경과적 질환:
쇼크:	• 뇌졸중
• 심부전	• 뇌수막염
• 중증 손상	• 발작
• 출혈	질식:
• 척수손상	• 눈사태로 인한 매장
약물 또는 중독:	• 익수
• 알코올	대사성 및 환경적 요인:
• 합법 또는 불법 약물들	• 저혈당
• 야생 식물 또는 버섯	• 당뇨병성 혼수
	• 저체온증
	• 열사병

환자로부터 얻을 수 있는 과거력이 없다면 사고 현장을 조사하여 그 원인이 될 만한 단서를 찾아야 한다. 계절이나 주위 환경을 주의 깊게 살펴보자(예: 겨울철에는 저체온증 의심; 여름철에는 열사병 의심). 추락, 보트사고, 다른 모든 원인이 될 수 있는 상황의 증거를 찾아야 한다.

소아에서의 참고사항

소아에서는 폐쇄성 머리손상이 흔하다. 직접적인 손상은 뇌부종을 동반하여 영구적인 장애를 초래할 수 있으며 적절한 기도확보가 되지 않는다면 산소의 부족으로 인한 이차적인 뇌 손상을 초래할 수 있다. 소아에서 의식 상태는 적절한 산소화가 이루어지고 있는지에 대한 민감한 척도이다.

관찰해야 할 것

- 이전에 손상을 받은 적이 있었는지, 또는 질환으로 인한 무반응은 아닌지 등을 알아본다.
- AVPU 척도를 이용하여 반응의 수준을 평가한다. 반응 정도의 변화를 관찰한다. 반응이 감소하는 것은 좋지 않은 조짐이다.
- 만약 두부손상이 있다면 다른 곳의 손상 유무도 같이 조사하여야 하며, 일반적으로 척추 손상이 동반되었다고 가정한다.
- 만약 보이는 손상이 없다면, 질환의 징후를 관찰한다(이 단원의 뒷부분에서 다시 논의함).
- 경련발작의 징후(혀 깨물기, 소변 실금, 지속적인 경련발작)
- 비정상적인 눈(일측 편향, 크기가 다른 동공)
- 마비. 환자의 사지뿐만 아니라 얼굴도 관찰한다. 양쪽이 동일하게 움직이는가?
- 질환 인식표

해야 할 일

무반응은 여러 가지 원인으로 발생한다. 그러나 완전히 무반응이거나 의식이 떨어진 환자는 기도 개방과 함께 침, 토사물 등이 폐로 흡인되는 것을 예방하고, 지속적으로 정상 체온을 유지하여야 한다. 반응이 없는 모든 환자의 일반적인 치료는 원인에 관계없이 비슷하다.

두부손상의 증거가 있을 때

1. 척추 골절 또는 척수 손상 등의 가능성이 있으므로 척추를 보호한다.
2. 더욱 자세한 평가를 위하여 환자를 조심스럽게 굴려서 똑바로 눕는 자세를 취하도록 한다.
3. 호흡 평가: 기도 개방 및 유지
4. 두피열상으로 인한 출혈을 지혈한다.
5. 생체징후 관찰을 위하여 한 명은 환자의 옆에서 항상 관찰해야 한다.
6. 환자를 안전하고 편안한 장소로 이송시킨다.

반응이 없는 환자를 위한 응급처치

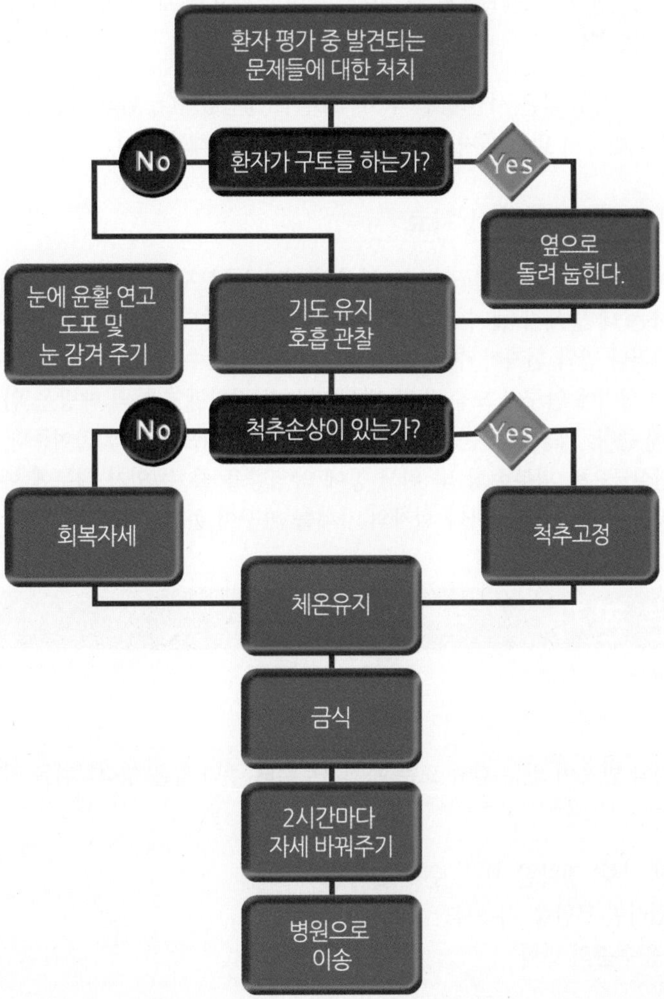

환자 평가 중 발견되는
문제들에 대한 처치

No ← 환자가 구토를 하는가? → Yes

옆으로
돌려 눕힌다.

눈에 윤활 연고
도포 및
눈 감겨 주기

기도 유지
호흡 관찰

No ← 척추손상이 있는가? → Yes

회복자세

척추고정

체온유지

금식

2시간마다
자세 바꿔주기

병원으로
이송

손상의 증거가 없을 때(척추 손상을 포함)

1. 환자를 조심스럽게 굴려서 앙와위로 위치시킨다.
2. 호흡 평가: 기도 개방 및 유지.
3. 환자가 안정된 상태라면 회복자세로 위치시킨다.
4. 생체징후를 관찰한다.
5. 만약 환자가 경련발작을 했다거나 경련발작 후 회복 중으로 보인다면, 환자가 적절한 약물을 복용하고 있는지 확인한다.

경한 두부손상(뇌진탕) 이후 짧은 시간 동안의 의식소실을 경험했거나, 원래 간질의 병력이 있던 사람이 경련을 한 것 이외의 모든 반응이 없는 환자들은 의료기관으로 이송해야 한다.

반응이 없는 환자들에 대한 장기 치료

당신이 만약 반응이 없는 환자를 수일 또는 그 이상의 기간 동안 치료를 해야 하는 경우라면, 진통제는 신경학적 변화를 관찰하는 데 방해가 될 수 있으므로 피하는 것이 좋다. 반응이 없는 환자에게 음식이나 음료수를 주면 안 된다. 그러나 만약 환자가 수일 이상 음료수를 마실 수 없다면 심각한 탈수현상이 일어나므로 주의해야 한다. 건조한 공기에 안구가 노출될 때 발생 가능한 각막궤양 등의 예방을 위하여 윤활 역할을 할 수 있는 연고를 도포해 준다. 이동 중에는 눈꺼풀을 닫기 위해 테이프를 살짝 붙여준다. 반응이 없는 환자들은 소변실금이나 대변실금으로 피부손상 및 위생 등에 악영향을 줄 수 있기 때문에 예방에 주의해야 한다. 마지막으로 욕창 예방을 위하여 2시간마다 환자의 자세를 바꾸어 준다.

반응이 있는 환자

관찰해야 할 것

자신이 관찰한 사항과 반응이 있는 환자 또는 목격자로부터 주의 깊은 병력청취를 시행하여 아래 사항들에 대하여 확인한다.

- 사고의 상세한 상황: 정확한 시간, 추락 높이 등
- 무반응이 있었다면 무반응 지속시간
- 행동 또는 반응수준의 변화
- 경련
- 저체온의 가능성
- 다른 알려진 질환
- 의료식별 팔찌 또는 메달은 무반응의 원인이 두부손상 이외의 알려진 질환(경련발작, 당뇨, 심장 발작)의 병력이 있을 때 도움을 줄 수 있다.
- 술 냄새 또는 당뇨환자에서 달콤한 호흡 냄새
- 반응의 수준: AVPU 척도를 사용. 불안한 상태는 두부손상이나 통증 때문일 수 있다.

- 크기가 다른 동공은 한쪽 뇌의 손상이 있을 수 있음을 시사한다.
- 두부손상이 있다면 척추 손상이 동반될 수 있다.
- 코나 귀의 국소적인 손상이 없더라도 혈액이나 맑은 액체가 코나 귀에서 나오면 두개골 기저부위 골절로 인한 뇌척수액의 누수를 의심해 보아야 한다.
- 마비에 대한 검사로 얼굴 및 사지를 평가한다.

두부손상

심각한 두부손상을 받은 환자는 상태가 악화되거나 사망하는 경향이 있다. 상대적으로 두부손상의 정도가 경증이면 예후가 좋을 가능성이 높다. 두부손상을 받은 환자 중에 매우 적은 수에서만 수술적 치료가 필요하다. 수술적 치료가 필요하다면 즉시 수술이 이루어져야 한다.

▶ 뇌진탕

뇌진탕은 머리가 충격을 받았을 때 발생하는 뇌기능의 일시적 혼란을 말한다. 약한 충격이라도 두개골 내의 뇌가 충격을 받을 수 있기 때문에 짧은 시간 동안 의식을 잃을 수 있다. 두부손상으로 인하여 짧은 의식소실을 보인 모든 환자는 걷거나 혼자 남겨져서는 안 된다. 손상 후 수 시간 이내에 지남력상실 또는 혼수상태 등을 유발하는 두개내출혈(두개골내의 출혈)이 발생할 수 있기 때문이다.

관찰해야 할 것

- 의식소실이 없거나 짧은 의식소실(30초 이내)
- 환자가 별을 보았는가(시각 변화)
- 구역, 어지럼증, 두통
- 심각한 뇌진탕 후에 환자는 사고 직전의 상황이나 날짜 등의 내용을 기억하지 못할 수 있다.

해야 할 일

1. 뇌진탕 후에는 수면을 취하게 하지만, 2-3시간마다 깨워서 반응을 확인해야 한다.
2. 손상 받은 후 8시간이 지나도 증상이 없다면, 첫째 날 수면 중 1회만 깨워서 반응을 확인해 본다.
3. 다음 사항 중 하나의 증상이라도 있다면 병원에서 진료를 받아야 한다.
   - 구토
   - 지속되는 이명
   - 균형감각 저하
   - 미각이나 후각 소실
   - 의식이 회복된 이후에 다시 발생한 의식소실 또는 30초 이상의 의식소실

▶ 두부손상과 지연성 악화

더욱 심각한 손상은 뇌의 타박상이나 혈관의 파열을 일으킬 수 있다. 그 결과로 인한 부종 및 출혈은 두개내압을 상승시켜 뇌기능에 문제를 일으킨다. 이런 경우 수술적 치료로 압력을 낮추지 않는다면 환자는 사망할 것이다. 뇌 세포는 다른 신체의 세포와는 달리 재생되지 않기 때문에 압박에 의한 뇌 손상은 영구적인 장애를 남길 수 있다.

종종 짧은 의식소실을 보인 이후 수 분 또는 수 시간 이내에는 거의 정상적인 반응을 보이는 경우도 있다. 그러나 출혈이 지속되어 두개내압이 올라간다면 의식 상태가 악화되며, 결국 의식이 없어질 것이다.

관찰해야 할 것

- 두부손상 이후에 환자는 일정시간 동안(의식 명료 기간) 의식이 회복되거나 거의 정상과 같은 모습을 보일 수 있어 여행을 계속하려고 할 수 있다. 그러나 출혈이나 부종이 지속되어 두개내압이 올라간다면 결국 의식 수준이 감소하고 혼수나 사망까지 초래할 수 있다.
- 환자가 일반적 약물로 해소되지 않는 심한 진행성 두통을 호소한다.
- 반복적인 구토
- 졸리거나 의식 감소, 혼돈, 공격적 성향, 취한 듯한 양상 등의 행동변화

해야 할 일

1. 기도를 보호하고 유지한다.
2. 정상 체온을 유지한다.
3. 의식이 없는 환자로 생각하고 치료한다.
4. 환자를 즉시 병원으로 이송한다.

▶ 중증 미만성 뇌손상

뇌의 중증 미만성 손상은 초기에 발생한 심각한 두부손상 및 이후에 발생한 부종 또는 부적절한 호흡으로 인해 산소가 부족(저산소증)하여 발생한다. 이와 같은 형태의 뇌손상은 일반적으로 급격한 무의식을 초래할 수 있으며, 의식이 회복된다고 하여도 의식 수준의 변화는 영구적으로 지속될 수 있다.

관찰해야 할 것

- 환자는 손상을 받은 후로 깊은 무반응 상태이다.
- 기도가 폐쇄되고 호흡이 악화될 수 있다.
- AVPU 척도 상 의식변화. 시간에 따른 의식변화가 중요하다. 의식상태 호전은 좋은 징후이며 악화는 불길한 징후이다.
- 정상적인 반응으로의 회복속도. 손상의 심각한 정도를 대략적으로 알 수 있으며 환자의 예후를 예측할 수 있다.

좋은 징후

- 환자가 의식을 회복하였거나 언어반응을 보이거나 자신의 이름을 알거나 위치, 날짜를 알 때
- 환자의 신체가 정상과 같이 움직이고 양쪽이 동일하게 움직일 수 있을 때
- 환자의 눈앞 가까이에서 손을 흔들면 환자가 눈을 깜빡이고 반응할 때

나쁜 징후

- 환자의 동공이 빛에 반응을 보이지 않거나 확장되었을 때
- 환자의 한쪽 동공이 다른 쪽 동공보다 확장되었을 때
- 느린 맥박
- 불규칙한 호흡
- 체온상승
- 환자가 의식이 있으나, 감정소실, 편측의 위약감 및 마비는 뇌나 척추 손상의 증거이다.

해야 할 일

1. 기도를 확보 및 유지하고, 호흡이 없다면 심폐소생술을 시작한다.
2. 환자가 척수손상이 있다고 가정한다.
3. 경추보호대를 사용하거나 머리가 움직이지 못하도록 고정시킨다.
4. 환자의 진행 상태를 살피기 위해 주기적으로 검사를 시행하고, 관찰한 것을 기록한다.
5. 추가 손상을 방지한다. 환자를 안전한 피난처로 이송한다.
6. 즉시 병원으로 이송한다.

▶ 머리뼈(두개골) 골절

골절에는 폐쇄성 골절과 개방성 골절이 있다. 폐쇄성 골절은 두피의 손상이 없이 발생한 골절이다. 개방성 골절은 머리뼈 골절부위의 두피가 손상을 받아서 뇌나 다른 덮개부분이 노출된 것이다. 머리뼈 골절은 뼈의 변이가 없이 일어날 수도 있고 부분적으로 함몰되어 뇌를 압박할 수도 있다.

관찰해야 할 것

- 상처 속의 골절된 뼈 모서리부분. 머리뼈 골절과 연관성이 없다면 부드럽고 하얗게 노출된 머리뼈 표면은 심각한 것은 아니다.
- 직접적인 손상을 받지 않은 귀나 코에서 혈액이나 맑은 액체가 나오면 이는 머리뼈 기저부위 골절을 시사하는 소견이다.

해야 할 일

1. 만약 함몰골절이 있다면 함몰부위보다 크게 도넛 모양으로 드레싱을 시행하여 상처를 보호한다.
2. 만약 개방성 골절이라면, 상처 드레싱을 시행한 후에 덮어놓는다.
3. 출혈이 있다면 상처 드레싱을 시행한 후에 상처 가장자리를 압박하여 지혈한다. 직접적인 지혈은 하지 않는다.
4. 환자를 이송한다.

다른 신경학적 문제들

▶ 뇌졸중

뇌졸중은 뇌혈관이 막히거나 출혈이 일어났을 때를 말한다. 만약 동맥이 부분적으로 막혔다면 뇌졸중 증상은 일시적일 수 있다. 이런 경한 뇌졸중을 일과성 허혈성 발작이라고 하며, 수 분에서 수 시간 동안 증상이 지속된다.

뇌졸중은 동맥경화, 노인, 고혈압, 당뇨병 등이 있는 사람에게 가장 흔히 나타난다. 야생에서는 두부손상, 감압병, 뇌부종(고도로 인한 혈액 농축)으로 인해 가끔씩 젊고 건강한 사람에게 뇌졸중의 증상이 나타날 수 있다.

관찰해야 할 것

뇌졸중의 증상이나 징후는 손상 받은 뇌의 위치에 따라 다르게 나타난다.

- 반응의 변화: 무반응 환자로 생각하고 평가한다.
- 얼굴, 팔, 다리 등 신체의 무감각, 약화, 또는 편측 마비
- 머리나 눈의 편측 쏠림
- 거친 숨소리, 침 흘림
- 복시, 갑작스럽게 흐린 시력, 한쪽 또는 양쪽 시력소실을 포함한 시각 변화
- 균형 및 조화기능 소실
- 말하는 것을 어려워하거나 간단한 설명을 이해하는 것에도 어려움을 보일 때
- 갑작스럽고 심하며 설명되지 않는 지속적인 두통
- 발작
- 당뇨병, 고혈압, 심장질환, 과거 뇌졸중의 병력

해야 할 일

1. 환자를 회복자세로 위치시키고 머리와 상체를 거상하여 뇌부종을 완화시켜준다.
2. 의식이 있다면 환자가 편한 자세를 취하게 한다.
3. 주의를 기울이며 환자에게 맑은 음료수를 제공한다.
4. 환자를 이송한다.

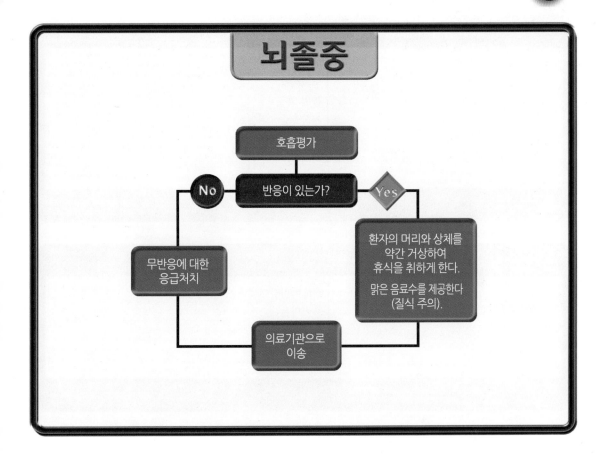

▶ 발작

발작은 갑작스럽고 일시적인 뇌에서 발생하는 비정상적인 전기적 신호로 인해 유발된다 표 11-2 . 반복적인 발작은 간질 환자에서 발생한다.

발작은 두 가지 종류로 나뉜다. 부분발작은 일시적인 의식소실, 팔, 다리, 얼굴 등의 불수의적인 운동, 무감각 또는 저린 감각, 비정상적인 시각 또는 후각을 경험할 수 있다. 반응의 정도는 영향을 받을 수도 있으며 받지 않을 수도 있다. 전신발작은 종종 전조증상을 동반한다. 순간적인 시각, 후각 또는 다른 부분의 감각 이상 등의 전조증상을 환자는 경험할 수 있으며, 이후 갑자기 발생하는 신체 근육의 경련으로 사지 및 등이 뻣뻣하게 굳는 증상을 보일 수 있고 넘어지기도 한다. 수 초 후 격렬하고 주기적인 목, 등, 사지의 수축이 일어나며, 흔히 수 분 동안 지속되고, 환자는 자신의 혀를 깨물거나 소변이나 대변 실금을 할 수 있다. 발작 이후에 환자는 수 분에서 수 시간 또는 그 이상 동안 무반응을 보일 수 있으며 서서히 의식을 회복한다. 발작 직후 환자는 깊은 호흡을 하며 청색증을 보일 수 있으며 입에 거품을 물 수도 있다.

간질의 병력이 있는 환자에게 생긴 발작은 의학적으로 응급인 경우는 드물다. 발작을 할 때 노출된 장소에서 하거나 발작 중 손상을 받을 위험에 노출되지 않는다면 간질의 병력이 있는 환자에게서 발작은 나쁜 상태

표 11-2 간질의 병력이 없는 사람에서 발작 원인

간질	뇌졸중
두부손상	낙뢰손상
저혈당	불법 약물
중독	저산소증
열사병	임신 (합병증)
고열(소아)	

표 11-3 간질 환자들이 주로 복용하는 약물

페니토인	페노바비탈
카바마제핀	프리미돈
발프로익산	에토숙시미드
트리메타디온	

를 유발하지는 않으며 수 분 이내에 끝날 것이다. 간질은 일반적으로 아동기에 시작된다. 그 이후에 처음 발생한 발작은 다양한 질환이나 외상 등의 의학적으로 심각한 상황에서 유발되기 쉽다. 새로 발생한 발작은 즉시 병원으로 이송 및 빠른 의학적 처치가 필요하다. 개별적으로 당뇨환자에게서 주로 발생하는 발작은 저혈당을 먼저 의심해야 한다.

대부분의 간질 환자들은 약물치료를 병행하여 발작을 조절하면서 야외활동을 비롯한 다른 일상적인 생활을 할 수 있다 **표 11-3**. 간질 환자가 약물을 규칙적으로 복용하지 않고, 최근 2년 동안 발작을 한 병력이 있고, 신경과 의사의 허락을 받지 않았다면 위험성이 큰 활동(등산, 알파인 스키, 스키리프트 타기, 감시자가 없는 수영, 보트타기, 스쿠버다이빙, 동굴탐험 등)은 피해야 한다.

해야 할 일

1. 발생할 수 있는 이차손상의 예방에 주의한다. 이미 발생한 발작은 예방하지 못한다. 안전한 장소에 누울 수 있게 환자를 도와준다.

2. 환자를 억제하지 않는다. 만약 가능하다면 환자 주위의 위험한 물체를 정리한다. 환자의 입을 억지로 열거나 어떠한 것이라도 입안에 넣지 않는다.

3. 발작 이후에는 기도를 확보해야 한다. 호흡이 일시적으로 멈출 수 있다. 기도가 막히지 않은 이상 별다른 도움 없이 다시 호흡을 시작할 것이다.

4. 환자를 위하여 주변 사람들에게 물러나라고 한다. 환자는 변실금 또는 요실금을 했을 수 있으며 이를 수치스럽게 생각할 수 있다.

5. 의식이 없는 환자라고 생각하고 평가한다. 환자는 의식변화가 있거나 잠이 오는 듯한 모습일 수 있다. 체온계를 가지고 있다면 열사병에 대한 평가를 위해 체온을 측정하거나 피부온도를 느껴보아야 하며, 근육의 경련으로 인한 혀의 열상 또는 추락 등으로 인한 외상을 평가하여야 한다. 환자가 의식을 회복할 때까지 회복자세를 유지시킨다.

6. 발작의 과거력을 조사한다. 만약 발작의 과거력이 있다면 발작의 예방을 위하여 약을 복용하고 있는지, 적절한 투약량으로 복용 중인지 평가한다.

7. 만약 이전에 간질의 과거력이 없다면 당뇨병, 최근 두부손상, 야생식물 섭취, 약물 복용, 불법마약류 복용 등의 과거력을 조사해야 한다. 만일 환자가 소아라면 부모에게 환자가 최근 열이 있었는지 물어본다.

8. 다음과 같은 경우에는 병원으로 이송한다.
   - 이전 간질의 과거력이 없는 경우
   - 5분 이상의 발작 또는 반복적인 발작
   - 20~30분 이내에 의식이 회복되지 않는 경우
   - 임신 후반기의 환자

▶ 단순 실신

단순 실신은 흔히 발생하는 양성질환으로, 일시적으로 빠르게 혈압이 떨어지면서 부적절한 뇌혈류의 순환을 야기하여 정상적인 반응이 사라지는 것이다. 피를 보았거나 통증, 흥분, 두려움, 더운 날씨 속에서 장기간 서 있는 등의 신체적 또는 정서적인 원인에 의하여 유발될 수 있다. 탈수나 출혈 환자가 일어설 때 실신이 유발될 수도 있다.

관찰해야 할 것

이전에 건강한 사람인 경우

- 눈 앞에 점이 보이거나 어지럼증, 더위 또는 추위, 구역 등의 증상
- 차갑고 축축하며 창백한 피부
- 기절, 추락, 넘어짐

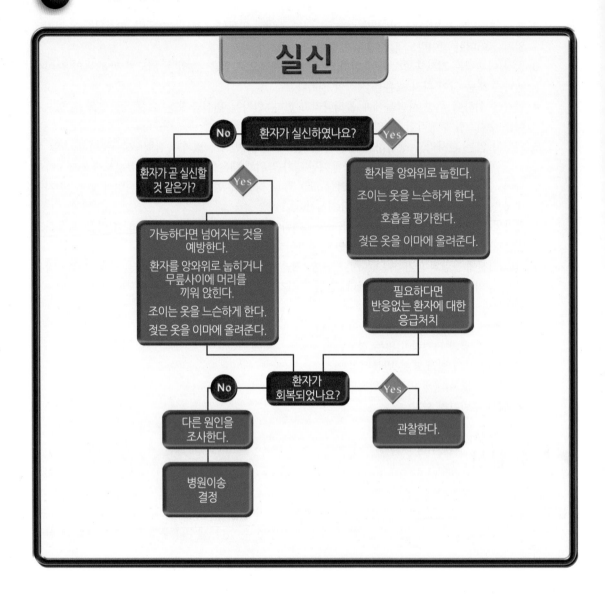

실신

환자가 실신하였나요?

No
환자가 곧 실신할 것 같은가?

Yes
가능하다면 넘어지는 것을 예방한다.
환자를 앙와위로 눕히거나 무릎사이에 머리를 끼워 앉힌다.
조이는 옷을 느슨하게 한다.
젖은 옷을 이마에 올려준다.

Yes
환자를 앙와위로 눕힌다.
조이는 옷을 느슨하게 한다.
호흡을 평가한다.
젖은 옷을 이마에 올려준다.

필요하다면 반응없는 환자에 대한 응급처치

환자가 회복되었나요?

No
다른 원인을 조사한다.

병원이송 결정

Yes
관찰한다.

해야 할 일

곧 실신할 것 같은 사람의 경우

1. 넘어져서 생기는 손상을 예방한다.
2. 환자를 평평한 곳에 눕힌다. 만약 환자가 누울만한 장소가 없다면 환자의 머리를 무릎사이에 끼우는 형태로 앉힌다. 실신한 환자의 머리를 평평한 곳에 두면 뇌로 향하는 혈류가 증가하며 혈압이 빠르게 정상화되어 환자의 의식 회복에 도움이 된다.
3. 꽉 조이는 옷을 느슨하게 한다. 특히 목 부위의 옷을 느슨하게 한다.
4. 차갑고 축축한 옷을 환자의 이마에 올려준다.

환자가 실신을 한 경우

1. 환자의 호흡을 평가한다.
2. 환자를 평평한 곳에 눕힌다.
3. 꽉 조이는 옷을 느슨하게 한다.
4. 넘어져서 생긴 손상을 평가한다.
5. 차갑고 축축한 옷을 환자의 이마에 올려준다.
6. 의식이 없는 환자와 같은 방법으로 처치한다.
7. 실신한 환자를 회복될 때까지 평편한 곳에 눕힌다. 회복된 후에는 천천히 일어서게 한다.
8. 아래의 경우 병원으로 이송한다.
   - 심각한 질환이나 손상이 의심될 때
   - 반복적으로 실신할 때
   - 30초 안에 의식 회복이 없을 때
   - 실신하면서 넘어졌을 때
   - 의식 회복 후에도 두통이 지속될 때

갑작스러운 심각한 질환으로(심장발작, 뇌졸중, 내부출혈을 동반한 쇼크 등) 인한 무반응도 처음에는 단순 실신으로 보일 수 있다. 중년기 또는 노년기의 환자나 평평한 곳에 눕힌 후에도 의식이 바로 회복되지 않는 경우에는 의식이 없는 환자와 같은 방법으로 처치한다. 만약 실신이 기립할 때마다 생긴다면 탈수나 쇼크를 의심해 봐야 한다.

▶ 두통

대부분의 두통은 심각하지 않으며 휴식이나 눈의 피로를 피하거나 일반의약품(아스피린, 아세트아미노펜, 이부프로펜 등)으로 조절이 가능하다. 야생에서는 탈수나 기압차이, 설원이나 물의 밝은 빛, 무거운 가방으로 인한 목근육의 견인 등 여러 원인이 두통을 유발한다. 드물게 두통은 심각한 상태의 조짐일 수 있다. 고지대 뇌부종, 뇌졸중, 뇌수막염(뇌 또는 척수의 감염), 심각한 고혈압 등의 심각한 상태에 유의해야 한다.

관찰해야 할 것

- 두부 외상
- 근육구축으로 인한 두피, 목, 어깨의 압통
- 동일하지 않은 동공크기
- 복시(뇌졸중)
- 열
- 심한 목의 뻣뻣함(뇌수막염의 징후)
- 사지의 감각이나 움직임 약화(뇌졸중)
- 균형감각 약화. 환자가 눈을 감고 서 있게 하거나 걷게 하여 평가한다(고지대 뇌부종 평가).
- 환자에게 적절한 수분을 섭취하고 있는지와 옅은 노란색의 소변이 나오는지 물어 본다(적절한 수분 공급 유무의 평가).

두통이 있다면 심각한 질환이나 손상을 의심해야 하는 경우

- 이전에 반복적인 두통의 과거력이 없으면서 구토, 수면장애, 하루 이상 음식이나 수분 섭취 이상을 보일 때
- 일반의약품에 증상의 호전이 없거나 두통이 심해질 때
- 이전에 경험한 두통과는 다르게 휴식이나 약물에 호전이 없고 갑작스럽고 심한 두통일 때
- 기면상태, 뻣뻣한 목, 의식변화, 고열, 성격변화, 시각 변화, 감각이나 운동신경의 편마비, 균형감각 약화와 관련이 있을 때

해야 할 일

1. 만약 두통이 경증에서 중등도 정도의 단계라면 환자는 일반의약품을 복용한다.
2. 적절한 수분섭취를 한다.
3. 급성 고산병일 경우 두통을 느끼는 즉시 하산을 한다(최소 해발 600 m 이하). 더 높이 올라가면 안 된다.
4. 만약 두통의 원인이 심각하다면 병원으로 이송한다.

▶ 편두통

편두통은 일반적으로 주기적, 편측, 박동성의 양상으로 발생하며 빈번하게 구역 및 구토를 동반한다. 가족력이 있거나 생리주기가 다가온 여성에게 호발되는 경향이 있다. 편두통은 종종 점이 보이거나 눈이 부시는 시각 변화를 동반한다. 약물은 편두통이 시작될 때 복용하도록 한다. 때때로 일반의약품의 진통제가 효과가 있을 수 있다. 두통이 있을 때는 환자를 어두운 곳에서 휴식을 취하게 한다.

▶ 당뇨병(저혈당과 고혈당)

당뇨병 환자들의 혈당 변화는 그들의 반응 정도에 영향을 준다.

인슐린을 많이 투여하거나 충분한 음식섭취 없이 인슐린을 맞았다면 저혈당이 유발될 수 있다. 당뇨병 환자나 저혈당 환자가 힘든 운동을 하지 않는다면 저혈당 예방을 위하여 많은 음식을 먹을 필요는 없다. 저혈당성 실신은 빠르게 발현하며 어지럼증, 식은땀, 의식의 변화를 보인다. 환자에게 당분을 공급하면 즉시 회복된다.

고혈당은 인슐린이 부족하여 발생한다. 혈당은 천천히 올라가며 때때로 하루나 이틀 이상 걸리기도 한다. 심한 갈증이나 많은 소변량, 탈진, 호흡시 과일냄새 등이 있을 때 고혈당을 의심해볼 수 있다. 상태가 악화될 때 환자가 당뇨병을 가지고 있다면 혼수상태가 될 수도 있다. 이러한 상태는 매우 위험하므로 빨리 병원으로 이송해야 한다.

▶ 응급처치 요약

관찰해야 할 것	해야 할 일
두부손상	
뇌진탕 • 의식소실이 없거나 짧은 의식소실 • 짧은 시간동안 별이 보임 • 구역, 어지럼증, 두통	1. 뇌진탕 후에는 수면을 취하게 하지만, 2-3시간마다 깨워서 반응을 확인해야 한다. 2. 손상 받은 후 8시간이 지나도 증상이 없다면, 첫째 날 수면 중 1회만 깨워서 반응을 확인해 본다.
뇌좌상 또는 뇌출혈 • 의식 명료 기간 • 심하고 진행하는 두통 • 반복적인 구토 • 행동 변화 또는 반응도 소실	1. 기도를 보호하고 유지한다. 2. 정상 체온을 유지한다. 3. 의식이 없는 환자로 생각하고 치료한다. 4. 즉시 병원으로 이송한다.
중증 미만성 뇌손상 • 환자의 반응정도와 손상시간과의 관계 • 기도폐쇄 및 호흡약화	1. 기도를 확보 및 유지한다. 2. 척수손상이 있다고 가정한다. 3. 경추보호대를 사용한다. 4. 진행 상태를 살피기 위해 주기적으로 검사를 시행한다. 5. 환자를 안전한 피난처로 이송한다. 6. 즉시 병원으로 이송한다.
머리뼈 골절 • 머리뼈의 함몰부위 • 두피상처 속의 머리뼈 가장자리 • 코나 귀에서 흐르는 피나 맑은 액체	1. 손상 받지 않은 부위에 도넛 드레싱을 이용하여 압박하여 지혈하고 골절부위에는 압력을 주지 않도록 한다. 2. 상처에 멸균 드레싱을 시행한 후 덮어놓는다. 3. 병원으로 이송한다.

관찰해야 할 것   해야 할 일

다른 신경학적 문제들

관찰해야 할 것	해야 할 일
뇌졸중 • 반응의 변화 • 얼굴, 팔, 다리의 무감각, 약화, 마비 • 머리나 눈의 편측 쏠림 • 거친 숨소리, 침 흘림 • 시각변화 • 균형 및 조화기능 소실 • 말하기 어려움 또는 간단한 문장을 이해하지 못함 • 갑작스럽고, 심하며 설명되지 않는 지속적인 두통 • 발작 • 당뇨병, 고혈압, 심장질환, 과거 뇌졸중의 병력	1. 환자를 회복자세로 유지시킨다. 2. 환자가 의식이 있다면 편한 자세를 취하게 한다. 3. 주의를 기울이며 환자에게 맑은 음료수를 제공한다. 4. 병원으로 이송한다.
발작 • 일시적인 의식소실 • 불수의적인 사지의 움직임 • 무감각 또는 저린 감각 • 비정상적 시각 • 갑작스런 신체근육의 경련	1. 이차손상의 예방에 주의한다. 2. 환자를 억제하지 않는다. 3. 발작 이후에는 기도를 확보한다. 4. 필요하다면 병원으로 이송한다.
단순 실신 • 눈 앞에 점이 보이거나 어지럼증, 더위 또는 추위, 구역 • 차갑고 축축하며 창백한 피부 • 기절, 추락, 넘어짐	1. 환자의 호흡을 평가한다. 2. 환자를 평편한 곳에 눕힌다. 3. 꽉 조이는 옷을 느슨하게 한다. 4. 넘어져 생긴 손상을 평가한다. 5. 차갑고 축축한 옷을 환자의 이마에 올려준다. 6. 누운 자세로 유지시킨다. 7. 필요하다면 병원으로 이송한다.

관찰해야 할 것

두통

- 두피, 목, 어깨의 압통
- 동일하지 않은 동공크기
- 복시
- 열
- 심한 목의 뻣뻣함
- 사지의 감각 또는 움직임 약화
- 균형감각 약화

해야 할 일

1. 만약 두통이 경증에서 중등도 정도의 단계라면 환자는 일반의약품을 복용한다.
2. 적절한 수분섭취를 한다.
3. 급성 고산병일 경우 두통을 느끼는 즉시 하산을 한다(최소 해발 600 m 이하). 더 높이 올라가면 안 된다.
4. 두통의 원인이 심각하다면 병원으로 이송한다.

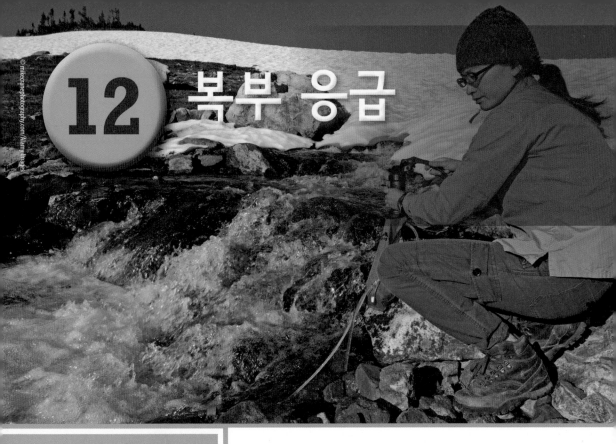

12 복부 응급

이 장을
한 눈에 보기

▶ 복부의 해부학

▶ 복부 손상

▶ 복부 질환

▶ 복부 문제에 대한 이송 지침

복부 문제는 병원 내에서도 진단하기가 어렵기 때문에, 응급 처치제공자는 현장에서 복부 통증의 여러 원인을 규명하기 위해 노력해서는 안 된다. 대개 복통의 응급처치는 그 원인에 관계없이 유사하다. 현장 응급처치의 경우, 진단을 제공하기보다는 몇 가지 일반적인 증상에 따라 복부 문제를 고려하는 것이 가장 유용하다. 몇 가지 보편적이고 특징적인 문제에 대해 논의가 될 것이다. 현장에서의 중요한 결정 사항은 환자를 언제 이송시킬 것인가 하는 것이다.

복부의 해부학

복부는 위쪽의 횡격막과 아래쪽의 골반으로 경계를 나눈다. 횡격막은 가슴과 복부를 구분하는 근육이다. 복강 내에는 간, 신장, 비장, 위, 소장 및 대장이 있다. 내장은 복막으로 둘러싸여 있으며 혈액이나 다른 액체가 찰 수 있는 복강 혹은 공동으로 둘러싸여 있다. 신체에서 가장 큰 두 개의 혈관인 대동맥과 하대 정맥은 척추와 함께 복부 후벽을 따라 주행한다.

복부를 4개의 사분면으로 나누어, 손상 가능성이 있는 부위에 대해 구조자와 의사소통하거나 특정 병변을 고려할 때 사용한다. 특정 영역에 국한된 통증은 그 부위의 특정 병변을 암시할 수 있다. 예를 들어, 우상복부의 통증 혹은 압통은 간의 손상이나 염증(간염) 또는 담석에 의해 입구가 막힌 담낭(담낭염)으로 인해 발생할 수 있다. 우하복부의 통증은 충수돌기염, 난소 또는 임신과 관련된 문제, 신장 결석 또는 탈장에 의한 것일 수 있다. 좌하복부의 통증은 왼쪽 부위의 장, 난소, 신장 결석 또는 탈장의 문제일 수 있다. 좌상복부의 통증은 비장, 위 또는 췌장의 손상일 수 있다 〔 **그림 12-1A-B** 〕.

복부 전후 모두에서 통증이 느껴지는 경우 후복강에 위치한 장기의 병변을 가리키는 경우가 종종 있다. 한쪽에만 통증이 있을 경우, 신장(감염 또는 신장 결석), 담낭(오른쪽) 또는 주요 혈관에 병변이 있을 가능성이 있다. 복부 정중선의 통증은 췌장, 위, 대동맥 또는 자궁의 병변에서 발생할 수 있다. 복강 내 장기에 대한 손상은 폐쇄성 손상(낙상과 타격으로 인한) 또는 개방성 손상(칼, 지팡이, 암석 또는 탄환과 같은 물체에 의한 관통으로 인한 것)으로 분류할 수 있다. 복부 질환으로는 위장염 같은 설사 질환, 출혈, 충수돌기염 등이 있다.

복부 손상

피부의 개방성 손상이 없는 폐쇄성 손상과 복막을 관통하는 개방성 손상으로 인한 심각한 복부의 손상은 내부 출혈 또는 장 내용물의 누출을 유발하여 복강 내 자극과 감염(복막염)을 일으킬 수 있다. 복부 내부의 손상이 심각할 경우 수술이 필요하다. 하부 흉부 손상 시 복부 손상이 동반되는 지 유심히 관찰해야 한다.

▶ 폐쇄성 손상

직접적인 타격으로 어떠한 복부 장기라도 손상을 받을 수 있다. 에너지가 높은 손상일수록 장기 손상의 가능성이 높아지나, 주먹으로 맞거나 스포츠 충돌과 같은 낮은 에너지 손상으로도 일부 장기는 손상될 수 있다. 고형 장기 손상은 일반적으로 상당한 출혈을 초래한다. 위, 소장, 대장, 담낭 등의 내장 손상은 복막염을 유발할 가능성이 좀 더 크다.

좌상복부가 타격을 받거나 왼쪽 하부 갈비뼈가 골절되면 비장이 파열될 수 있다. 왼쪽 하부 흉부의 손상 시 비장 파열을 고려해야 한다. 비장 파열 후 지속적이고 심각한 출혈은 쇼크를 유발할 수 있다. 출혈은 손상 후 최대 3주까지 증상의 발현 없이 지속되다가 갑자기 비장이 파열될 수도 있다. 이러한 지연된 비장 파열은 심한 출혈과 쇼크를 일으킬 수 있다.

신장 손상은 뒤쪽 또는 옆구리에 직접적인 타격으로 발생할 수 있으며, 하부 갈비뼈 골절에서도 발생할 수 있다.

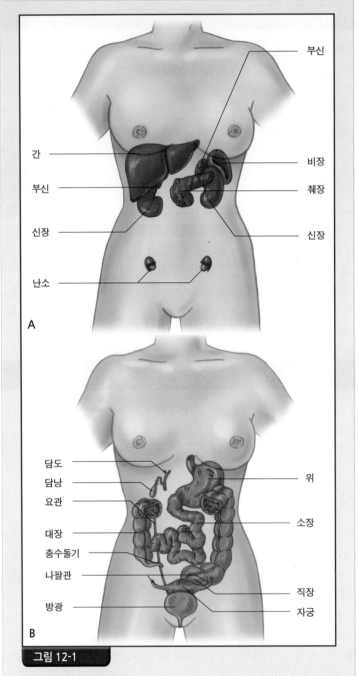

부신
간
비장
부신
췌장
신장
신장
난소

A

담도
담낭
요관
대장
충수돌기
나팔관
방광

위
소장
직장
자궁

B

그림 12-1

복부의 고형 장기와 내장.
A. 고형 장기에는 간, 비장, 췌장, 신장 그리고 여성의 경우에 난소가
있다. **B.** 내장에는 담낭, 위, 소장, 대장, 방광이 있다.

관찰해야 할 것

- 손상 기전
- 복벽 또는 하부 흉부의 멍이나 찰과상
- 다양한 복통과 압통. 만약 통증과 압통이 심하다면, 손상 받은 환자는 가만히 누워 있을 것이다. 통증은 보통 배꼽 주위에서 시작되며, 그 다음에 손상된 장기의 영역으로 퍼진다. 만약, 혈액이나 장내 내용물이 복강 내에 고인다면, 한쪽 또는 양쪽 어깨에 통증이 느껴질 수 있다.

비장 손상의 가능성

- 쇼크의 징후
- 좌상복부 통증

신장 손상의 가능성

- 옆구리 통증. 때때로 서혜부로 방사될 수 있다.
- 혈뇨

소아에서의 참고 사항

소아는 성인에 비해 복부 장기 손상에 취약하다. 흉곽이 간이나 비장을 덮지 못하고 있으며, 골반은 상대적으로 얇아서 손상의 위험이 더 크다.

- 쇼크의 증상
- 복부 긴장도의 증가, 통증과 압통의 증가, 발열, 구역과 구토가 같이 발생할 경우는 복막염이 매우 의심되는 상황이다. 복막염이 퍼질 때 복부가 단단해진다. 움직이거나 기침할 때, 복부를 두드리거나 누를 때 통증이 발생한다.

해야 할 일

1. 환자는 완전히 안정을 취하게 하고, 물은 한 모금 정도만 허용한다.
2. 관찰을 자주하고 기록한다. 특히 맥박과 전체적인 상태의 변화를 잘 기록하도록 한다.
3. 만약 쇼크나 복막염의 징후가 나타나면 즉시 이송한다.

▶ 개방성 손상

복막의 손상과 관계없이 피부의 표재성 손상보다 깊은 상처를 동반한 손상을 복부의 개방성 손상이라고 한다. 작은 찔린 상처도 깊은 손상만큼 위험할 수 있다. 피부를 찌르는 길고 날카로운 물체를 쉽게 뺄 수는 있지만, 대장이 찔린 경우는 장 내용물 누출로 복막염을 유발할 수 있다.

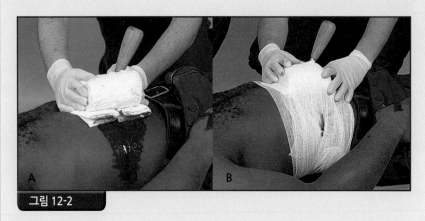

그림 12-2

개방성 손상의 안정화. **A.** 부피가 큰 패드로 관통한 물체가 움직이지 않게 고정한다.
B. 패드와 관통 물체가 움직이지 않게 함께 고정한다.

관찰해야 할 것

- 장 또는 지방의 노출
- 복벽의 열상으로 인한 외부 출혈
- 앞서 언급된 폐쇄성 손상과 유사한 증상

해야 할 일

손상을 유발한 물체가 상처에 여전히 남아 있는 경우, 치료를 할 수 있는 병원이 가까이 있다면, 도시 응급처치 지침에 나와 있는 것처럼 손상을 유발한 물체를 제거하지 않고 이송한다 **그림 12-2A-B**. 큰 혈관을 관통한 손상을 유발한 물체가 출혈을 막고 있는 경우가 있으며, 이런 경우에 그 물체를 제거하면 오히려 심한 출혈이 발생할 수 있다. 관통한 물체를 제거하지 않고 환자를 이송시킬 수 없거나 치료를 할 수 없는 경우라면 물체를 제거할 수도 있다. 구조자는 손상을 유발한 물체의 제거로 급속한 대량출혈이 발생할 수 있고, 이로 인해 사망까지 초래할 수 있음을 인지해야 한다. 가능하다면 손상을 유발한 물체를 그대로 고정하도록 한다. 크기가 큰 대형 물체는 이송을 방해할 수 있어서 크기를 줄이는 것을 고려해야 하고, 절단으로 인한 추가 손상이 발생하지 않도록 절단하기 전에 물체가 움직이지 않도록 고정한다.

1. 폐쇄성 손상과 동일하게 치료한다.
2. 장이 찢어지지 않고 복부 밖으로 노출된 경우는 두 가지 처치법이 있다 **그림 12-3**. 만약 치료가 가능한 병원이 멀리 떨어져 있는 경우는 노출된 장을 복강 내로 조심스럽게 밀어 넣는다. 병원이 가까이에 있다면 젖은(가급적 멸균된) 천으로 노출된 장을 덮고, 젖은 상태를 유지하며 이송한다.
3. 장이 찢어진 경우는 복강으로 다시 밀어 넣어서는 안 된다. 노출된 장을 젖은(가급적 멸균된) 천으로 덮어 유지하도록 한다.

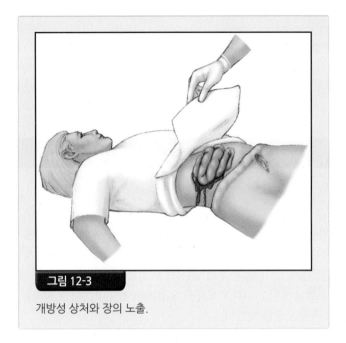

그림 12-3

개방성 상처와 장의 노출.

▶ 탈장

탈장은 장의 일부분이 복벽의 약한 지점을 통해 튀어 나오는 것을 말한다. 여성보다 남성에서 더 흔하고 가장 일반적인 부위는 서혜부이다. 배꼽과 오래된 외과 수술 흉터에서도 발생할 수 있다. 탈장은 갑자기 발생하거나, 서서히 커질 수도 있다. 대부분 응급 수술이 필요하지는 않고, 대개 이완한 상태에서 부드러운 압력을 가하면 안쪽으로 쉽게 들어간다. 가끔씩 탈장된 부분이 빠지지 않고 복벽에 갇히게 되는데, 이런 경우에는 탈장된 부위에 혈액 공급이 차단되므로(감돈 탈장) 응급처치가 필요하게 된다.

관찰해야 할 것

비감돈 탈장

- 서혜부의 불룩함이 때때로 고환까지 확장되기도 한다. 환자가 힘을 주거나 기침을 하면, 좀 더 쉽게 관찰할 수 있다. 환자가 등을 대고 눕거나 복부를 이완시키면 사라지거나 크기가 줄어든다.
- 부종, 보통 부드럽고 통증이 없다.
- 쓰리거나 작열감 또는 다양한 정도의 압박감

감돈 탈장

- 크기가 줄어들지 않는 탈장
- 빠르게 증가하는 통증과 압통, 단단하고 불룩함
- 복부로 퍼지는 통증과 구토의 가능성

해야 할 일

1. 약간의 쓰린 통증만 있다면, 환자는 일상 활동을 지속할 수 있다.
2. 환자가 눕거나 긴장을 풀도록 하여 감돈 가능성을 줄인다. 차분하고 부드럽게 누르면서 탈장된 부위가 개구부를 통해 복강 내로 들어가도록 한다. 불룩함이 줄어들지 않으면 계속 시도하지 않는다.
3. 통증이 점점 더 커지거나, 탈장이 줄어들지 않는 경우는 이송한다.

복부 질환

▶ 복통

복통의 원인을 알아내는 것은 종종 어렵고, 복통의 정확한 원인을 알지 못하더라도 이송을 해야 하는 경우가 있다. 이송 결정이 즉각적이고 명백하게 이루어질 때도 있지만, 질병의 경과를 확인하기 위해 몇 시간 동안 환자를 관찰할 수도 있다(이 장의 끝 부분에 있는 이송 지침을 참고한다). 이송 결정은 도움을 받기 어려운 상황이거나, 그룹에 포함된 인원수(그리고 도움을 요청하는 동안 부상당한 환자를 혼자 남겨둘 수 있는지 여부) 및 다른 요인들에 의해 영향을 받는다.

관찰해야 할 것(모든 원인)

- 내부 출혈이나 감염으로 인한 쇼크 징후
- SAMPLE 병력 청취
- 통증의 위치. 통증의 원인은 통증 부위 아래에 위치한 장기에서 발생할 수 있다.
- 점점 줄어들거나 커지거나, 혹은 지속되는 통증
- 질환과 관련된 설사 또는 구토
- 탈수 징후 – 마른 혀, 빠른 맥박, 특히 구토 및 설사가 지속적으로 있는 경우에 발생하는 기립성 어지럼증
- 비슷한 증상을 보이는 주위의 다른 사람들
- 독성이 있을 수 있는 야생 식물이나 정제되지 않은 물의 섭취
- 당뇨병이나 임신과 관련된 신체 상황
- 고통스럽고 단단하거나 비정상적인 복부 팽만

해야 할 일

1. 초기 검사를 시행하고, 생체 징후를 평가한다.
2. 물, 희석 주스, 스포츠 음료, 수프, 허브 티 등 맑은 음료수를 조금씩 마시게 한다. 알코올 또는 카페인 함유 음료는 피한다(수액 및 전해질 보충 지침에 대한 설명이 있는 부록의 '수액 및 전해질 보충' 부분을 참고한다).
3. 제산제를 가지고 있으면 환자에게 복용시킨다.

4. 따뜻하게 채워진 물통 같은 물건으로 복부를 따뜻하게 한다.
5. 구토에 대비한다.
6. 환자가 가장 편안한 자세를 취하게 한다. 대부분 편안한 자세는 무릎을 구부린 채 누워있는 자세이다.

주의 사항

- 환자에게 관장이나 설사약을 주지 않는다. 이러한 행위는 상태를 악화시키거나 합병증을 유발할 수 있다.
- 통증이 오랫동안 지속되는 환자에게 불투명한 음료를 주지 않는다.
- 환자에게 고형식을 주지 않는다.
- 환자에게 우유 제품을 주지 않는다.

▶ 충수돌기염

충수돌기는 대장에 붙어있는 작은 관 모양의 기관이다. 그것은 감염될 수도 있고, 파열되어 복막염을 일으킬 수 있다.

관찰해야 할 것

- 중앙부에서 시작되는 간헐적인 통증이 복부 오른쪽 아래로 이동하게 된다. 6시간에서 24시간에 걸쳐 통증이 증가하다가 일정해지고, 움직임이나 기침으로 인해 통증이 두드러져 환자는 무릎을 세운 채로 누워 있다.
- 우하복부에 압통
- 간헐적인 구토
- 식욕 부진
- 미열
- 나중에 복부 전체로 느껴지는 통증과 압통은 충수돌기의 파열로 복강 내로 감염이 퍼져나간 것(복막염)을 의미한다. 복막염이 있는 환자는 대개 통증이 매우 심하고, 상태가 매우 악화된다.

해야 할 일

1. 환자가 가장 편안한 자세를 취하도록 한다.
2. 탈수를 피하기 위해 음료수를 조금씩 마시게 한다. 그러나 음식을 주면 안 된다.
3. 환자를 이송한다.

▶ 구역과 구토

구역과 구토는 경미한 고도 관련 질환, 멀미, 두부손상, 장 바이러스, 식중독, 과식과 과음, 일산화탄소 중독 또는 정서적 스트레스와 같은 여러 상황에서 발생할 수 있다. 경미한 경우에는 며칠 내에 회복된다. 구역과 구토가 줄어들지 않고 지속되거나 증가하는 경우는 충수돌기염이나 장 폐쇄와 같은 심각한 질병을 나타낼 수 있다. 구역과 구토가 1~2일 이상 지속될 경우 심각한 탈수증이 발생할 수 있으며, 어린이와 노인의 경우에 특히 잘 발생한다.

관찰해야 할 것

- 복통의 유무
- 구토물에서 커피 찌꺼기처럼 보이는 혈액 또는 갈색의 물질. 이것은 위장에 출혈이 있을 수 있음을 나타낸다.
- 설사. 구토와 설사가 같이 있는 경우는 흔히 자연 치유되는 바이러스 감염이다.
- 오한과 발열
- 탈수 증상(서 있을 때의 어지럼증, 입과 혀의 건조, 갈라진 입술, 농축된 소변, 갈증, 빠른 맥박)
- 비슷한 증상을 보이는 주위의 다른 사람들(식중독이나 전염성이 있음을 나타냄)
- 최근의 두부손상
- 야생 식물/버섯 또는 정제되지 않은 식수의 섭취

해야 할 일

1. 스포츠 음료, 맑은 수프, 소다, 사과 주스 또는 크랜베리 주스와 같은 투명한 음료수를 환자에게 조금 준다.
2. 환자가 음료수를 삼킬 수 있다면 탄수화물(녹말, 빵, 시리얼 및 국수)을 제공한다. 이들은 소화하기 쉬운 음식이다. 48시간 동안 우유 제품이나 육류 섭취는 피한다.
3. 환자를 쉬게 한다. 환자가 고형식을 쉽게 먹을 수 있을 때까지 육체 활동을 피하도록 한다.
4. 구토가 48시간 이상 지속되거나 토사물에 혈액이 섞여 있으면 이송한다.

▶ 설사

설사는 묽고, 수분이 많거나, 소화과정을 다 거치지 않은 변이 통과하는 것이다. 흔한 원인으로는 위장관 감염(세균성, 바이러스성 또는 기생충), 식중독, 식품에 민감성/알레르기 및 스트레스가 있다. 야생에서의 흔한 감염원은 정제되지 않은 식수이다. 소량의 맑은 물도 심각한 오염을 일으킬 수 있다. 설사로 인한 체액 손실을 보충할 수 있을 만큼의 수액을 마실 수 없으면 탈수가 발생한다. 노인과 아주 어린 소아들은 특히 탈수에 취약하다. 설사 환자에게는 체액과 전해질(나트륨과 칼륨)의 보충이 매우 중요하다.

관찰해야 할 것

- 대변에 혈성 점액 또는 고름의 유무
- 탈수 증상
- 일반적으로 하복부에 발생되는 경련성 복부 통증
- 대장 조절 기능 장애
- 발열
- 비슷한 증상을 보이는 주위의 다른 사람들

해야 할 일

1. 환자가 체액의 손실을 보충할 수 있도록 맑은 음료수를 충분하게 마시도록 한다. 수분 공급의 적절성을 확인하기 위해 소변량을 관찰한다. 탁하고 진한 소변은 탈수증이 있음을 나타낸다.
2. 맑은 음료수를 잘 마실 수 있게 되면 서서히 평소의 식단으로 먹도록 한다. 처음에는 크래커, 죽, 식빵, 쌀, 국수 및 사과즙을 시도해 본다.
3. 구할 수 있다면, 위점막을 보호하는 기능을 하는 약물인 분홍색 비스무트를 복용시킨다(성인 복용량: 1일 또는 2일 동안 하루에 2정씩 4번 복용하거나 30분마다 2스푼씩 8회 복용).
4. 환자에게 설사 억제제인 로페라민 염산염(캡슐 또는 액상, 처음에는 2~4 mg, 설사가 지속되면 하루에 1~2 mg을 4회 복용) 또는 디펜옥시레이트 아트로핀(처방약물)을 준다. 대변에 혈액이나 고름이 있는 설사와 발열이 동반된 경우에는 사용하지 않는다.

피해야 할 것

- 감염 후 지방이나 유당에 대한 내성이 없으므로, 설사가 멈춘 후에도 48시간 동안 우유 제품이나 육류 섭취를 피한다.
- 카페인은 장을 자극하고, 배뇨 및 탈수를 유발할 수 있기 때문에 피한다.

▶ 변비

식습관, 수분 섭취, 활동 및 감정 상태의 경미한 변화에도 변비가 발생할 수 있다. 이러한 부분을 변화시키면 대부분의 경우 변비가 완화될 수 있다.

관찰해야 할 것

- 고통스럽고 어려운 배변
- 1~2일 이상의 간격으로 배변

해야 할 일

1. 곡류 및 과일과 같은 섬유질이 풍부한 식품의 섭취를 늘린다.
2. 수분 섭취를 충분하게 유지한다(수분을 충분히 섭취할 경우에 소변은 엷은 황색을 띄게 된다).
3. 매일 배변을 하도록 한다.
4. 미네랄 오일이나 콜레스(Colace) 같은 대변 연화제를 사용한다.
5. 피해야 할 것
   - 강력한 완하제
   - 음주
   - 바나나, 치즈, 육류 및 설탕이 풍부한 음식처럼 변비를 유발하는 식품

▶ 혈변과 치핵

화장지 또는 변기의 물에 소량의 붉은 피가 보이면 당황하게 되지만, 심각한 경우는 드물다. 직장보다 상부 위장관에서 발생한 심각한 출혈은 일반적으로 어두운 색을 띠게 된다. 혈변의 가장 일반적인 두 가지 원인은 치핵과 치열이다. 치핵은 염증과 정맥의 확장이 있는 것이고, 치열은 항문 피부가 찢어진 것이다. 두 가지 모두 단단하고 건조한 변을 보기 위해 힘을 주는 변비로 인해 발생될 수 있다. 변비와 이러한 합병증은 고지대 혹은 충분한 수분, 과일, 채소 및 섬유질을 충분히 섭취할 수 없는 환경에서 흔히 발생한다. 치핵은 잦은 설사로도 발생할 수도 있다. 치핵과 치열은 자연 치유될 수 있지만, 재발이 흔하다.

관찰해야 할 것

외부 치핵

- 항문 옆에서 수일 동안 보이는 단단하고, 통증이 있는 분홍색 혹은 푸른색 덩어리
- 배변 시 출혈
- 선홍색 피와 조금 어두운 색의 혈전이 부어 오른 곳에서 나올 수 있다. 출혈 후 통증과 부종이 감소한다. 외부 치핵의 불편함은 출혈 유무와 관계없이 약 1주 만에 자연적으로 해결된다.

내부 치핵

- 대개 통증이 없는 부드러운 덩어리가 배변 중 또는 후에 직장에서 빈번하게 돌출된다.
- 대변이 통과되면서 발생되는 출혈

치열

- 치열은 통증을 동반한 항문 가장자리에 있는 피부의 균열이다.

심각한 장출혈의 증상

- 배변 시 통증 없이 동반되는 많은 양의 적색, 적갈색 또는 갈색의 혈액(복부 경련이 있을 수 있음)
- 혈액 소실로 인한 쇼크 징후

해야 할 일

경미한 출혈성 치핵 및 치열이 있는 경우

1. 대변을 부드럽게 만들기 위해 수분, 과일, 야채 및 미정제 곡물의 섭취를 늘리도록 환자의 식단을 조정한다.
2. 병변 부위를 이완시키고, 청결하게 하기 위해 따뜻한 목욕을 하도록 한다.
3. 면 속옷과 느슨한 옷을 입도록 한다.
4. 자극을 줄이기 위해 냉습포, 산화 아연 또는 바세린을 사용하도록 한다.
5. 통증 완화에 도움이 되는 치핵 좌약을 사용한다.

6. 포도송이 같은 큰 덩어리가 직장에서 튀어 나오면 환자는 무릎과 팔꿈치를 대고 엉덩이가 머리보다 높은 자세를 취하도록 하고, 구조자는 덩어리가 안쪽으로 미끄러져 들어갈 때까지 부드럽고 일정하게 손으로 압력을 가해 누른다. 들어간 후 약 30~60분 동안 환자는 이 자세를 유지하거나 옆으로 누워 있도록 한다.

대량 출혈이 있는 경우

1. 환자가 어지럽거나 위약하지 않으면 걷게 한다.
2. 환자를 이송한다.

복부 문제에 대한 이송 지침

다음과 같은 경우 환자의 처치를 위해 이송한다.

- 환자가 심각한 부상을 입은 경우
- 8시간 이상 지속되는 복통이 있는 경우
- 24시간 이상 음료수를 마시거나 섭취할 수 없는 경우
- 환자가 복부 통증이 있는 임산부인 경우
- 복부가 경직되거나 부어오르고 통증이 심한 경우
- 기침이나 움직임에 따라 복통이 증가되는 경우
- 환자가 배꼽 주위에서 시작하여 우하복부로 이동하는 지속적인 통증을 호소하는 경우(충수돌기염)
- 환자가 고열과 복통을 호소하는 경우
- 심한 통증에 구토나 설사가 동반되어 있는 경우
- 심한 두통에 구토가 동반되어 있는 경우(편두통이나 최근의 두부손상 병력은 없다)
- 대변이나 구토물에 피가 섞여 있는 것과 같이 내부 출혈의 징후가 있는 경우
- 대변이 검거나 타르 같거나(분홍색 비스무트는 신체에 해를 끼치지 않고 변을 검게 변하게 할 수 있다) 구토물이 갈색이고 커피 찌꺼기처럼 보이는 경우
- 설사와 발열이 있고, 대변에 혈성 점액이 묻어 있는 경우
- 일어서려고 할 때 발생되는 어지럼증, 빈맥, 의식 변화 등과 같은 심한 탈수 또는 쇼크의 징후가 있는 경우

▶응급처치 요약

관찰해야 할 것	해야 할 일
복부 손상	
폐쇄성 손상 • 손상 기전 • 복부 또는 하부 흉부의 멍이나 찰과상 • 복통과 압통 • 쇼크의 징후 • 구역과 구토 • 외부 출혈	1. 환자가 안정을 취하게 한다. 2. 쇼크나 복막염의 징후가 나타나면 이송한다.
개방성 손상 • 작은 자창 • 명백한 깊은 상처 • 피부를 뚫고 지나가는 길고 날카로운 물건 • 장 또는 지방의 노출	1. 손상을 유발한 물체가 상처에 남아 있으면 그대로 둔다. 2. 폐쇄성 손상과 동일하게 치료한다. 3. 장이 찢어지지 않고 복부 밖으로 노출된 경우는 노출된 장을 복강 내로 조심스럽게 밀어 넣거나 젖은 천으로 노출된 장을 덮도록 한다. 4. 장이 찢어진 경우는 노출된 장을 젖은 천으로 덮어 유지한다.
비감돈 탈장 • 서혜부의 불룩함 • 부종 • 쓰린 통증	1. 약간의 쓰린 통증만 있다면, 환자는 일상 활동을 지속할 수 있다. 2. 통증이 증가하고 탈장이 줄어들지 않는 경우는 이송한다.
감돈 탈장 • 크기가 줄어들지 않는 탈장 • 빠르게 증가하는 통증과 단단하고 불룩함 • 압통 • 구토가 발생 가능함	1. 환자가 등을 대고 누워서 이완되게 한다. 2. 차분하고 부드럽게 누르면서 탈장된 부위를 개구부로 밀어 넣는다. 3. 통증이 증가하고 탈장이 줄어들지 않는 경우 이송한다.

관찰해야 할 것

복부 질환

통증	1. 초기 검사를 시행하고 생체 징후를 평가한다.

통증
- 쇼크 징후
- SAMPLE 병력 청취
- 설사 또는 구토
- 당뇨병 또는 임신
- 경직되거나 복부 팽만

1. 초기 검사를 시행하고 생체 징후를 평가한다.
2. 맑은 음료수를 천천히 조금씩 마시게 한다.
3. 제산제를 준다.
4. 복부를 따뜻하게 한다.
5. 구토에 대비한다.
6. 환자가 가장 편안한 자세를 취하도록 한다.

충수돌기염
- 간헐적인 통증
- 압통
- 간헐적인 구토
- 설사
- 식욕 부진
- 미열

1. 환자가 가장 편안한 자세를 취하도록 한다.
2. 탈수를 피하기 위해 음료수를 조금씩 마시게 한다.
3. 이송한다.

구역과 구토
- 복통
- 구토물 내 혈액 또는 갈색 물질
- 오한과 발열
- 탈수 증상
- 비슷한 증상을 보이는 주위의 다른 사람들
- 최근의 두부손상
- 야생 식물/버섯 또는 정제되지 않은 식수의 섭취

1. 소량의 투명한 음료수를 준다.
2. 환자가 음료수를 삼킬 수 있다면 탄수화물을 제공한다.
3. 환자를 쉬게 한다.

설사
- 대변 내 혈성 점액 또는 고름
- 탈수 증상
- 경련성 복부 통증
- 대장 조절 기능 장애
- 발열
- 비슷한 증상을 보이는 주위의 다른 사람들

1. 환자에게 맑은 음료수를 마시게 한다.
2. 맑은 음료수를 잘 마실 수 있게 되면 서서히 평소의 식단으로 먹도록 한다.
3. 가능한 경우에는 분홍색 비스무트를 준다.
4. 로페라민 염산염을 준다.

관찰해야 할 것	해야 할 일
변비	1. 섬유질이 풍부한 식품의 섭취를 늘린다. 2. 수분 섭취를 충분하게 유지한다. 3. 미네랄 오일이나 콜레스(Colace)와 같은 대변 연화제를 사용한다. 4. 강력한 완하제, 음주 및 변비를 유발하는 식품을 피한다.
혈변과 치핵 • 항문 옆에 단단하고 통증이 있는 덩어리 • 배변 시 출혈	1. 식이를 조절하여 대변을 부드럽게 한다. 2. 환자가 따뜻한 목욕을 하도록 한다. 3. 환자가 면 속옷과 느슨한 옷을 입도록 한다. 4. 치핵 약물을 사용한다.
심각한 장출혈 • 다량의 혈액 성분을 포함한 무통의 배변 • 쇼크 징후	1. 환자가 어지럽거나 위약하지 않으면 걷게 한다. 2. 환자를 이송한다.

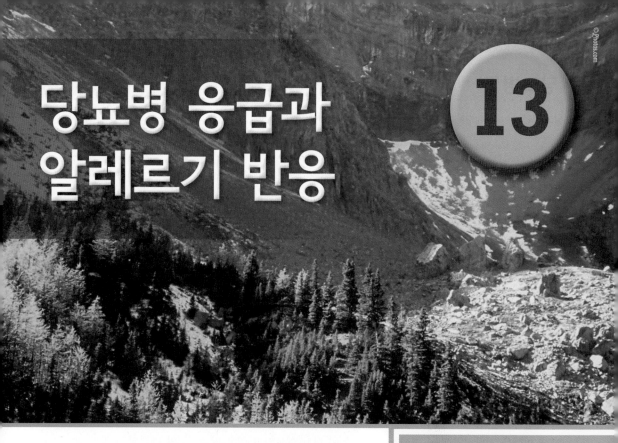

당뇨병 응급과 알레르기 반응

13

당뇨병 응급

정상적으로 신체는 혈당을 일정하게 유지하고, 혈액 내 포도당을 적절하게 공급한다. 신체가 혈당 수준을 더 이상 조절할 수 없을 때는 혈액 내에 너무 많은 당이 존재하게 되며 이를 당뇨병이라고 한다.

당뇨병은 (1)인슐린이 전혀 생산되지 않거나, (2)인슐린이 충분히 생산되지 않을 때 또는 (3)신체가 인슐린에 대한 저항성이 생길 때 발생한다. 사람이 음식을 먹을 때, 당은 소장에서 혈류로 흡수된다. 췌장은 인슐린을 분비하며, 이 인슐린은 포도당 분자를 혈류 밖으로 보낸 뒤 세포내로 이동시킨다. 이러한 과정은 세포가 제대로 작동하기 위해 필요한 에너지를 제공한다. 만약 인슐린이 충분히 존재하지 않는다면 당은 세포내로 이동할 수 없으며, 결과적으로 혈류 내에 당이 축적되어 혈당 수치가 증가하게 된다.

이 장을
한 눈에 보기

▶ 당뇨병

당뇨병은 두 가지 형태가 있다.

1. *1형:* 1형 당뇨병은 인슐린 의존성 당뇨병으로 알려져 있었다. 1형 당뇨병 환자들은 포도당을 세포내로 이동시킬 수 있는 인슐린을 충분히 가지고 있지 않다. 소아나 젊은 성인에게 대개 발병하며, 보통 자가 주입 인슐린으로 치료한다.

2. *2형:* 2형 당뇨병은 인슐린 비의존성 당뇨병으로 알려져 있었으며, 가장 흔한 당뇨병 형태이다. 한동안 고령자에서만 발병하는 것으로 여겨졌으나, 소아(특히 비만인)에서의 진단이 점점 더 증가하고 있다. 2형 당뇨병에서는 체세포가 인슐린에 저항성이 생기고 포도당의 세포내로의 이동을 막아버린다. 초기에 대부분의 2형 당뇨병 환자들은 인슐린 주사를 필요로 하지 않으며, 치료로 운동이나 체중 조절 프로그램, 혈당 수치를 낮추는 약물 치료가 포함된다. 이후에 적은 용량의 인슐린이 혈당 조절을 위해 필요할 수도 있다.

야생에서의 당뇨병 관리

신체 활동은 인슐린처럼 작용하기 때문에 당뇨병이 있는 모든 환자는 규칙적인 식사를 할 필요가 있으며, 운동량과 운동 시간에 대한 계획이 필요하다. 격렬한 운동 계획이 있는 당뇨병 환자는 혈당이 급격히 떨어지는 것을 막기 위해 당뇨병 약을 줄이거나 식사량을 늘릴 필요가 있다. 만약 환자의 혈당 수치가 장기간 비정상적인 상태로 유지된다면 야생 응급 상황이 발생하게 될 것이다.

야생 여행을 시작하기 전에 여행자는 본인들이 당뇨병을 앓고 있음과 주치의와 계획된 여행에 대해 미리 논의하고 응급 상황에 대비한 여분의 물품들을 포함한 필수 약물과 다른 도구(예: 인슐린, 주사기, 바늘, 약) 등을 휴대하고 있음을 여행 집단의 대표에게 알려야 한다 표 13-1 . 글루카곤과 같은 주사 약물은 응급 상황에서 혈당을 증가시킬 수 있다. 또 다른 집단의 구성원은 이러한 여분의 물품을 챙겨 가는 데 도움을 줄 수도 있다. 당뇨병 환자는 먹을거리가 갑자기 필요할 때 집단 내 다른 사람들에게 의지할 필요가 없도록 항상 간단한 간식이나 먹을거리를 가지고 다녀야 한다.

만약 당신이 여행 집단의 대표이거나 당신의 집단 내 구성원이 당뇨병 환자라면 당뇨병 확인 방법과 응급 처치법에 대해 한번 기억을 되살려 보며, 최소한 한 명의 다른 구성원 역시 이러한 것에 익숙한지 살펴본다.

표 13-1 당뇨병 물품들

- 인슐린 또는 당뇨병 약물
- 주사기, 바늘, 알코올 티슈
- 혈당 측정 장비
- 경구 포도당 정, 초코바, 두꺼운 경구 포도당 용액 플라스틱 통
- 저혈당 치료를 위한 주사약(글루카곤)

만약 환자가 인슐린 주사를 맞는다고 할 때는 최소한 한 명의 또 다른 구성원이 주사 사용법에 대해 알 수 있도록 하는 것이 이상적이다.

인슐린과 글루카곤은 추위(추운 날씨에는 안주머니 안에 보관)나 열기(밀폐된 진공병 안이나 짐에 묻어두어 보관)에 노출되지 않아야 한다. 체온이 30°C 이하인 저체온증 환자에서는 인슐린이 효과가 없을 것이라는 것 역시 유념해야 한다.

▶ 당뇨병의 급성 합병증

저혈당(혈당이 너무 낮은)

낮은 혈당 수치를 보이는 상태를 저혈당이라고 한다. 저혈당은 가장 위험한 당뇨병의 급성 합병증이다. 낮은 혈당은 순식간에 의식 불명, 뇌 손상, 사망을 유발할 수 있다. 저혈당은 당뇨병 환자가 다음 중 어느 한 가지라도 시행할 때 유발된다.

- 너무 많은 양의 인슐린을 맞은 경우(빠르게 당이 고갈됨)
- 먹지 않을 때(당 섭취가 감소됨)
- 과도한 운동(빠르게 당을 이용함)
- 구토(위장내 당을 비우게 됨)

당뇨병이 있는 모든 사람은 당뇨병 응급을 예방하고 적절한 혈당 수치를 유지하기 위해 하루에 4번은 혈당 수치를 관찰한다 **그림 13-1**.

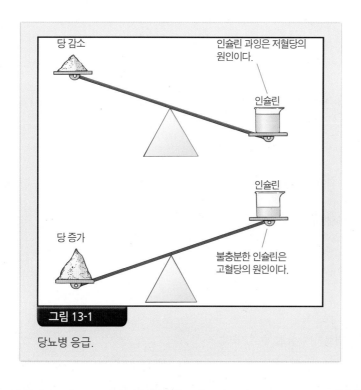

그림 13-1

당뇨병 응급.

고혈당(혈당이 너무 높은)

저혈당의 정반대 반응이 고혈당이다. 이는 당뇨병 환자가 혈액 내 혈당이 너무 높을 때 발생한다. 몇몇 상황에서 이러한 상태를 유발할 수 있다(예: 불충분한 인슐린, 과식, 질병, 운동 부족, 스트레스, 또는 이러한 요인들이 복합적으로 발생할 때). 고혈당 역시 의식 소실을 유발할 수는 있지만, 저혈당보다는 진행 과정이 느리며 당장 위험하지는 않다. 하지만 치료받지 않으면 결국 사망할 수 있다.

환자가 고립되어 당뇨병 약을 다 사용하거나 잃어버리지 않는다면 원거리에서의 고혈당은 거의 발생하지 않는다. 당뇨병이 있는지 인지하지 못한 환자들은 보통 고혈당의 징후를 보인다.

관찰해야 할 것

저혈당

- 질환 인식표
- 당이 뇌에 도달하지 않기 때문에 갑작스러운 발생(수 분에서 한 시간)
- 비틀거리는 걸음걸이, 협동운동실조, 서투른 행동양상
- 분노, 나쁜 성격
- 차갑고 창백하며 축축한 피부
- 착란, 지남력장애
- 갑작스런 배고픔
- 과도한 발한
- 떨림, 불안정
- 발작(뇌에 도달하지 못한 당)
- 무반응

고혈당

- 질환 인식표
- 어느 정도의 당이 뇌에 도달하고 있기 때문에 점진적인 발생(수 시간에서 수일)
- 졸림
- 극심한 갈증
- 매우 잦은 배뇨
- 따뜻하고 붉으며 건조한 피부
- 구토
- 과일향의 호흡 냄새(매니큐어 제거액과 비슷한 냄새)
- 거친 호흡
- 무반응

해야 할 일

저혈당

환자가 반응이 있고, 명료하며 삼킬 수 있다면:

1. 환자는 당신에게 무엇을 해야 할지 이야기할 수도 있다. 먼저 혈당 수치를 확인한다. 혈당 수치가 낮다면 15 g의 당을 환자에게 먹이는 "15s의 법칙"을 사용한다(예: 포도당 정 3–5알, 포도당 젤 1 튜브, 건포도 2티스푼, 오렌지나 사과 주스 4온스). 만약 혈당 수치를 검사할 수 없으나 낮은 혈당 수치가 강하게 의심되는 상황이라면 속효성 당 15 g을 준다.

2. 당이 혈액으로 들어가도록 15분간 기다린다.

3. 만약 환자가 할 수 있다면 혈당 수치를 다시 확인한다. 만약 여전히 수치가 낮다면 15 g의 당을 더 먹인다. 만약 혈당 검사를 할 수 없고 15 g의 당을 먹은 15분 뒤 호전이 없다면 당을 15 g 더 준다.

4. 만약에 호전이 없다면 즉시 병원을 방문한다. 저혈당은 생명을 위협하는 응급 상황일 수 있다.

환자가 반응이 없다면

1. 환자를 당신 옆에 눕힌다.

2. 이용할 수 있다면 글루카곤을 투여한다. 원거리에 있을 때, 당뇨병을 앓고 있는 사람은 혈당을 빠르게 올리는 글루카곤을 가지고 가야 한다. 글루카곤은 의사의 처방이 필요하며, 주사기에서 용액과 혼합할 수 있는 분말 형태의 글루카곤이 들어있는 키트에 담겨 있다. 이것을 엉덩이나 허벅지에 주사한다. 글루카곤은 인슐린과 정반대 작용을 한다. 글루카곤은 글리코겐으로 근육과 간에 저장된 포도당을 동원한다. 글루카곤을 맞은 후 많은 사람들이 구토한다는 점을 유념해야 한다. 가족, 친구, 집단의 대표들은 저혈당 응급 상황에서 글루카곤을 언제 투여할지와 투여하는 방법을 배워야만 한다.

3. 포도당 젤 또는 물과 설탕으로 만든 덩어리를 볼과 잇몸 사이에 두면 반사적으로 그것을 삼킬 수 있으며, 환자의 잇몸에 설탕을 두어 일부가 혈액으로 흡수될 수도 있다. 이러한 방법들은 다소 시간이 걸릴 수 있으므로 빨리 포기해서는 안 된다.

4. 만약 호전이 없다면 즉시 병원을 방문한다. 저혈당은 생명을 위협하는 응급 상황이 될 수 있다.

모든 당뇨병 응급은 응급 상황에 따라 의학적 처치를 받아야 한다.

고혈당

당뇨병을 앓고 있는 대부분의 사람들은 몸에 어떤 일이 발생하는지 알아차릴 수 있으며, 심각한 문제가 발생하기 전에 진료를 받거나 인슐린 용량을 조절할 것이다.

1. 환자가 삼킬 수 있다면 자주 조금씩 물을 마신다.

2. 만약 혈당 수치가 높은지 낮은지 명확하지 않고 환자가 의식이 있고 삼킬 수 있는 상황이라면 앞에서 언급된 "15s의 법칙"을 사용한다. "모든 사람에게 설탕(포도당)"은 모든 당뇨병 응급–고혈당 또는 저혈당–에서 경험에 의한 최상의 방법으로 실제로 구별할 필요가 없다. 만약에 즉각적인 진료를 위해 이송할 수 있다면 여분의 설탕을 공급하는 것이 혈당이 높은 사람에게 어떠한 심각한 해를 야기하지는 않을 것이다.

3. 인슐린을 자가 주입할 수 없다면 사용해서는 안 된다.

4. 즉시 의학적 처치를 받는다.

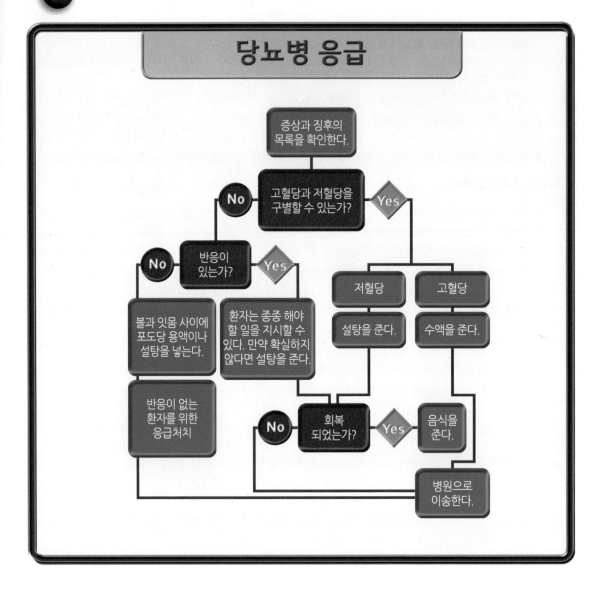

당뇨병 응급

증상과 징후의 목록을 확인한다.

고혈당과 저혈당을 구별할 수 있는가?

No → 반응이 있는가?

No → 볼과 잇몸 사이에 포도당 용액이나 설탕을 넣는다. → 반응이 없는 환자를 위한 응급처치

Yes → 환자는 종종 해야 할 일을 지시할 수 있다. 만약 확실하지 않다면 설탕을 준다.

Yes → 저혈당 → 설탕을 준다.

고혈당 → 수액을 준다.

회복 되었는가?
No
Yes → 음식을 준다.

병원으로 이송한다.

알레르기 반응

알레르기 반응은 가볍고 반복적인 형태(예: 알레르기 비염, 두드러기, 경증 천식) 또는 갑자기 심한 형태(예: 알레르기성 부종과 심한 천식 발작)로 나타날 수 있다. 가장 심한 형태는 교상, 약물, 음식에 극도로 민감한 환자에게서 나타나는 즉각적이고 강력한 알레르기 반응인 과민반응성 쇼크이다.

과민반응성 쇼크는 알레르기 비염과 같이 가벼운 알레르기 반응과는 다르게 신체의 체계를 압도하여 치명적인 결과를 초래할 수 있는 강력한 알레르기 반응이다. 과민반응성 사망의 대부분은 기도 부종에 의한 호

흡 부전으로 발생한다. 다음으로 흔한 사망의 원인은 순환 체계의 허탈에 의한 쇼크이다. 야생 응급처치제공자는 가능한 빨리 이러한 위기에 대처해야 한다.

▶ 중증 알레르기 반응(과민반응성 쇼크)

관찰해야 할 것

음식을 먹거나 약을 복용한 후 또는 벌레에게 물린 후(또는 드물게는 수 시간 이내)에 환자가 다음과 같은 증상이나 징후 중 일부 또는 전체가 갑자기 발생한다.

- 심한 가려움 또는 두드러기
- 재채기, 기침, 천명음
- 짧은 호흡
- 목의 부종 또는 압박감
- 흉부 압박감
- 얼굴, 혀 그리고/또는 입의 급격한 부종
- 구토, 설사, 근육경련
- 경련발작 또는 반응 소실

해야 할 일

1. 빨리 행동한다. 매 초가 중요하다.
2. 즉시 호흡을 확인하고 필요하다면 심폐소생술을 시행한다.
3. 에피네프린 주사는 생명을 살릴 수 있는 치료이다 **그림 13-2** . 기도를 열어주고 혈압을 상승시키며 부종을 줄여 준다. 환자에게 의사가 처방한 에피네프린이 있다면, 환자가 스스로 그것을 사용할 수 있는지 물어본다. 만약 환자가 할 수 없으며, 주의 법에서 에피네프린 사용을 허용하는 경우라면 에피네프린 키트의 사용법에 따라 에피네프린을 환자에게 주사한다.
4. 만약 에피네프린을 보유하고 있지 않다면
   - 천식 흡입기를 사용한다.
   - 환자가 삼킬 수 있다면, 항히스타민제나 비충혈 완화제를 사용한다.
5. 필요에 따라 발작이나 무반응에 대한 응급 처치를 시행한다.
6. 의식이 있는 환자에게 편안한 자세를 취할 수 있게 해 준다. 앉은 자세는 보통 호흡하기가 좀 더 편하게 해 준다. 의식이 없는 환자는 회복 자세를 취해 준다.
7. 환자의 증상이 좋아진 후에 항히스타민제(디펜히드라민; 일반의약품 1-2알)를 24시간동안 3시간마다

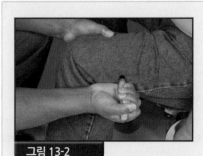

그림 13-2

과민반응성 쇼크에서 생명을 살릴 수 있는 유일한 치료법은 에피네프린 투여이다.

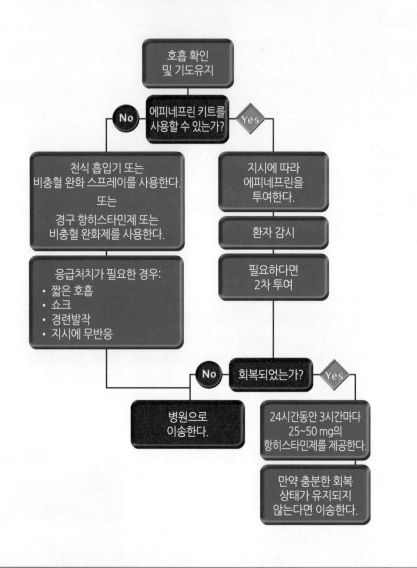

중증 알레르기 반응
(과민반응성 쇼크)

호흡 확인
및 기도유지

에피네프린 키트를
사용할 수 있는가?

No Yes

천식 흡입기 또는
비충혈 완화 스프레이를 사용한다.
또는
경구 항히스타민제 또는
비충혈 완화제를 사용한다.

지시에 따라
에피네프린을
투여한다.

환자 감시

응급처치가 필요한 경우:
• 짧은 호흡
• 쇼크
• 경련발작
• 지시에 무반응

필요하다면
2차 투여

회복되었는가?

No Yes

병원으로
이송한다.

24시간동안 3시간마다
25~50 mg의
항히스타민제를 제공한다.

만약 충분한 회복
상태가 유지되지
않는다면 이송한다.

(항히스타민제를 중단한 후 두드러기나 다른 증상이 반복 된다면 더 오랫동안) 25-50 mg을 투여한다.

8. 증상 호전이 없다면 환자를 병원으로 빨리 이송한다.

▶ 알레르기 비염

알레르기성 비염은 코, 부비동 및 눈에 영향을 준다. 두 가지 종류가 있다: 연중 특정 계절에만 발생하며 바람에 날리는 꽃가루에 의해 발생하는 건초열(알레르기성 비염)과 집 먼지, 진드기, 깃털, 동물 비듬 또는 곰팡이와 같은 연중 내내 존재하는 물질에 의한 연중 비염.

관찰해야 할 것

- 코, 입천장, 목, 눈의 가려움증
- 코막힘, 콧물, 눈물
- 재채기

해야 할 일

1. 가능한 경우 원인을 피한다.
2. 환자에게 경구 항히스타민제 또는 항히스타민제/충혈완화제 결합 약물을 제공한다(일반의약품 또는 전문의약품). 이 약물들의 부작용으로 졸림 증상 및 혈압 상승이 있다.

▶ 두드러기

두드러기는 약에 대한 알레르기, 곤충 쏘임 또는 물림, 음식(특히 달걀, 땅콩, 과일 또는 어패류)에 의해 발생할 수 있다. 때때로 바이러스성 감염 질환을 앓는 동안 발생한다.

관찰해야 할 것

- 직경이 1/2인치보다 작은 것에서부터 수 인치에 이르는 피부의 분홍빛의 얼룩덜룩하고 가려운 돌출(팽진)이 보이며 이는 국소적이거나 몸 전체를 덮을 수도 있다.
- 가끔씩 입술, 눈꺼풀, 손 또는 발의 심하게 가려운 부종

해야 할 일

1. 과민반응성 쇼크에 대비한다. 두드러기는 과민반응으로 진행할 수 있으며, 적절하게 치료한다.
2. 필요에 따라 환자에게 디펜히드라민과 같은 일반의약품 항히스타민제를 제공한다. 대부분의 경우에 저절로 호전되고, 단지 수일에서 일주일 정도 지속된다.

▶ 응급처치 요약

관찰해야 할 것	해야 할 일
당뇨성 응급	
저혈당 • 갑작스러운 발생 • 차갑고 창백하며 축축한 피부 • 빈맥 • 두통, 배고픔, 어지럼증, 불안정, 위약감 • 비틀거리는 걸음걸이, 협동운동실조, 서투른 행동 양상 • 인격변화: 분노, 나쁜 성격 • 의식 변화(혼동, 지남력장애, 혼수)	1. 비정상적인 행동을 보이는 당뇨병 환자는 즉시 확인한다. 2. 질환 인식표를 확인한다. 3. 긴급한 문제에 대해 확인하고 치료한다. 4. 무슨 일이 있었는지, 당뇨병이나 다른 질환의 병력이 있는지, 그리고 어떠한 약물을 복용하고 있는지 확인한다. 5. 즉시 당을 공급한다. 6. 환자가 삼킬 수 없다면 물과 설탕로 만든 덩어리나 포도당 젤을 볼과 잇몸 사이에 넣는다. 7. 글루카곤 주사를 고려한다. 8. 악화되거나 회복되지 않는 환자는 이송한다.
고혈당 • 점진적인 발생 • 붉고 건조하며 따뜻한 피부 • 빈맥 • 빠르고 깊은 호흡 • 극심한 갈증 • 과일향의 호흡 냄새 • 구토 • 잦은 배뇨 • 의식 변화(졸림, 혼동, 혼수)	1. 비정상적인 행동을 보이는 당뇨병 환자는 즉시 확인한다. 2. 질환 인식표를 확인한다. 3. 긴급한 문제에 대해 확인하고 치료한다. 4. 무슨 일이 있었는지, 당뇨병이나 다른 질환의 병력이 있는지, 그리고 어떠한 약물을 복용하고 있는지 확인한다. 5. 필요한 어떤 약물을 가지고 있는 반응이 있는 환자는 도와준다. 6. 악화되거나 회복되지 않는 환자는 이송한다.

관찰해야 할 것	해야 할 일
알레르기 반응	
과민반응성 쇼크 • 심한 가려움 또는 두드러기 • 재채기, 기침, 천명음 • 짧은 호흡 • 목의 부종 또는 압박감 • 흉부 압박감 • 얼굴, 혀 그리고/또는 입의 급격한 부종 • 구토, 설사, 근육경련 • 경련발작 또는 반응 소실	1. 빨리 행동한다. 매 초가 중요하다. 2. 즉시 호흡을 확인하고 필요하다면 심폐소생술을 시행한다. 3. 에피네프린 키트를 사용할 수 있다면 지시에 따라 즉시 주사한다.
알레르기성 비염 • 코, 입천장, 목, 눈의 가려움증 • 코막힘, 콧물, 눈물 • 재채기	1. 알려져 있다면 원인을 피한다. 2. 경구 항히스타민제 또는 항히스타민제/충혈완화제 결합 약물(일반의약품 또는 전문의약품)을 제공한다.
두드러기 • 다양한 크기의 분홍빛의 얼룩덜룩하고 가려운 돌출 • 가끔식 입술, 눈꺼풀, 손 또는 발의 심하게 가려운 부종	1. 일반의약품 항히스타민제를 제공한다.

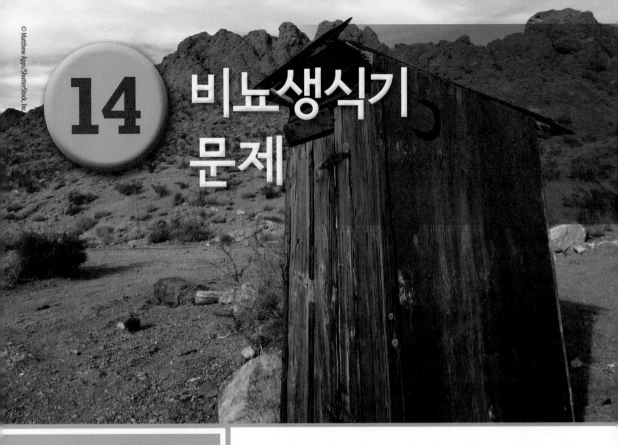

© Matthew Apps/ShutterStock, Inc.

14 비뇨생식기 문제

비뇨생식기란 용어는 말 그대로 생식기계와 비뇨기계를 말한다. 비뇨기계는 신장, 요관, 방광, 요도로 구성되어 있다 **그림 14-1**. 여성생식기계에는 난소, 나팔관, 자궁, 질이 포함된다. 남성생식기계는 고환, 전립선, 정삭, 음경이 포함된다.

비뇨생식기계의 문제들은 대개 경미하고 불편한 정도이다. 그러나 종종 매우 심각하고 생명을 위협하는 경우도 있다. 방광의 감염과 같은 경한 문제들은 평소 건강하고 활동적인 성인들에서 흔한 질환이고, 특히 의학적 치료가 불가능한 야생에서는 심한 불편함을 야기할 수 있다.

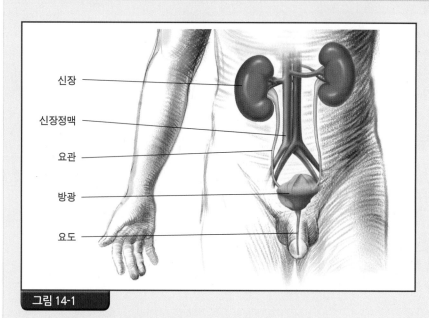

신장

신장정맥

요관

방광

요도

그림 14-1

남성 비뇨기계 그림으로 신장, 요관, 방광, 요도의 관계를 보여 준다.

여성에게 발생하는 문제들

▶ 질염

질염은 질내 세균총의 정상적인 균형이 깨졌을 때 생기며 비정상적인 질 분비물이 발생하게 된다. 흔한 원인으로는 효모균, 세균 혹은 원충(질편모충)이 있다. 비록 불편하지만 위험하지는 않으므로 야생에서 병원으로의 이송은 필요하지 않다.

관찰해야 할 것

- 질의 따가움, 타는 듯한 느낌, 가려움
- 질 분비물의 증가
- 배뇨 시 통증

해야 할 일

1. 여성은 면소재의 속옷을 입고, 바지를 느슨하게 입는다.
2. 외음부를 깨끗한 물로 하루에 수차례 씻어 질 분비물을 제거하고 수건으로 말린다.
3. 항진균제(클로트리마졸 혹은 미코나졸 성분)는 가장 흔한 효모균 질염에 매우 효과적이고, 질편모충에 부분적으로 효과적이다.

▶ 외음부 자극증상

외음부는 질주변의 외부 피부 주름이 있는 부위이다. 외음부염이라고 불리는 외음부 자극 증상은 다음과 같은 여러 가지 원인으로 발생한다.

- 비누, 향수, 또는 옻나무와 같은 식물에 의한 알레르기성 반응 또는 자극
- 감염
- 오랜 기간 동안 젖은 수영복을 입고 있는 것과 같은 지속적으로 습한 환경
- 승마 또는 자전거 타기와 같은 기계적인 자극

관찰해야 할 것

- 외음부의 따가움, 타는 듯한 느낌, 질 분비물 증가와 관련이 없는 가려움
- 외음부의 발적
- 배뇨 시 통증

해야 할 일

1. (원인을 알고 있다면) 자극되는 원인 물질의 접촉을 피한다.
2. 깨끗한 물과 순한 비누로 외음부를 씻는다. 부드럽게 비누를 씻어낸다.
3. 하이드로코티손 크림(일반의약품)을 하루 3번 바른다.

▶ 여성의 배뇨장애

질염, 외음부염, 생식기 궤양이 없는 배뇨 시 통증은 대개 요로감염이 원인이다.

관찰해야 할 것

- 배뇨 시 통증과 빈뇨(강한 배뇨감에 비해 아주 적은 양의 소변)
- 하복부의 통증 및 경련
- 탁한 소변이나 혈뇨
- 역겨운 냄새의 소변

해야 할 일

1. 환자에게 물을 많이 마시게 한다. 환자의 소변이 연한 노란색이 되게 한다.
2. 환자에게 산성 과일이나 주스(크랜베리 주스 같은)를 마시게 한다.
3. 환자에게 비타민 C를 먹게 해서 소변을 산성화시킨다.
4. 환자에게 성관계를 피하게 한다.

대부분의 항생제는 소변에서 농도가 진해지며 요로감염을 치료하게 된다. 환자에게 3일 과정의 항생제 치료를 시작한다. 만약 배뇨 시 통증이 열, 옆구리 통증, 소변에서의 농 혹은 혈액, 구역 및 구토를 동반한다면 즉시 의학적 처치를 해야 한다.

▶ 무월경

정상 생리주기는 보통 한 달에 1회이다. 1개월 간격으로 난자가 난소에서 배란된다. 만약 난자가 수정되지 않으면 자궁내막이 떨어져 월경이라고 부르는 질 출혈이 생긴다. 일시적인 무월경은 항상 비정상은 아니고, 사춘기 소녀들이나 40세 이상 여성들에게서는 훨씬 흔하다. 생리불순이나 무월경은 스트레스, 질병, 굶주림, 신경성 식욕부진과 같은 섭식장애로 인해 생길 수 있다. 매우 심한 규칙적인 운동도 역시 배란과 생리를 억제할 수 있다.

관찰해야 할 것

- 피임 없는 성관계, 유방의 통증, 구역과 입덧은 임신을 나타낸다.
- 스트레스
- 과도한 운동
- 심한 체중 감소, 굶주림

해야 할 일

1. 만약 임신 가능성이 있으면 이 장의 뒷부분 "임신과 야생 여행–일반적 고려사항"을 참고한다.
2. 무월경은 보통 치료를 필요로 하지 않는다. 그러나 만약 3개월 동안 생리가 없다면 의사에게 진료를 받는다.

▶ 대량 혹은 지속되는 질 출혈

대량으로 혹은 지속되는 출혈은 생리주기가 불규칙한 여성이나 무월경 후에 발생할 수 있다.

관찰해야 할 것

- 마지막 생리로부터의 기간
- 임신의 가능성이 있는 최근의 피임을 하지 않은 성관계

- 출혈의 양과 기간
- 피부, 손톱, 입술의 창백함
- 기력이 없음
- 쇼크의 징후와 증상들

해야 할 일

1. 정상 월경 양으로 출혈이 감소할 때까지 쉬게 한다.
2. 환자에게 마실 충분한 양의 수분을 공급한다.
3. 다음의 경우는 의학적 처치를 한다.
   - 24시간동안 3시간마다 혹은 그 이전에 패드를 교체해야 되는 출혈
   - 여성이 창백해지고 기력이 없어진다.

▶ 호르몬제 피임약 복용 중 질 출혈

불규칙적이고 가벼운 출혈은 저용량의 피임약을 복용 중인 여성에게 흔하다. 피임약과 불규칙적인 출혈은 정상이다. 피임약을 규칙적으로 복용하고 있었다면, 그 여성에게 원래 계획대로 매일 피임약을 먹게 한다. 피임약을 복용하지 않았다면, 그 다음날 피임약 2정을 먹게 하고 일정대로 남은 피임약을 먹을 때까지 성관계를 할 때 콘돔을 사용하거나 성관계를 하지 않도록 한다.

▶ 임신 중 질 출혈

12주 미만 임산부의 질 출혈은 유산일 수 있다. 12주 이상 산모의 질 출혈은 유산, 진통 혹은 태반의 이상과 함께 일어난다.

관찰해야 할 것

- 환자의 마지막 생리로부터의 기간을 확인한다. 만약 4주 이상이라면 임신 가능성이 있다.
- 출혈량의 정도: 묻어 나오는가? 혹은 계속 흐르는가?
- 하복부의 통증
- 쇼크의 징후나 증상

해야 할 일

만약 12주 미만의 임산부이고 출혈이 많지 않고 통증이 없다면, 환자가 출혈이 멈출 때까지 신체 활동을 못하게 한다. 출혈이 멈추고 3주가 될 때까지는 성관계를 하지 않는다.

다음의 경우는 의학적 처치나 이송을 고려한다.

1. 출혈량이 많다.

2. 생체조직(자색이고 해면모양)이 나올 경우
3. 하복부 통증이 있다.
4. 12주 이상의 임산부일 경우
5. 환자가 기력이 없거나 창백해질 때 혹은 의식이 변할 때

▶ 여성의 하복부 통증

여성의 하복부 통증은 골반의 장기, 소장이나 대장, 비뇨기계의 장기가 원인일 수 있다. 야생에서는 정확한 원인의 파악이 쉽지 않으므로 증상이 사라지지 않거나 환자가 명백히 아프고 더 나빠진다면 의학적 처치를 받는다.

▶ 여성의 감염에 의한 통증

관찰해야 할 것

- 하복부 통증
- 열
- 구역 및 구토
- 설사

해야 할 일

1. 통증이 열, 구역, 구토, 설사와 같이 발생한다면 환자가 먹을 수 있을 만큼의 충분한 수분을 공급한다.
2. 만약 환자의 통증이나 열, 구역, 구토가 지속되거나 악화될 때는 의학적 처치를 받는다. 그동안 자주 물을 마셔 수분을 공급한다.

▶ 파열된 낭종 또는 자궁외 임신에 의한 내부 출혈

정상적으로 수정란은 나팔관을 통해 자궁으로 이동해 착상하고 성장한다. 만약 수정란이 나팔관에 머물게 되면 자궁외 임신이 된다. 자궁외 임신이 진행함에 따라 파열될 수 있고 심한 내부 출혈이 유발될 수 있다. 파열은 임신 초기 6주내에 대부분 발생한다. 낭종이 난소 안에 생길 수 있다.

만약 낭종이 파열된다면 복통, 내부 출혈과 복막염의 징후가 나타날 수 있다.

관찰해야 할 것

- 하복부 혹은 전반적인 복통
- 구역
- 창백해짐, 약해짐, 기립 시 어지럼증, 빠른 맥박, 혼동 등과 같은 혈액의 소실이나 쇼크의 징후

해야 할 일

1. 환자는 누워서 휴식을 취하게 한다.
2. 환자가 걸을 수 있고 적절한 시간 내에 도움을 받을 가능성이 없다면 걸어서 이동하게 한다.
3. 환자가 걸을 수 없다면, 도움을 요청하러 보내고 이송한다.

▶ 임신과 관련된 통증

관찰해야 할 것

- 마지막 생리로부터의 기간
- 반복되는 통증
- 혈액 소실이나 쇼크의 징후

해야 할 일

1. 통증이 경미하고 출혈과 관련이 없다면 환자에게 수분을 충분히 공급하고 편히 쉬게 한다.
2. 출혈을 동반한 통증에 대해서는 출혈에 대해 앞에서 언급한 조언을 따른다.
3. 산모가 5개월 이상이고, 통증이 매 15분마다 약 30초 동안 지속된다면 20분 이상 동안 물 1리터를 마시게 한다. 환자는 조기분만 수축일 수 있고, 수분 공급으로 조기분만 수축을 줄일 수 있다. 물을 마신 후에 한 시간이 지나도 통증이 사라지지 않으면 환자를 이송한다.

응급 분만

신생아의 분만은 대부분의 경우 안전하고 정상적으로 진행되는 자연스러운 과정이다 **그림 14-2A-D**. 산모의 자연적인 본능이 보통 분만과정을 진행해 낸다. 산모는 분만을 위해 깨끗하고 안전한 장소에 두고 도와주고 지지해준다.

관찰해야 할 것

- 6개월 이상의 임신
- 매 4분마다 발생하는 규칙적인 진통
- 산모가 그녀의 내부 장기들이 움직이거나 힘주고 싶은 느낌이 생기는 것
- 태아의 머리나 다른 신체 부분이 보임

해야 할 일

1. 산모를 깨끗한 장소에 눕힌다.
2. 가능하다면 산모와 구조자는 손을 깨끗이 씻는다.

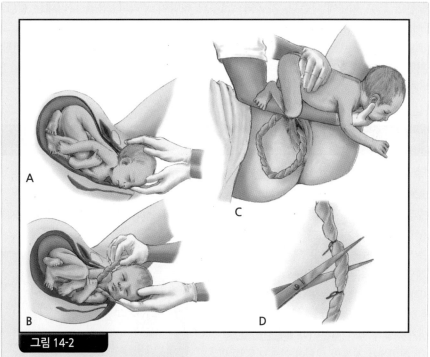

그림 14-2

신생아 분만. **A.** 태아의 머리를 부드럽게 눌러 분만 속도를 조절하고 산모의 회음부가 심하게 찢어지는 걸 피한다. 만약 태아의 머리가 양막에 여전히 둘러싸여 있다면 양막에 구멍을 내거나 찔러서 양수를 나오게 한다. **B.** 만약 탯줄이 태아의 목을 감싸고 있다면 부드럽게 푼다. **C.** 신생아의 머리를 아래로 숙이고 신생아를 문질러 호흡을 자극한다. 만약 울리기 위해 필요하다면 등을 가볍게 친다. 신생아를 옷으로 싸서 보온하고 산모의 배위에 올려둔다. **D.** 탯줄을 두 곳에서 묶고 그 사이를 자른다. 태반이 나온 뒤 산모의 아랫배를 강하게 문지른다. 자궁이 복벽을 통해 단단하게 느껴져야 한다.

3. 산모가 진통 중에 힘을 주게 하고 그사이에 쉬게 한다.

4. 만약 태아의 머리가 나오기 시작하면 산모에게 힘주는 것을 멈추게 한다.

5. 태아의 머리를 손바닥으로 부드럽고 단단하게 눌러 태아가 갑자기 나오는 걸 막는다. 누르면서 태아를 못 나오게 하지 않는다.

6. 만약 탯줄이 태아의 목을 감싸고 있다면 푼다.

7. 만약 태아의 머리 이외의 다른 부분이 먼저 나왔다면 신속히 이송한다.

8. 신생아 분만 이후 운동화 끈과 같이 면이 넓은 줄로 탯줄을 두 곳에서 묶는다. 철사와 같은 줄은 탯줄을 파고 들 수 있으므로 사용하지 않는다.

9. 신생아의 머리를 몸보다 낮게 하고 머리를 아래로 향하게 해 기도로부터 양수가 나오게 한다.

10. 신생아를 건조하게 닦고 보온을 시행한다.

태반은 보통 분만 15분 이내에 나온다. 자궁벽으로부터 태반이 분리되었음을 나타내는 핏덩어리가 나온 뒤(반 컵에서 한 컵 분량) 산모에게 힘을 주라고 한다(마치 화장실에서처럼). 만약 태반이 30분 이내에 나오지 않으면 아랫배를 마사지한다. 태반이 나온 후 배꼽위치에서 자궁 위의 배를 움켜잡아, 자궁이 단단한 볼처럼 느껴질 때까지 단단하고 깊게 1분에서 2분가량 마사지한다. 질 출혈이 매우 많으면 자궁마사지를 반복한다.

임신과 야생 여행-일반적 고려사항

규칙적으로 운동을 하며 다른 질환이 없는 고위험군이 아닌 임산부는 자신이나 태아에게 위험 부담 없이 임신 중에도 크게 무리가 가지 않는 여행은 지속할 수 있다.

임신 초기 12주 동안의 지나친 열은 태아의 발달 이상과 관련이 있다. 임산부는 더운 기온에서는 충분히 수분을 섭취해야 하며, 적절한 속도를 유지하며, 활동에 알맞은 옷을 입어야 한다. 온수 욕조는 피해야 한다.

임산부는 4개월 이후부터는 복부 외상의 위험이 있는 어떤 활동도 피해야 한다. 임산부는 5,000 m 이하의 고도에 머물러야 하는데 이는 5,000 m 이상에서는 선천성 기형의 발생가능성이 있기 때문이다 **그림 14-3**. 분만 예정일 3주 이내에는 진통의 위험이 있으므로 야생 여행을 해서는 안 된다. 또한 3주 이내 스쿠버 다이빙은 태아에게 위험할 수 있으므로 삼가야 한다.

요오드 처리된 식수는 임신 중 몇 주 가량은 마시기에 안전하다. 염소, 여과 혹은 열처리를 시행하여 소독된 식수를 장기간의 야생 여행 안전을 위해 사용하여야 한다 (부록 '야생 식수 소독 참고).

해외여행을 계획 중인 임산부는 백신과 임신 중 금기인 약물에 대해 의사로부터 주의사항에 대해서 들어야 한다.

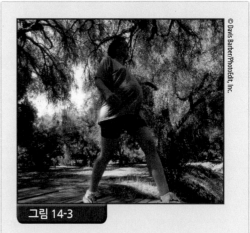

그림 14-3

임신 중 적절한 고도에서의 운동은 태아가 다칠 위험만 없다면 안전하다.

남성에게 발생하는 문제들

남성의 비뇨생식기계 문제들은 거의 생명을 위협하지는 않으나 매우 불편할 수 있고 또는 환자가 의사의 진료를 필요할 정도로 충분히 걱정되는 문제일 수 있다.

▶ 남성의 배뇨장애

배뇨 시 통증 혹은 작열감은 대개 감염을 시사한다.

관찰해야 할 것

- 빈뇨, 배뇨 시 통증과 아주 적은 양의 소변은 보통 방광의 염증을 나타낸다.
- 아침 배뇨 전 혹은 속옷에 묻은 음경 끝의 노란색이나 하얀색의 고름은 요도의 감염이나 다른 자극 증상일 수 있다.
- 원인으로는 성병이나 피임 크림으로 인한 화학적 자극이 있다.

해야 할 일

1. 방광/요로 감염에 대해선 아래의 '남성의 빈뇨'를 참조한다.
2. 성병에 대해서는 성관계를 하지 않도록 하고 의학적 치료를 받는다.

▶ 남성의 혈뇨

소변에서 보이는 혈액은 깜짝 놀랄 만하나 일반적으로 응급 상황은 아니다. 원인으로는 비뇨기계의 어떤 문제도 가능하다. 가장 흔한 문제는 요로결석과 방광염이다.

관찰해야 할 것

- 분홍 혹은 붉은 소변
- 심한 등 혹은 옆구리 통증은 요로결석이나 감염을 시사한다.
- 열은 감염을 시사한다.
- 배뇨장애는 방광 내의 혈액응고물로 인해 발생 가능하다.

해야 할 일

1. 환자가 소변을 못 보는 상황이 아니라면 수 리터의 물을 매일 마시게 한다.
2. 통증이나 열이 없으면 야생에서 걸어서 이동한다.
3. 신장 감염을 시사하는 옆구리 통증을 동반한 고열이 있다면 이송한다.

▶ 남성의 빈뇨

이 증상은 감염, 요로폐쇄, 혹은 고혈당의 당뇨병 환자의 증상일 수 있다.

관찰해야 할 것

- 열, 오한, 옆구리 통증, 배뇨 시 작열감은 감염을 나타낸다.
- 지속적인 갈증과 수분 섭취, 다량의 소변은 당뇨를 시사한다.
- 소량의 소변, 빈뇨감, 잔뇨감, 하복부의 팽만감은 감염 또는 요로 폐색을 시사한다.

해야 할 일

1. 요로 폐색의 가능성이 없으면 물과 과일 주스 섭취를 늘린다.
2. 환자에게 비타민 C (500 mg 하루 3회)를 주어 소변을 산성화시키고 세균의 성장을 억제한다. 크랜베리 같은 주스도 도움이 될 수 있다.
3. 감염의 가능성이 있고 환자에게 항생제가 있다면 복용하게 한다.
4. 의학적 처치를 받는다(비뇨생식기계 문제에서의 이송기준을 참조).

▶ 남성의 배뇨불능

요로폐쇄는 전립선 비대가 있는 고령의 남자 환자들에게 발생하고 이들이 간혹 오랫동안 앉아서 여행하거나, 항히스타민이나 감기약 같은 약물로 인해 유발된다. 요로의 수술력이 있거나 골반 손상 병력이 있는 젊은 남자들에게도 발생할 수 있다.

관찰해야 할 것

- 통증이 동반된 방광 팽만
- 소변이 전혀 안 나오거나 소량의 소변이 자주 조금씩 나오지만 통증의 경감이 없는 것

해야 할 일

1. 알레르기, 감기, 위경련, 멀미약 등의 약물을 중단한다. 수면유도제(일반의약품)를 중단한다.
2. 수분 섭취를 제한한다.
3. 환자에게 흐르는 물소리를 듣게 하고 따뜻한 물에 손을 담그거나 따뜻한 물에 앉아 있도록 한다.
4. 여전히 소변을 못 본다면 이송한다.

▶ 고환의 통증

젊은 남성(25세 이하)에서 고환의 갑작스런 통증과 부종은 보통 고환이 꼬인 것(염전)을 의미한다. 꼬임이 풀리지 않으면 고환의 손상을 막기 위해 24시간 내 수술이 필요하다. 25세 이상의 성인 남성에서 서서히 발생한 통증과 부종은 감염(부고환염)일 가능성이 높다.

고급 술기

꼬인 고환

고환 염전은 때때로 손으로 정복할 수 있다. 환자가 서 있는 상태에서 수직으로 부드럽게 당기면서 한쪽으로 180° 돌리고 이후 반대 방향으로 180° 돌리기를 시도해 본다. 고환 염전이 정복되면 통증은 순식간에 좋아진다.

관찰해야 할 것

- 고환의 심한 통증은 흔히 동측의 서혜부나 하복부로 퍼지고, 구토를 유발할 수 있다.
- 문제가 발생한 고환은 단단해지고 붓는다.
- 소변이 나올 수는 있으나 통증 때문에 배뇨를 시작하는 것이 힘들 수 있다.

해야 할 일

1. 고환 염전이 의심된다면 정복을 시도한다(고급 술기 참고).
2. 만약 통증이 수 분 내에 좋아지지 않는다면 이송한다.
3. 부고환염이 의심된다면 따뜻하게 압박하고 가능하다면 항생제를 사용한다.

▶ 포피의 통증과 부종

포경 수술을 하지 않은 남자 혹은 소년들의 포피에 염증이 생길 수 있고, 귀두 부위의 포피를 음경 앞뒤로 당기지 못하게 될 수도 있다.

관찰해야 할 것

- 발적, 부종, 포피의 통증: 포피를 자유롭게 당기거나 펼 수 없다.
- 포피 아래의 농이나 하얀 점액 혹은 음경으로 진행하는 발적 및 부종 같은 감염의 징후

해야 할 일

1. 부은 조직을 부드럽게 누르면서 포피를 이동시켜 본다.
2. 포피 아래쪽뿐만 아니라 부은 부분도 매일 순한 비누로 씻는다.
3. 부은 부분을 말린 뒤 항진균제 크림이나 항생제 연고를 바른다.
4. 감염이 의심되는 경우 가능하다면 항생제를 투여한다.
5. 만약 소변을 볼 수 없거나 통증과 부종이 좋아지지 않으면 의학적 처치를 받는다.

▶ 신장결석

신장결석은 갑작스런 옆구리 및 복통의 가장 흔한 원인 중 하나이다.

관찰해야 할 것

- 종종 하복부, 서혜부 또는 고환으로 뻗치는 옆구리에서의 갑작스런 통증
- 안절부절 못하고 구토를 유발하는 심한 통증
- 혈뇨

해야 할 일

1. 진통제를 준다.
2. 수분 섭취를 늘린다.
3. 심한 통증이 있거나 열이 있을 경우 이송한다.

비뇨생식기 문제에 대한 이송 지침

다음과 같은 경우 이송이 필요하다.

- 소변을 보지 못하는 요로 폐쇄
- 열, 오한, 등의 통증을 동반한 요로증상
- 갑작스런 고환의 통증
- 음경이나 음낭의 부종, 발적, 통증

다음과 같은 경우 이송이 필요하지 않다(환자가 걸을 수 있음)

- 혈뇨
- 열이 없는 빈뇨
- 생식기의 농이나 궤양

▶응급처치 요약

관찰해야 할 것   해야 할 일

여성에게 발생하는 문제들

관찰해야 할 것	해야 할 일
질염 • 질의 따가움, 타는 듯한 느낌, 가려움 • 질 분비물의 증가 • 배뇨 시 통증	1. 면소재의 속옷을 입고, 바지를 느슨하게 입는다. 2. 외음부를 깨끗한 물로 하루에 수차례 씻는다. 3. 질의 항진균제를 사용한다.
외음부 자극증상 • 외음부의 따가움, 타는 듯한 느낌, 가려움 • 외음부의 발적 • 배뇨 시 통증	1. 원인 물질의 접촉을 피한다. 2. 깨끗한 물과 순한 비누로 외음부를 씻는다. 3. 하이드로코티손 크림을 바른다.
여성의 배뇨장애 • 배뇨 시 통증과 빈뇨 • 하복부의 통증 및 경련 • 탁한 소변이나 혈뇨 • 역겨운 냄새의 소변	1. 환자에게 물을 많이 마시게 한다. 2. 환자에게 산성 과일이나 주스를 마시게 한다. 3. 환자에게 비타민 C를 먹게 해서 소변을 산성화 시킨다. 4. 환자에게 성관계를 피하게 한다.
무월경 • 피임 없는 성관계, 유방의 통증, 구역과 입덧 • 스트레스, 과도한 운동 • 심한 체중감소, 굶주림	1. 무월경은 보통 치료를 필요로 하지 않는다.
대량 혹은 지속되는 질 출혈 • 마지막 생리로부터의 기간 • 임신의 가능성이 있는 최근의 피임을 하지 않은 성관계 • 출혈의 양과 기간 • 피부, 손톱, 입술의 창백함 • 기력이 없음 • 쇼크의 징후와 증상들	1. 정상 월경 양으로 출혈이 감소할 때까지 쉬게 한다. 2. 환자에게 마실 충분한 양의 수분을 공급한다. 3. 의학적 처치를 한다.

관찰해야 할 것	해야 할 일
임신 중 질 출혈 • 마지막 생리로부터의 기간 • 출혈량의 정도 • 하복부의 통증 • 쇼크의 징후나 증상	1. 출혈이 멈출 때까지 신체 활동을 못하게 한다. 2. 출혈이 조절되지 않으면 의학적 처치를 받는다.
여성의 감염에 의한 통증 • 하복부 통증 • 열 • 구역 및 구토 • 설사	1. 통증이 구토, 설사와 같이 발생하면 환자가 먹을 수 있을 만큼의 충분한 수분을 공급한다. 2. 통증이 증가할 때는 의학적 처치를 받는다.
파열된 낭종 또는 자궁 외 임신 • 하복부 혹은 전반적인 복통 • 구역 • 혈액의 소실이나 쇼크의 징후	1. 환자는 누워서 휴식을 취하게 한다. 2. 환자가 걸을 수 있으면 걸어서 이동하게 한다. 3. 환자가 걸을 수 없다면, 도움을 요청하러 보내고 이송한다.
임신과 관계된 통증 • 마지막 생리로부터의 기간 • 반복되는 통증 • 혈액 소실이나 쇼크의 징후	1. 통증이 경미하고 출혈이 없으면 치료는 필요 없다. 2. 출혈을 동반한 통증에 대해서는 출혈에 대해 앞에서 언급한 조언을 따른다. 3. 산모가 5개월 이상이고, 통증이 매 15분마다 약 30초 동안 지속되면 조기분만 수축일 수 있다.

남성에게 발생하는 문제들

남성의 혈뇨 • 분홍 혹은 붉은 소변 • 심한 등 혹은 옆구리 통증 • 열 • 배뇨장애	1. 환자가 소변을 못 보는 상황이 아니라면 수 리터의 물을 매일 마시게 한다. 2. 통증이나 열이 없으면 야생에서 걸어서 이동한다.

관찰해야 할 것	해야 할 일
남성의 빈뇨 • 열, 오한, 옆구리 통증, 배뇨 시 작열감 • 지속적인 갈증, 수분 섭취, 다량의 소변 • 소량의 소변, 빈뇨감, 잔뇨감, 하복부의 팽만감	1. 요로 폐쇄의 가능성이 없으면 수분과 과일 주스 섭취를 늘린다. 2. 환자에게 비타민 C를 준다. 3. 감염의 가능성이 있으면 항생제를 복용하게 한다. 4. 의학적 처치를 받는다.
남성의 배뇨불능 • 통증이 동반된 방광 팽만 • 소변이 전혀 나오지 않음 • 소량의 소변이 자주 조금씩 나옴	1. 알레르기, 감기, 위경련, 멀미약 등의 약물을 중단한다. 수면유도제(일반의약품)를 중단한다. 2. 수분 섭취를 제한한다. 3. 여전히 소변을 못 본다면 이송한다.
고환의 통증 • 고환의 심한 통증 • 단단해지고 부은 고환 • 배뇨의 시작이 어려움	1. 180°로 고환을 돌린다. 2. 만약 통증이 수분 내에 좋아지지 않으면 즉시 이송한다.
포피의 통증과 부종 • 발적, 부종, 포피의 통증 • 자유롭게 당기거나 펼 수 없는 포피 • 포피 아래의 농이나 하얀 점액	1. 부은 조직을 부드럽게 누르면서 포피를 이동시켜 본다. 2. 포피 아래쪽뿐만 아니라 부은 부분도 매일 순한 비누로 씻는다. 3. 부은 부분을 말린 뒤 항진균제 크림이나 항생제 연고를 바른다. 4. 감염이 의심되는 경우 가능하다면 항생제를 투여한다. 5. 환자가 소변을 볼 수 없거나 통증과 부종이 좋아지지 않으면 의학적 처치를 받는다.
신장결석 • 옆구리에서의 갑작스런 통증 • 안절부절 못하고 구토를 유발하는 심한 통증 • 혈뇨	1. 진통제를 준다. 2. 수분 섭취를 늘린다. 3. 심한 통증이 있거나 열이 있을 경우 이송한다.

15 물리적 & 환경적 위험

환경과 환경이 인체에 미치는 영향으로 도시에서의 응급처치와 야생 응급처치는 차이가 나게 된다. 고도, 한랭, 열, 바람, 비, 번개, 흠뻑 젖을 정도의 강우, 바싹 마를 정도의 건조함과 같은 환경으로 인해 손상과 질환이 생기는 것뿐만 아니라 야생에서 일어난 손상과 질환에도 영향을 미친다 **그림 15-1**. 도시에서 큰 의미 없는 손상이 산행 중이라면 산행을 중단하게 하고, 야간 추위에 노출되었다면 그 의미가 다르게 된다. 부상자가 노출된 환경의 중증도와 시간은 부상자의 결과에 영향을 줄 수 있다. 발목이 부러진 상태로 하룻밤을 보내야 한다면 눈이나 비가 없는 온화한 기후에서는 불편하고 고통스럽지만 대부분 생존할 것이다. 그러나 겨울에 해발 3,000 m의 바람 부는 산에서 캠프에서도 멀리 떨어져 있고 도움을 요청할 방법이 없다면 이는 치명적일 수 있다.

그러므로 손상의 처치와 주변 환경이 부상당한 사람에게 미치는 영향 두 가지를 모두 이해하는 것이 중요하다. 온도, 고도, 날씨가 결과에 어떻게 영향을 줄 것인가? 열이나 냉기, 바람이나 비로부터 부상당한 사람을 보호하며 추가적인 손상을 어떻게 예방할 수 있을 것인가? 환자의 체력을 유지하기 위해 음식과 수분을 공급하려면 어떤 조치를 취해야 하는가? 어떻게 즉석에서 피난처를 만들 것인가? 이런 질문에 대한 대답들이 생존과 사망 사이의 차이점을 의미할 수 있지만, 그 전에 일단 환경이 인체에 미치는 영향을 이해해야 한다.

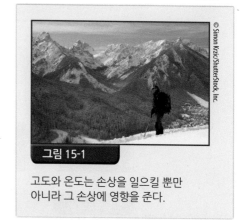

그림 15-1

고도와 온도는 손상을 일으킬 뿐만 아니라 그 손상에 영향을 준다.

순응

순응은 2,500 m 이상의 고도에서 저산소증(낮은 산소 농도)에 대해 보상하려고 하는 신체의 생리적 변화를 의미하며, 인간이 산소가 부족한 상태에서 생존하고, 일하고, 운동할 수 있도록 해 준다 **그림 15-2**. 이 과정은 개인마다 다르게 진행된다. 순응은 휴식을 하면서 느리고 점진적으로 고도를 높임으로써 이루어지며, 저산소증 증상이 지속되면 고도를 낮춤으로써 이루어진다 **그림 15-3A-C**.

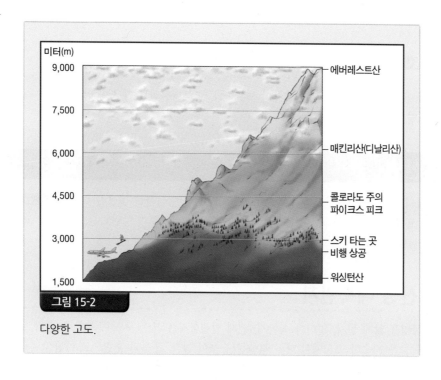

그림 15-2

다양한 고도.

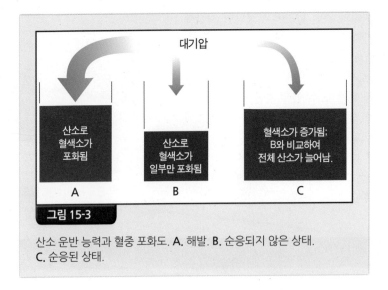

대기압

A	B	C
산소로 혈색소가 포화됨	산소로 혈색소가 일부만 포화됨	혈색소가 증가됨; B와 비교하여 전체 산소가 늘어남.

그림 15-3

산소 운반 능력과 혈중 포화도. **A.** 해발. **B.** 순응되지 않은 상태. **C.** 순응된 상태.

▶ 고도 변화에 따른 초기 순응

혈액으로의 산소 운반을 향상시키기 위해 호흡의 속도와 깊이가 증가한다. 심장이 더 강하고 빠르게 뛰며, 이로 인해 혈액의 흐름과 산소의 이동이 증가한다.

▶ 고도 변화에 따른 후기 순응

골수에서 산소 운반을 위해 적혈구를 더 많이 생산한다. 모세혈관의 수가 증가하여 근육과 다른 조직으로의 산소 공급을 향상시킨다.

급성 고산병

2,500 m 이상의 등반은 혈중 산소의 부족으로 인한 고도 관련 질환을 일으킬 수 있다 표 15-1 . 그 중 하나는 급성 고산병이다. 급성 고산병은 너무 높은 고도로 너무 빨리 등반하는 사람이나 고지대에 순응이 되지 않는 사람에게 영향을 미친다. 급성 고산병은 대부분 저지대로 하산하면 호전된다.

▶ 급성 고산병 예측인자

누가 급성 고산병을 앓게 될지, 얼마나 심할지, 언제 발생할지는 그 누구도 예측할 수 없다. 전에 급성 고산병을 앓은 사람들은 비슷한 고도에서 다시 겪을 가능성이 높다. 운동과 훈련으로 예방할 수 있다는 보장도 없으며, 남녀 모두 동일하게 영향을 받는다. 영향을 받지 않는 연령대는 없지만, 젊은 사람은 운동과 상승 속도에 관계없이 급성 고산병에 더 취약한 경향을 보인다.

표 15-1 고도 관련 질환의 특성

	급성 고산병	고지대 폐부종	고지대 뇌부종
상승 고도	2,500 m 이상	대부분 3,000 m 이상	3,500 m 이상
등반 후 시간	1~2일	3~4일, 그 이후에도 가능	4~7일, 그 이후에도 가능
증상	저산소증으로 인한 결과로 두통, 수면 장애, 피로, 호흡곤란, 어지럼증, 식욕 부진, 구토를 동반 혹은 동반하지 않은 구역 등을 포함	폐액으로 인해 발생하며 짧은 호흡, 마른 기침, 가벼운 가슴 통증, 쇠약, 불면증, 빈맥, 청색증, 수포음 또는 콸콸거리는 소리를 포함	뇌부종에 의해 발생하고 (해소되지 않는) 심한 두통, 구토, 임종호흡(불규칙한 호흡 패턴 후의 호흡 정지 동반), 비틀거리는 걸음걸이, 균형감각 저하, 무의식 상태를 포함
응급처치	• 등반 중단 또는 하산 • 수분 섭취 • 휴식 • 아스피린이나 이부프로펜 투여 • 아세타졸아마이드 투여	• 최소한 600 m 이상 하산 • 즉시 의학적 처치를 받을 것	• 가능한 빨리 하산; 최소한 300 m, 가능하다면 900m 또는 증상이 없어질 때까지 하산 • 즉시 의학적 처치를 받을 것

참고: AMS = 급성 고산병, HAPE = 고지대 폐부종, HACE = 고지대 뇌부종.
고지대 폐부종과 고지대 뇌부종은 산소 감소가 모세혈관의 누출과 체조직의 부종을 일으킬 때 발생한다. 두 질환은 모두 생명에 위협이 된다.

▶ 급성 고산병 예방

등반가는 여러 상승 단계마다 순응하는 데 충분한 시간을 들여야 한다. 등반이 더 높이, 더 빨리, 더 힘들게, 더 오래 걸릴수록 급성 고산병이 발생할 가능성이 높아진다. 추위와 바람, 두려움, 피로감, 탈수, 등반 직후의 격렬한 운동, 상기도 감염 등은 모두 급성 고산병을 유발한다.

● 점진적인 상승. 하루에 올라가는 고도를 제한하는 것은 급성 고산병을 예방하는 매우 효과적인 방법이다. 수면을 취하는 고도가 깨어있는 시간에 도달한 고도보다 더 중요하다.

- 약물 치료. 고도 관련 질환의 과거 병력이 없고 약 2,800 m 까지 올라가는 등반가들이나 2,500~3,000 m에 도착하기 위해 2일 이상 걸리고, 이후 하루에 500 m 이하로 수면 고도를 유지하는 이들에게는 약물이 필요하지 않다. 3,000 m 이상의 고도에서는, 수면 고도를 하루에 500 m 이상 높이면 안 되고, 3-4일마다 휴식을 취해야 한다.

  급성 고산병의 과거 병력이 있으며 1일 이내에 2,500~2,800 m 까지 등반하거나, 급성 고산병의 과거 병력이 없지만 1일 이내에 2,800 m 까지 등반하거나, 전날 밤보다 500 m 이상 등반 후 수면을 취하는 모든 이들에게 다이아목스(아세타졸아마이드) 형태의 약물 치료를 고려하여야 한다. 아세타졸아마이드는 의사의 처방이 필요하다.

▶ 고지대 등반

1,800 m 에서도 급성 고산병의 가벼운 증상이 발생할 수 있으나, 대부분 2,500 m 이상에서 더 많이 생긴다. 4,000 m 이상에서 하루 이상이 걸리는 여정이라면, 등반가와 트래킹을 하는 사람들은 수면 고도를 전날보다 300 m 이상 올려야 한다. "높이 등반하되, 낮게 수면하라."라는 좌우명이 있다.

급성 고산병에 걸렸는데 휴식을 취해도 나아지지 않는 등반가는 가능한 한 빨리 300~900 m 이상 하산하여야 한다. 순응이 잘 되지 않는 등반가를 인지해야 한다.

등반가는 다량의 맑은 소변을 배출할 수 있도록 하루에 4~5 리터의 충분한 수분을 섭취해야 한다. 탁한(농축된) 색의 소변은 대부분 수분 섭취가 부적절했음을 시사한다.

알코올, 진정제, 수면제는 밤에 호흡 시 환기를 저하시키며 수면을 방해할 가능성을 높인다. 등반가는 고칼로리, 고탄수화물 식단을 먹어야 한다.

3,000 m 이상을 등반하는 그룹이라면 휴대용 고압실, 추가 산소, 약품 등을 가져가는 것을 고려해야 한다.

▶ 급성 고산병

경미한 급성 고산병은 막연하고 불명확한 증상을 나타내지만 심각한 고도 관련 질환으로 흘러갈 수 있으며 사망을 초래할 수도 있다. 급성 고산병의 징후와 증상은 고도에 도달하고 나서 6~48시간 내에 발생한다. 탈수, 피로, 저혈당, 저체온, 저나트륨혈증에 의해 종종 비슷한 증상이 발생한다.

관찰해야 할 것

- 밤중에 종종 발생하고 깨어날 때 계속 유지되는 일반적인 두통. 낮에는 환자가 현기증을 호소할 수 있다.
- 활동에 비해 비정상적인 피로
- 식욕 상실 및 구역
- 불규칙한 호흡을 동반한 불안한 수면
- 격렬한 활동 시 호흡 곤란
- 눈 밑에 부종을 동반한 안면 부종, 환자의 손가락에 반지가 꽉 끼는 느낌

해야 할 일

- *하산.* 하산하는 것은 급성 고산병의 가장 좋은 단일 치료법이다. 하지만 모든 경우에서 하산이 필요한 것은 아니다. 지형적 문제로 불가능하지 않다면 환자는 증상이 호전될 때까지 하산해야 한다. 환자는 혼자 하산해서는 안 된다.
- *약물 투여.* 다이아목스(아세타졸아마이드)는 급성 고산병 치료에 도움을 주지만, 치료보다는 예방하는데 더 효과적이다.
  덱사메타손(데카드론)은 급성 고산병 치료에 다이아목스보다 더 효과적이다. 주사로 투여하는 것 보다 용이하게 경구로 복용할 수 있다. 의사의 처방이 필요하다.
- *휴대용 고압실.* 이 장비들은 중증의 고도 관련 질환을 치료하는데 효과적이지만 의료인들이 계속 돌보아야 할 필요가 있고, 폐쇄공포증이 있거나 구토하는 환자에게는 사용하기가 어렵다. 대부분의 등반에서는 이런 휴대용 고압실을 사용할 수 없을 것이다.

경미한 급성 고산병은 중증의 고도 관련 질환으로 진행할 수 있다. 생명을 위협하는 증상이 수 시간 내에도 발생할 수 있으며 특히 하산이 어려워지는 밤중에 자주 발생한다. 초기에 조심하는 것이 더 좋다.

▶ 고지대 폐부종

고지대 폐부종은 폐가 물에 잠기게 되며 산소가 혈액으로 운반되는 것을 방해하게 된다. 환자는 본인의 체액에 익사할 수 있다. 고지대 폐부종은 대부분 3,000 m 이상에서 발병하지만 더 낮은 고도에서도 발생할 수 있다. 고지대에 도달하고 나서 36~72시간 후에 증상이 시작되며 하산으로 회복된다.

관찰해야 할 것

- 약간의 활동으로도 발생하고, 심지어는 휴식 시에도 지속되는 호흡 곤란. 조난자는 편하게 호흡하려면 똑바로 앉아야 한다.
- 초기에는 마른 기침, 이후에 거품이 있고 분홍색(핏빛이 비치는) 가래를 동반
- 꾸르륵거리거나 수포음이 동반된 습성 호흡음과 기침
- 청색증. 입술, 얼굴, 손톱이 휴식 시에 파랗게 보인다. 자연광 아래에서 환자의 색깔을 여행 동반자나 당신과 비교한다.
- 휴식 시에 분당 100회 이상의 빈맥

해야 할 일

1. 최소한 300~500 m 이상 하산. 이것은 고지대 폐부종에 가장 좋은 단일 치료이다.
2. 가능하다면 산소를 공급한다.
3. 휴대용 고압실에서 치료를 시작한다(하지만 이로 인해 하산이 지연되어서는 안 된다).

4. 미리 준비된 지침에 따라 아세타졸아마이드와 니페디핀을 복용시킨다. 고지대로 여행한다면, 여행 계획에 대해 의사와 미리 상의하고 부록 '일차 응급처치 장비 및 물품'에 설명된 장비와 약품을 준비한다.

> **참고사항**
>
> 운동 실조와 피로는 저체온(체온을 확인한다), 알코올 중독(냄새를 맡는다), 아편계 약물 남용(동공 축소를 살펴본다) 등의 다른 신체적 상태에서도 발생할 수 있다.

▶ 고지대 뇌부종

고지대 뇌부종은 대부분 3,500 m 이상에서 발생한다. 고지대 폐부종을 동반할 수 있으며 급격하게 사망할 수 있다. 고지대 뇌부종과 고지대 폐부종의 증상은 겹칠 수 있다. 고지대 뇌부종은 뇌 내로 수분이 저류되어 발생하며, 이로 인해 뇌압이 상승하여 뇌 기능이 저하되고 사망으로 이어진다.

관찰해야 할 것

- 극심한 치통 또는 편두통처럼 심하고 지속적이며 욱신거리는 두통; 아세트아미노펜이나 코데인, 야간 휴식으로도 해소되지 않는다.
- 조화운동 불능(운동 실조). 환자는 술에 취한 것처럼 휘청거리고, 세밀한 운동을 하지 못하고 더듬거리며, 한 발의 발뒤꿈치를 다른 발의 발가락에 대며 일직선으로 걸어갈 수 없다. 운동 실조가 심각하면 누가 부축하지 않는 한 똑바로 앉을 수도 없다.
- 휴식을 취해도 호전되지 않는 극도의 피로. 환자는 말도 안 하고 먹거나 마시려고 하지도 않으며 무감각하고, 홀로 있으려 하며, 짜증을 내고 혼란스러워 한다. 환자는 환각을 일으키거나 환청을 듣거나, 존재하지 않는 동료를 보기도 한다.
- 구토. 구토와 동반하여 마시지 못하게 되며 이는 극심한 탈수로 이어질 수 있다. 소변양이 줄어들게 되며 짙은 노란색을 띤다.
- 혼수. 환자는 의식을 잃고, 자극에 반응이 없으며 사망하기도 한다.

해야 할 일

1. 환자를 낮은 지대로 가능한 한 빨리 데리고 간다 **그림 15-4**. 하산은 대부분의 심각한 고도 관련 질환을 빠르게 치료한다. 밤, 불편함, 약이나 산소 투여, 산악 구조팀이나 헬기를 기다림 등의 이유로 하산을 지연하면 안 된다. 어둠 속에서 어려운 지형을 뚫고 하산하는 것이 전체 일행에게 위험을 초래하는 상황이라면 이는 예외이다. 환자는 최소한 300~900 m 이상 하산해야 하며 반드시 누군가 옆에 같이 있거나 들것에 실려 있어야 한다. 약간의 하산으로도

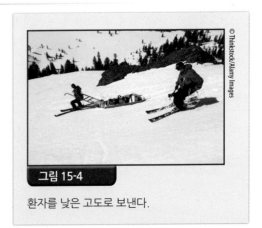

그림 15-4

환자를 낮은 고도로 보낸다.

목숨을 구할 수 있다. 더 멀리, 더 빨리 하산할수록 회복이 빨라진다. 환자가 하산했다면 낮은 고도에 머물러야 한다.

2. 만약 하산이 실행 가능하지 않고 추가 산소나 휴대용 고압실(가모프 가방)이 있다면 이를 고려하여야 한다 **그림 15-5**. 가모프 가방 등의 휴대용 고압실에서 환자를 수 시간 동안 치료하도록 한다. 이는 극한 상황에서 생명을 구할 수 있으며 구조 작전이 수립되는 동안 시간을 벌 수 있다. 초고도로 등반하는 산악대는 이것을 가져가는 것을 고려해야 한다.

3. 환자로 하여금 숨을 더 잘 쉴 수 있게 똑바로 앉도록 지탱해 준다. 환자를 따뜻하고 편하게 해 준다. 추위와 불안은 급성 고산병을 악화시킬 수 있다.

4. 맑고 많은 양의 소변 배출을 위해 환자에게 하루에 4~5 리터의 수분을 섭취하도록 한다.

5. 전문의약품인 데카드론은 소량 투여한다. 하지만 신속한 하산을 피하기 위해 약에 의존해서는 절대로 안 된다.

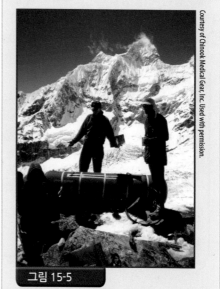

그림 15-5

가모프 가방.

한랭 손상

한랭 손상은 저체온증, 동상, 냉수 침수 손상, 동창을 포함한다. 저체온증은 체온 심부의 전체적인 냉각을 의미하며 체온이 35℃까지 내려갔을 때 발생한다. 동상은 피부와 살의 국소적인 냉동을 의미한다. 차갑지만 얼지는 않은 물에 사지를 장시간 침수시키면 특이한 손상을 초래하게 되는데, 주로 "참호족"으로 일컫지만 더 정확하게는 "한랭 침수 손상"으로 불린다.

▶ 저체온증

저체온증은 중심 체온이 떨어질 정도로 신체가 열을 잃었을 때 발생한다. 저체온증은 부적절한 피복과 피로로 악화된다. 불안, 손상, 약물, 영양실조, 알코올 섭취 등을 하는 사람들은 저체온증이 쉽게 유발된다.

강우와 강풍은 건조하고 바람이 불지 않는 공기보다 사람을 훨씬 더 빨리 냉각시킬 수 있는 치명적인 조합이다. 발한으로 인해 젖은 옷은 열 손실의 또 다른 주요한 원인이다. 저체온증을 유발하는 조건은 사계절 모두에 존재한다. 여름철에 갑작스러운 우박을 동반한 폭풍에 노출된 티셔츠와 짧은 청바지만 입은 등산객이 겨울철에 잘 챙겨 입은 크로스컨트리 스키를 타는 사람보다 저체온증에 빠질 가능성이 더 크다. 마른 옷으로 갈아입는 것이 한랭 손상 환자의 응급 처치에서 가장 중요한 첫 단계일 수 있다.

아주 짧은 야생 탐험이라도 계획을 철저히 짜고, 방수/방풍 덮개와 솜털 재킷, 모자와 벙어리장갑, 성냥, 피난처로 삼을 만한 비상용 담요(얇고 휴대가 가능하며 반사 코팅이 된 마일러 시트) 혹은 방수 시트를 휴대하도록 한다. 날씨가 변한다면 원래 계획을 포기하고 쉽고 짧은 경로로 귀가 또는 야영할 준비를 한다.

예방

저체온증의 조기 징후에 주의를 기울이고 이를 피하기 위해서 신속히 행동한다. 하루의 활동을 모임의 가장 허약한 구성원에 맞춘다. 피로, 굶주림, 탈수, 사기 저하 등은 추위에 대한 적절한 대응을 막고 저체온증을 가속화시킨다. 신체 활동이 중단된 후, 열 생산이 급격히 감소하는 동안 열 손실이 계속되기 때문에 체온이 급격히 떨어질 수 있다. 땀의 증발은 활동 시에 가장 중요한 열 손실의 원인이다. 그래서 발한 방지와 더불어 적절하게 통풍이 잘 되는 의복은 쾌적함을 유지하고 과다한 열 손실을 막는 데 중요하다.

소아와 청소년은 체중과 비교해서 체표면적이 넓고, 피하 지방이 적은 편이기 때문에 성인보다 열 손실이 빠르다.

풍속 냉각 요인은 주어진 온도 및 풍속에서 바람의 냉각 효과를 의미한다 **그림 15-6** . 방풍 옷을 입고 마스크와 고글로 얼굴을 가리면 매우 심각한 상황이 아닌 이상 풍속 냉각의 효과를 줄이거나 없앨 수 있다.

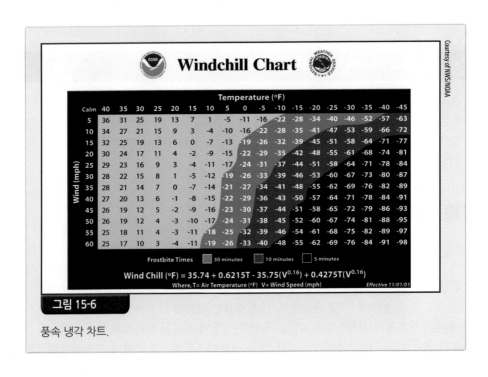

그림 15-6

풍속 냉각 차트.

열 손실의 방법

- *대류.* 열은 공기 또는 물의 흐름에 의해 몸에서 소실된다.
- *전도.* 몸에서 더 차가운 물체로 열이 직접 전달된다(예를 들어 젖은 옷이나 차가운 지면).
- *증발.* 땀이나 물이 피부 표면에서 증발한다.
- *복사.* 따뜻한 몸에서 주위의 추운 환경으로의 열 손실이다. 이것은 바람이나 접촉과 무관하다. 춥고 어두운, 구름이 없는 밤에 복사열 손실이 심하다.

열 생산의 원천

- *복사.* 태양이나 불에서 열을 얻는다.
- *운동.* 근육 에너지의 약 75%가 열로 생성된다. 그래서 운동은 몸을 재가온시킨다.
- *오한.* 떨림은 체내 대사를 5배로 늘릴 수 있지만 이것을 달성하기 위해 에너지와 산소를 소비하게 된다.
- *음식.* 음식은 기본적인 체내 기능과 운동을 위한 칼로리를 제공한다. 탄수화물은 에너지를 빠르게 제공한다. 단백질은 천천히 더 큰 에너지를 제공하며 소화되는 데 더 많은 체내 에너지를 소비한다.
- *혈관 수축.* 피부의 혈관은 수축하여 심부(혈액이 가장 필요한 주요 장기; 뇌, 심장, 간, 신장)에 따뜻한 혈액이 순환하도록 유지하며 피부를 통한 열 손실을 줄인다.
- *단열재.* 이것은 열 손실을 방지하지만 그 자체로 열을 발생시키지 않는다. 물은 우수한 열 전도체로서 대부분의 직물의 단열성을 감소시킨다. 양모, 폴리프로필렌, 솜털은 젖은 상태에서 붕괴되지 않는 섬유의 틈에 공기를 모아서 단열을 잘 시킨다. 옷을 여러 벌 껴입을수록 단열 효과가 좋다. 의류의 바깥쪽에 입는 방풍, 방수 섬유는 내층의 따뜻한 공기를 가두어 대류, 전도 및 증발에 의한 열 손실을 최소화한다.

▶ 경증 저체온증

경증 저체온증에서 중심 체온은 35~33℃ 사이로 분포된다.

관찰해야 할 것

- 체온이 떨어질 때 처음으로 나타나는 징후인 오한. 나중에는 오한이 걷잡을 수 없게 된다.
- 평소와 다른 행동. 환자는 여전히 말을 할 수는 있지만 추위에 대해 불평하고 중얼거린다. 그러한 행동은 환자를 잘 아는 사람만이 알아차릴 수도 있다. 부적절한 흥분이나 졸음, 판단력 저하, 결단력 저하가 일반적이다. 환자는 혼란스러워하거나 환각을 느낄 수도 있다.

참고사항

침낭 속에 구조자와 환자가 함께 있는 것이 항상 최선의 방법은 아니다. 침낭에 다른 사람과 함께 있으면 피부가 따뜻해진다. 피부를 따뜻하게 하면 인체 내부적으로 가장 효과적인 재가온 방법인 오한이 멈추게 된다. 피난처를 최대한으로 제공하고, 오한으로 재가온하도록 유도한다. 하나의 침낭에 2명이 있는 것 보다 침낭 2개에 한 명이 있는 편이 더 나을 수도 있다.

- 근육 경직과 경련. 이것은 균형 잡히지 않은 움직임을 유발하여 환자가 더듬거리거나 비틀거리고 15~30 m 되는 거리를 똑바로 걷지 못할 수도 있다.
- 혈관 수축으로 인한 차갑고 창백하며 푸른 회색빛의 피부.

해야 할 일

1. 바람을 피해 피난처를 찾는다.
2. 불을 피우거나 난로에 불을 붙이고, 환자의 젖은 옷을 갈아입히거나 벗기며, 단열을 위해 건조한 옷을 몇 겹 더 입히면서, 환자에게 음식과 뜨거운 음료수를 준다.
3. 환자의 오한이 심하면 침낭 안에 계속 있도록 하고, 환자가 지면으로부터 잘 단열되도록 한다.
4. 환자에게 따뜻하고 달콤한 음료수를 준다.
5. 휴식과 따뜻함을 제공하는 것을 지체하지 않도록 한다. 환자가 휴식과 따뜻함에 잘 반응하면 완전히 체온을 올리기 위해 캠프나 오두막까지 하산할 수도 있다.
6. 저체온증 환자를 절대 혼자 남겨두지 않는다.

▶ 중등도 저체온증

중등도 저체온증에서는 중심 체온이 32℃ 이하로 떨어진다. 저온까지 측정 가능한 온도계를 야생에서 가지고 다니는 사람들이 거의 없기 때문에, 경증 또는 중등도 저체온증을 구별하는 보다 현실적인 방법은 오한이 발생한 환자와 그렇지 않은 환자로 나누는 것이다. 의식이 있고 오한이 있는 환자는 경증 저체온증이다. 의식이 거의 없으며 오한이 더 이상 없는 환자는 중등도 저체온증이다.

관찰해야 할 것

- 오한이 없음
- 엉뚱함에서 무감각함을 거쳐 무반응으로 바뀌는 행동의 변화
- 경직된 근육과 균형 잡히지 않은 움직임
- 약하고 느린, 불규칙한 맥박
- 느린 호흡
- 동공이 열린 혼수상태(환자가 살아있는지 죽었는지 판단하기 어려울 수 있다)

야생 현장에서 해야 할 일

야생에서 환자의 체온을 올리는 것은 불가능하지 않지만 매우 어렵다. 더 이상의 열 손실을 막는 방법에 노력을 집중한다 표 15-2 .

1. 집단의 대표 또는 가장 유능한 사람이 앞장서야 한다. 집단의 다른 구성원을 위험에 빠뜨리지 않도록 한다.

표 15-2 야생에서의 저체온증 처치

평가	환자: 저체온증의 중증도
	집단: 구성원 수, 상태, 체력, 가지고 있는 장비
	상황: 날씨, 일과 중의 시간, 도움을 요청하기까지의 거리 등
계획	재가온
	피난처
	통신/물류
행동	이송
	피난처, 의복, 음식, 열원, 도움 요청, 잔류 혹은 후송 대비
	관련 손상이나 질환의 치료

2. 환자와 집단의 나머지 구성원들을 바람, 비, 눈으로부터 대피시키고, 눈사태나 낙석의 위험으로부터 벗어나게 한다. 텐트를 치거나, 눈으로 동굴을 파거나, 임시 숙소를 세운다.

3. 추가적인 열 손실을 막는다. 젖거나 얼어붙은 옷을 벗기고 환자에게 마른 옷을 입힌다. 저체온인 환자를 침낭, 야영용 자루, 아니면 튼튼한 폴리에틸렌 봉지에 넣고 차가운 지면으로부터 확실히 단열시킨다.

4. 가능한 방법을 모두 동원해서 구조 후 첫 30분 동안 환자의 몸통에 열을 공급한다. 신체와 신체의 접촉, 온수가 담긴 병, 화학적 가열 패드, 옷으로 덮은 뜨거운 암석 등의 열원을 서혜부, 겨드랑이와 목 옆에 놓는다. 항상 열원과 피부 사이에 의복을 놓아야 한다.

5. 열 손실을 줄이기 위해 환자의 머리를 양모 모자로 덮는다.

해야 할 일(구조)

1. 환자를 돌볼 수 있도록 적어도 한 사람은 남겨둔다. 도움을 요청하기 위해서 가장 힘이 좋고 유능한 구성원을 보낸다. 환자의 위치와 상태를 적어서 제공한다.

2. 만약 현 위치에 머무르면서 구조를 기다리기로 결정했다면, 환자가 회복되더라도 계획을 변경하지 않는다. 저체온 환자를 강제로 이송해야 하는 상황이라면 이송 중에 냉각이 계속될 수 있기 때문에 환자를 충분히 단열시킨다.

3. 반드시 하강해야 한다면 산등성이나 바람이 부는 곳을 피할 수 있는 가장 안전한 경로를 선택한다. 환자가 즉석에서 만든 들것이나 썰매에 타고 있다면 부드럽게 다룬다. 거칠게 다루면 저체온 환자에게 심실 세동(심장 리듬의 치명적인 이상)이 발생할 수 있다. 환자는 혈압을 유지하기 위해 머리를 아래로 하고 이송해야 하지만 다리에 피가 저류되지 않도록 가능한 한 수평 위치를 유지한다.

해야 할 일(베이스 캠프)

1. 구조가 불가능하거나 며칠 이상 기다려야 한다면, 가능한 모든 수단을 사용하여 침낭 속에서 환자를 천천히 재가온한다.
2. 환자가 노출로 인해 몇 시간 또는 며칠에 걸쳐 저체온증에 빠졌다면, 욕조 안 또는 모닥불 앞에서 급속으로 재가온을 시도하지 않는다.
3. 환자가 마실 수 있다면 따뜻하고 달콤한 음료수를 충분하게 준다. 저체온에 빠진 환자는 대부분 탈수 상태이며 에너지가 고갈되어 있다. 저체온에 빠진 사람에게 따뜻한 음료수를 준다고 해서 재가온에 충분할 정도의 열을 공급할 것으로 기대할 수는 없지만, 수분 공급과 가용 에너지는 유용하며 따뜻함은 환자의 의욕을 높이는 데 도움이 된다.
4. 따뜻한 물체(뜨거운 물병, 화학 가열 패드 등)가 환자의 피부에 직접 닿지 않도록 주의한다. 저체온 상태의 피부는 낮은 온도에서 화상을 입는다.

▶ 중증 저체온증

중증 저체온증의 경우 중심 체온이 28℃ 이하로 떨어진다. 환자는 사망한 것처럼 보일 수 있지만, 저체온증인 환자를 사망한 것으로 선언하려면 재가온이 시도된 후에 한다. 동공은 확장되고 고정될 수 있으며 사지가 경직되어 있으며 피부는 얼음장처럼 차갑다. 저체온증에 심하게 빠진 사람들은 양질의 피난처와 단열재가 있음에도 불구하고 스스로를 재가온하기에 충분한 대사성 열을 생산할 수 없다. 중증 저체온증 환자를 현장에서 재가온할 수 없지만, 일단 구조가 되면 조금이라도 회복될 가능성이 있는 모든 저체온증 환자에게 소생술을 시행하여야 한다. 추가적인 열 손실을 방지하기 위해 이송 중에 환자를 보호하고 단열시킨다. 사망의 확실하고 유일한 징후는 재가온을 해도 다시 소생하지 않는 것이다. 저체온증 환자들이 수 시간의 심폐소생술 후에도 살아난 예가 있다.

▶ 침수 후 저체온증

침수 후 저체온증은 증상의 시작이 빠르고 냉각 속도는 더 빠르다는 점에서 노출로 인한 저체온증과 차이가 난다. 물은 열 전도성이 뛰어나기 때문에 공기보다 물속에서 열 손실이 25배 빠르다. 환자는 저체온증에 빠질 뿐만 아니라 익사할 수도 있다.

대부분의 사람들이 10℃의 물속에서 수영할 수 있는 거리는 1 km 미만이다. 수영을 힘차게 하면 열 손실이 증가하지만, 태아의 자세로 위로 둥둥 떠다니면 열 손실이 최소화된다. 구명조끼(PFD)는 생존 시간을 3배로 늘린다. 의복 착용은 열 손실을 줄인다. 양모는 젖었을 때 다른 소재보다 우수한 단열성을 발휘하며 머리를 덮으면 열 손실이 절반으로 줄어든다.

해안을 향해 헤엄치는 것보다 전복된 보트 옆에 머물러 있는 것이 더 안전하다 **그림 15-7** . 바람과 비에도 불구하고 사람이 물에서 나와서 전복된 보트에서 매달리는 것이 물에 젖어 있는 것보다 더 따뜻할 것이다. 보트 옆에 머물러 있는 것은 구조될 확률을 증가시킨다. 불행히도 절망은 난파된 조난자들 사이에서 압도적인 감정이며, 이들은 종종 죽음에서 삶으로 균형을 가져올 수 있는 간단한 생존 기술조차 사용하지 못한다.

7℃보다 더 차가운 온도의 물에서는 저체온증이 1시간 이내에 발생할 수 있지만 의복 착용은 저체온증의 발병을 늦출 수 있다. 많은 조난자들이 수영을 하거나 물 위에 떠 있을 수 있는 능력을 저하시키는 추

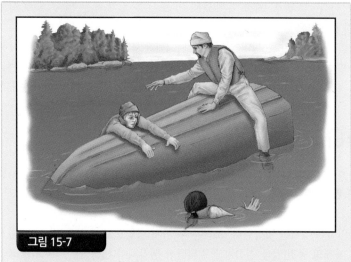

그림 15-7

뱃놀이 사고 현장.

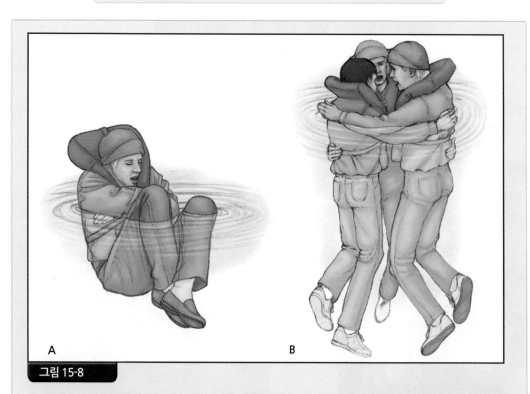

A   B

그림 15-8

열 손실 최소 자세 혹은 허들 자세.
A. 구명조끼를 입고 있는 사람은 무릎을 가슴까지 잡아당기고 팔을 교차하는 열 손실 최소 자세를 취함으로서 생존 확률을 높일 수 있다. **B.** 2명 이상의 집단에서는 서로 팔을 두르고 밀집된 원형이 되도록 당겨서 열을 보존할 수 있다.

위와 침수로 인해 익사한다. 열 손실 최소 자세(HELP) 또는 허들 자세는 열 손실을 최소화하고 생존 기회를 증가시킬 수 있다 ▐ 그림 15-8A-B ▐.

 심폐소생술을 해야 할 상황이라면 조난자가 물에서 빠져나온 직후 가능한 한 빨리 시작해야 한다. 조난자가 매우 차가운 경우 병원에서 재가온 되기 전까지 심장을 다시 뛰도록 하는 것이 불가능할 수도 있다. 그러나 구조가 완료되거나 회복될 가망이 전혀 없음이 분명해지기 전까지 구조 작업을 계속해야 한다.

▶ 동상(Frostbite)

 기온이 어는점(0℃) 이하일 때 동결 한랭 손상을 입을 수 있다. 피부 표면에 국한되는 동결은 경증 동상(frostnip)이라고 한다 ▐ 그림 15-9 ▐. 피부 안쪽으로 더 깊이 들어가거나 살 안까지 파고드는 동결은 동상(frostbite)이다.

 동상은 어는점 미만의 온도에서만 발생한다. 조직은 두 가지 방법으로 손상을 받는다. (1) 조직 내에서 얼음 결정이 형성되는 조직 자체의 동결(얼음 결정이 동결되면서 팽창되어 세포를 손상시킴), 그리고 (2) 조직으로의 혈액 공급 방해, 이로 인해 침전된 혈전이 형성되고 혈액이 조직으로 흐르는 것을 방해한다. 두 번째 유형의 조직 손상은 첫 번째 유형보다 더 광범위하다. 피부는 극도로 추운 환경에서 1분 이내에 얼어버릴 수 있다.

 동상은 주로 발, 손, 귀, 코에 잘 발생한다 ▐ 그림 15-10 ▐ 과 ▐ 그림 15-11 ▐. 이런 부위에는 열을 발생시키는 커다란 근육이 없으며 신체의 열 발생원으로부터 멀리 떨어져 있다. 동상의 최악의 결말은 조직이 죽을(괴저) 때 발생하며, 해당 부위는 절단해야 될 수도 있다. 조직이 오래 동결되어 있을수록 손상은 더욱 심해진다. 동상에 걸린 환자에게 저체온증 여부를 확인해야 한다.

 동상에 기여하는 요소에는 강우, 금속과의 접촉, 장기간의 노출, 탈수, 영양실조 및 극도로 추운 환경이 포함된다. 극도로 추운 환경에 있거나 금속과 접촉하고 있다면 동상은 1분 내에 발생할 수 있다.

관찰해야 할 것

 동상의 중증도와 범위는 해동 후 수 시간까지 판단하기가 어렵다. 해동 전에 동상은 표재성 동상 혹은 심부 동상으로 분류할 수 있다.

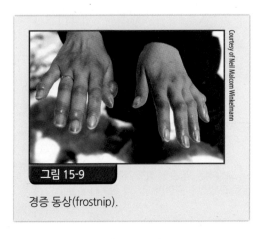

그림 15-9

경증 동상(frostnip).

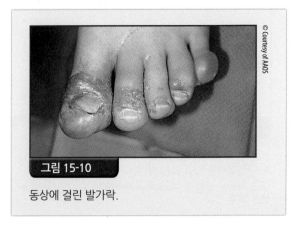

그림 15-10

동상에 걸린 발가락.

표재성 동상의 징후와 증상은 다음과 같다.

- 피부는 하얗고 창백하거나 회색빛이 도는 노란색을 띈다.
- 동상에 걸린 부위는 매우 차갑고 감각이 없다. 저리거나, 찌르는 듯한 느낌, 쑤시는 느낌이 있을 수 있다.
- 피부 표면은 뻣뻣해지거나 각질이 느껴지고 피부 아래의 조직은 눌렀을 때 부드러운 느낌을 준다.

다음의 징후와 증상은 심부 동상을 나타낸다.

- 동상에 걸린 부위는 차갑고 딱딱하며 눌러지지 않는다. 나무판자 조각이나 냉동 고기처럼 느껴진다.
- 동상에 걸린 부위의 피부는 하얗고 창백하다.
- 고통스러울 정도로 차갑던 부위가 갑자기 더 이상 아프지 않다.

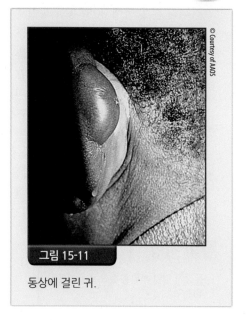

그림 15-11

동상에 걸린 귀.

해동 후에 동상은 화상의 분류와 유사하게 그 정도를 나눌 수 있다.

- 1도: 동상에 걸린 부위가 따뜻하고, 부어오르며 부드럽다.
- 2도: 해동 후 수 분에서 수 시간 사이에 물집이 형성되고 수일 동안 팽창한다.
- 3도: 수포는 작으며, 붉은 푸른색 또는 자줏빛을 띄는 액체를 갖고 있다. 주변 피부는 붉은색이거나 푸른색일 수 있으며, 압력을 가해도 창백해지지 않을 수 있다.

해야 할 일

모든 동상으로 인한 손상은 동일한 응급처치를 필요로 한다.

1. 환자를 추운 곳에서 따뜻한 곳으로 이송한다. 가능하다면, 환자는 의학적 처치를 받기 전까지 동상에 걸린 사지를 사용해서는 안 된다.
2. 젖은 옷과 혈액 순환을 방해할 수 있는 반지와 같이 단단히 조이는 물건은 제거한다.
3. 다음과 같은 경우에 신체 부위를 해동하지 않는다. (a) 2시간 이내에 의학적 처치를 받을 수 있거나, (b) 동상에 걸린 부위가 해동된 상태이거나, (c) 피난처, 따뜻한 물과 그릇을 이용할 수 없거나, (d) 재동결의 위험이 있는 경우
4. 만약에 (a) 의학적 처치를 받기까지 2시간 이상이 필요하고, (b) 해당 부위의 재동결 위험성이 없으며, (c) 피난처, 따뜻한 물과 그릇을 이용할 수 있는 경우라면, 다음과 같은 습식의 급속 재가온 방법을 사용한다. 비록 급속 재가온이 권장되지만 천천히 해동시키는 것이 불가피하고, 사용 가능한 유일한 방법인 경우 허용해야 한다. 동상에 걸린 부위를 문지르지 않는다.
   동상에 걸린 부위를 따뜻한 물(38~40℃)에 담근다. 다른 열원(예: 모닥불, 실내 난로, 오븐 등)을 사용하지 않는다. 온도계가 없는 경우 물이 따뜻한지, 화상을 입을 정도는 아닌지를 확인하기

위해 손을 물에 30초 동안 넣어서 가늠해 볼 수 있다. 필요에 따라 따뜻한 물을 더 부어서 물의
온도를 유지한다. 재가온은 보통 20~40분 걸리거나, 동상에 걸린 부위가 만져서 부드럽고
유연해지고 빨간색/보라색 외관을 보일 때까지 시행한다. 동상에 걸린 부위를 공기 건조시키고,
문지르지 않아야 된다. 재가온 동안 심한 통증을 조절하기 위해 환자에게 이부프로펜을 복용시킨다.
귀나 안면부의 동상에 대해서는 따뜻하고 촉촉한 천을 대고 자주 교환해 주는 것이 가장 좋은
방법이지만 현실적으로 어려울 수 있다.

5. 해동 후
- 발이 손상을 받았다면 환자를 들것이 필요한 환자로 간주하여야 한다. 발가락만 동상을 입은
  것이 아니라면 재가온 후에 발을 사용하는 것은 불가능할 것이다.
- 의복이나 침구류를 사용하여 동상에 걸린 부위가 다른 부위와 접촉하지 않도록 보호한다.
- 많은 양의 깨끗하고 건조된 거즈를 동상에 걸린 부분 및 발가락과 손가락 사이에 놓아 습기를
  흡수하고 서로 접촉하지 않도록 한다.
  - 통증과 부종을 줄이려면 동상에 걸린 부위를 심장 높이보
    다 약간 위쪽에 둔다.
  - 알로에 베라 젤을 사용하여 피부의 치유를 촉진한다.
  - 통증과 염증을 줄이기 위해 환자에게 이부프로펜을 복용
    시킨다.
  - 더 심한 손상(예: 괴저)을 초래할 수 있으므로 조직이 재
    동결되도록 해서는 안 된다.
6. 환자가 의식이 명료하고, 삼킬 수 있으며 위장관에 문제가
   없는 경우에는 음료수를 줄 수 있다.
7. 즉시 의학적 처치를 받도록 한다.

주의 사항

- 동상에 걸린 부위를 눈으로 문지르지
  않는다.
- 수포를 터트리지 않는다.
- 해동된 부위를 재동결되도록 두지
  않는다.
- 모닥불이나 히터 앞에서 동상에
  걸린 부위를 따뜻하게 하지 않는다.
  동상에 화상이 추가될 수 있다.
  재가온은 통증이 매우 심할 수 있다.

예방

동상을 피하기 위해 야외에 있는 사람들은 다음을 수행해야 한다.
- 방풍, 방수 처리된 의류를 착용한다.
- 강우를 피하고 맨손으로 금속을 다루지 않는다.
- 꽉 조이는 옷, 장화, 아이젠을 피한다.
- 장화에서 눈을 뺄 수 있도록 각반을 착용한다.
- 증기 장벽 역할을 하도록 비닐봉지로 발을 감싼다.
- 발을 건조하게 유지하기 위해 양말을 자주 교체한다.
- 벙어리장갑으로 활용할 수 있는 여분의 양말을 휴대한다.
- 차갑게 느껴지거나 감각이 없어지기 시작하면 가능한 한 빨리 발이나 손을 따뜻하게 한다.
- 실크 또는 폴리프로필렌으로 된 장갑보다는 벙어리장갑을 착용한다.
- 서로의 얼굴에 경증 동상의 하얀 부분이 있는지 관찰한다.
- 발이나 손이 차가워지면 위 아래로 뛰어 오르고, 발가락을 꼼지락거리고, 발목을 구부리고, 손뼉을 치고,
  팔을 휘두른다. 가능하다면 따뜻한 동료의 몸통에 차가운 발을 놓는다.

▶ 경증 동상(Frostnip)

경증 동상은 피부 표면의 물이 얼어붙을 때 생긴다. 경증 동상이라도 이는 동상이 임박했을 때의 첫 징후일 수 있으므로 심각하게 받아들여야 한다.

관찰해야 할 것

경증 동상과 동상을 구분하기는 어렵다. 경증 동상의 징후는 다음과 같다.

- 황색에서 회색을 띄는 피부
- 피부의 서리(얼음 결정)
- 처음에는 저린 느낌이었다가 나중에는 통증을 느낄 수 있다.

해야 할 일

1. 피난처를 찾는다.
2. 경증 동상에 걸린 부위를 따뜻한 신체 부위(예: 맨손을 겨드랑이 아래에 댄다)에 대거나 또는 천으로 감싼 따뜻한 화학 발열 팩을 대어 천천히 따뜻하게 한다. 코의 경우에는 코 위에 손을 모아서 숨을 쉰다.
3. 경증 동상에 걸린 부분을 문지르지 않는다.

▶ 침수족(참호족)

침수족은 추위와 습기에 장기간(평균 3일) 노출되었지만, 동결되지 않은 비동결 한랭 손상이다. 경미한 무감각은 부종, 감각 상실 및 타는 듯한 통증으로 진행될 수 있다. 심한 경우에는 수포가 발생한다. 손상은 매우 차가운 물에서 뗏목이나 카약을 타거나 구명 뗏목에서 며칠 동안 좌초되어 물 밖으로 발을 꺼내지 못한 선원들에게 발생할 수 있다.

양말을 자주 교체하여 발을 따뜻하고 건조하게 유지하고 발 위생을 지켜 손상을 예방한다. 차가운 땀은 물과 같은 효과를 낼 수 있기 때문에 고무장화가 항상 발을 보호하지는 못한다.

발을 들어 공기 중에 노출시키는 방법으로 환자를 치료한다. 불타는 느낌은 시원한 공기로 완화된다. 필요에 따라 환자에게 진통제를 복용시킨다. 심한 경우에는 통증으로 인해 걷기가 불가능할 수 있으며, 이때는 환자의 이송이 필수적이다.

▶ 동창

동창은 습기, 바람 및 냉기에 맨살의 반복적인 노출로 인해 발생한다. 붉고, 가렵고, 부드럽고, 부어오른 피부를 보이며 주로 손가락에 나타난다. 동창은 심각한 문제가 아니며 장갑을 끼는 것으로 예방할 수 있다.

온열 질환

우리의 신체는 열 증가에 대한 열 손실의 균형을 유지하여 중심 체온을 좁은 범위 내로 유지한다. 땀의 증발은 운동 시 열을 분산시키는 가장 중요한 방법이다. 더운 기후에서 격렬한 운동을 하면 열 증가가 열 손실을 초과할 수 있다 **그림 15-12**. 중심 체온은 때로는 위험한 수준까지 상승할 수 있다.

탈수, 발한을 저해하는 요인(특정 피부 질환, 광범위한 화상 병력, 일부 약물), 기존의 심혈관계 질환 등은 사람들에게 온열 질환을 일으킬 수 있다.

열에 대한 순응은 3일에서 10일에 걸쳐 신체의 생리적 변화를 일으킨다. 이러한 변화는 더운 환경에서 운동하거나 일하는 것을 더 용이하게 한다. 더운 환경에서 매일 1~1.5시간의 운동을 하면 열에 대한 순응이 발생한다.

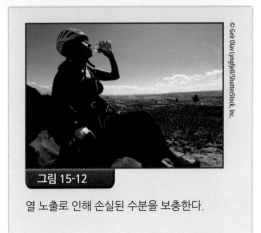

그림 15-12

열 노출로 인해 손실된 수분을 보충한다.

▶ 열 탈진

열 탈진은 땀에 포함된 물과 전해질 손실로 인하여 발생하며, 수 시간 또는 수일에 걸쳐 발생한다. 증상은 비특이적이며 바이러스성 질환과 닮은 점 때문에 "여름 독감"이라고도 한다. 이러한 증상은 두통, 어지럼증, 피로, 구역과 구토를 포함한다.

예방

온열 질환을 피하기 위해서는 더운 날씨에 활동하는 사람은 운동을 할 때, 갈증을 느끼기 전과 갈증이 해소된 후에서 계속 음료수를 마셔야 한다. 이런 사람들은 낮에 규칙적으로 맑은 소변을 배출할 수 있도록 물이나 스포츠용 전해질 음료수를 매 시간 마셔야 한다. 2~3시간 동안 지속적으로 운동을 하는 경우, 소금과 포도당은 운동 후에 보충해야 한다. 더위에 지속적인 활동을 하기 위해서는 활동 중에 포도당과 소금을 보충해야 한다. 마시는 것 외에도 먹는 것으로 잘 보충된다(부록의 '수액과 전해질 보충' 참조). 음식에 소금을 뿌리거나 짭짤한 간식을 포함한다.

- 고온 다습한 곳에서 과도한 운동을 피한다.
- 느슨하고 밝은 색의 옷을 입고 햇볕에 노출된 모든 피부 표면을 덮는다.
- 알코올과 카페인을 피한다. 둘 다 체액의 손실을 증가시킨다.
- 탈수의 초기 증상(두통, 구역, 근육 경련)에 유의한다.

관찰해야 할 것

- 증상으로 인해 운동이나 작업을 계속할 수 없음
- 두통, 구역, 어지럼증, 쇠약
- 빈맥
- 갈증과 심한 발한
- 소름, 오한 및 창백한 피부
- 실신 가능성

해야 할 일

1. 환자를 그늘에서 쉬게 하고 공기 순환을 극대화한다.
2. 환자의 과도한 의복을 벗긴다.
3. 증발을 증가시키기 위해 차가운 물로 환자를 적신다.
4. 환자에게 음료수를 마시게 한다.
5. 더 심각한 경우에는 1리터의 물에 0.25 티스푼(1.25 mL)의 소금과 6 티스푼(20 mL)의 설탕을 추가한다.
6. 체온이 39℃ 이상인 경우 의학적 처치를 받는다.

▶ 열사병

열사병은 신체가 위험할 정도로 과열되어 생명을 위협하는 상태이다. 열사병은 더운 기후에서 심한 활동(예: 군사 훈련 및 전쟁, 지구력 경기와 스포츠 행사, 격렬한 직업)을 하는 모든 연령대의 건강하고 튼튼한 사람들에게도 발생할 수 있다.

이러한 상황은 흔히 만성 질환이나 정신병 환자들이 며칠 동안 고온에 노출되었을 때 운동 없이 발생할 수 있다. 열사병에 걸리면 체온이 극단적으로 상승하고 의식 상태가 저하되며 순환 쇼크를 동반하면서 갑자기 쓰러지게 된다. 이는 내과적 응급 상황이며 치명적일 수 있다. 표 15-3 과 표 15-4 를 참고한다.

관찰해야 할 것

- 만졌을 때 매우 뜨거운 피부 – 대부분 건조하지만, 격렬한 작업이나 운동과 관련하여 땀을 흘려 축축할 수 있다.
- 경미한 혼돈, 초조함 및 지남력(시간, 장소, 사람을 알아보거나 알아보는 능력) 저하에서 의식 소실에 이르는 의식 변화
- 41℃ 이상의 체온(직장에서 측정하는 것이 바람직함). 혼돈 상태이거나 난폭한 행동을 하는 사람에게 구강으로 체온을 측정하려고 시도하지 않는다.

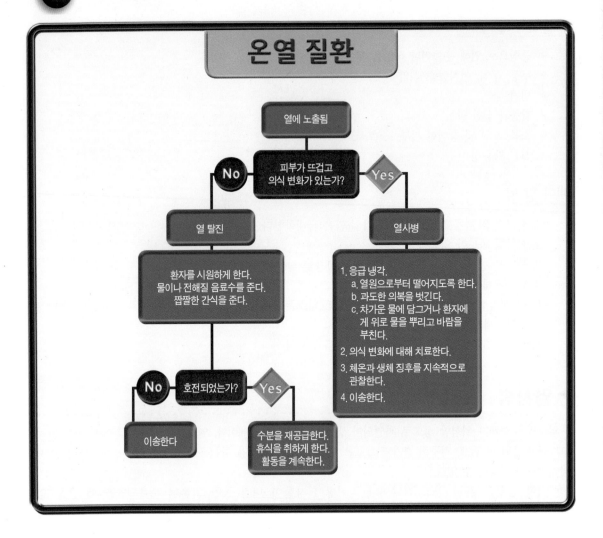

해야 할 일

열사병은 내과적 응급 상황이며 신속하게 치료해야 한다! 시간이 지연될 때마다 심각한 합병증이나 사망의 가능성이 높아진다. 다음을 수행한다.

1. 뜨거운 환경에서 벗어나 시원하고 그늘진 곳으로 환자를 옮긴다.
2. 환자의 속옷까지 옷을 벗긴다.
3. 심각한 합병증이나 사망을 예방할 수 있는 유일한 방법은 환자를 가능한 한 신속하게 냉각시키는 것이다. 일부 외딴 지역에서는 즉각적인 냉각이 어려울 수 있다. 최고의 냉각 방법에 대한 논란이 있다. 아래의 방법 중 하나라도 가능하다면 열사병 환자의 냉각을 어떠한 이유로도 지연시켜서는 안 된다. 냉각 방법은 다음을 포함한다.
   - 환자에게 물을 뿌린 다음 바람을 부친다. 이 방법은 습도가 75% 이상으로 높은 환경에서는 효과적이지 않다.

- 차갑고 젖은 천이나 의복을 사용한다.
- 서혜부, 겨드랑이 및 목 옆쪽의 큰 정맥에 얼음 팩을 댄다. 이것은 습도에 관계없이 몸을 냉각시킨다.
- 환자의 몸을 강물, 연못 또는 호수에 담근다. 이 방법이나 다음에 소개되는 두 가지 방법을 쓰는 것은 익사의 가능성이 있으므로 위험할 수 있다.
- 환자를 얼음 욕조에 넣는다. 이 방법은 조난자를 빠르게 냉각시킬 수 있지만 효과적이기 위해서는 많은 양의 얼음(적어도 약 36 kg)이 필요하다. 큰 욕조가 필요하다는 점도 이 방법의 제한점이다.

표 15-3 열사병 및 온열 질환에 대한 잘못된 생각들

- 피부는 항상 뜨겁고 건조하다.
- 열사병이나 온열 질환이 발병하려면 항상 열 스트레스가 며칠은 지속되어야 한다.
- 스포츠 음료수는 전해질을 정상적으로 유지할 것이다.
- 경기력이 저하되기 때문에 운동을 하는 동안 물을 너무 많이 마셔서는 안 된다.
- 사람들은 더 적은 양의 물로 버틸 수 있도록 스스로 훈련할 수 있다.
- 체력 증진이 온열 질환을 예방한다.

표 15-4 열 탈진과 열사병의 비교

	열 탈진	열사병
의식 수준	경미한, 잠깐의 혼돈	혼돈이 혼수로 이어지며 빨리 회복되지 않는다.
체온	정상에서 중등도 상승	극한의 상승–41℃ 이상
체온 조절	정상적인 체온 조절 기전. 그늘에서 쉬고 수분 섭취하는 것으로 체온이 낮아질 것이다.	체온 조절 기전이 작동하지 않으며 적극적인 냉각 방법이 요구된다.
피부	차갑고 습하다.	뜨겁다. 축축하거나 건조할 수 있다.
맥박	경미한 상승 (100~120회)	현저하게 상승 (120~140회)
다른 장기 손상	손상이 없다.	간 또는 신장 손상이 발생할 수 있다.
이송	현장에서 치료한다. 환자는 회복된 느낌이 든다면 활동을 계속할 수 있다.	환자는 추가 처치와 모니터링을 위해 반드시 신속하게 이송되어야 한다.

- 몸 안팎으로 따뜻한 층이 형성되는 것을 막기 위해 물을 저을 수 있다면 시원한 물을 채운 욕조(15℃ 이하) 안에 환자를 넣는 것이 성공적일 수 있다. 이 방법은 습도가 75% 이상인 다습한 환경에서 가장 효과적이다.

4. 아스피린이나 아세트아미노펜은 열사병에 효과가 없기 때문에 복용시키지 않는다.
5. 직장 체온이 39℃ 이하로 떨어지거나 의식 상태가 회복되면 냉각을 중지한다. 직장 온도계는 외딴 지역에서는 거의 없거나 사용되지 않는다.
6. 냉각 후 체온이 고온으로 상승할 수 있으므로 환자를 자주 관찰한다.
7. 즉시 의학적 처치를 받기 위해 이송한다.

▶ 열 경련

열 경련은 단독으로 발생하거나 열 탈진을 동반할 수도 있으며, 이 역시 신체적 활동 중 염분과 수분 손실로 인해 발생된다.

관찰해야 할 것

보통 운동을 멈춘 후에 시작되며 종아리, 허벅지 또는 복부에서 경련 발생 여부를 관찰한다.

해야 할 일

1. 영향을 받은 근육을 스트레칭 한다.
2. 환자에게 염분이 포함된 음료수를 준다. 환자에게 소금 정제를 주지 않는다(물 1리터에 1~2정을 녹이는 경우라면 예외).

▶ 기타 온열 질환

딜 심각한 온열 질환에는 열 실신, 열 부종 및 땀띠 등이 포함된다.

- 열 실신은 고열에 노출된 사람이 어지럽거나 기절하는 상황으로 대부분 저절로 회복된다. 환자는 시원한 곳에 누워 있어야 하며 구역이 발생하지 않는 한 물을 마시도록 한다. 실신은 열 탈진과 관련이 있을 수 있다.
- 저절로 회복되는 상태인 열 부종은 열에 노출된 발목과 발이 붓는 것이다. 더운 기후에 순응되지 않은 여성에게 더 흔하다. 염분 및 수분 유지와 관련이 있으며, 순응이 되면 사라지는 경향이 있다. 압박 스타킹을 착용하고 다리를 들어 올리면 부종을 줄일 수 있다.
- 열 발진이라고도 알려져 있는 땀띠는 땀을 흘려 젖은 피부의 습기로 인해 발생하는 가려운 발진이다. 피부를 건조하고 차갑게 하여 치료한다.

번개 손상

폭풍우 동안 번개에서 방전되는 전기는 매우 강력하지만(3,000만 볼트와 250,000 암페어) 지속시간이 매우 짧다(0.001~0.1초) **그림 15-13** . 번개로 인해 심장과 호흡이 멈추어 사망에 이를 수 있다. 외부적인 손상과 표재성 및 심부 화상 모두 발생하지만 흔하지는 않다. 일반적인 방호와 환자의 지원은 가장 중요한 응급 처치일 수 있다.

▶ 번개 시 안전수칙

번개에 맞을 확률을 줄이려면, 번개가 치는 동안 야외 활동을 하는 사람들은 다음의 사항을 피해야 한다.

- 홀로 서 있는 키 큰 나무, 언덕 꼭대기, 전선 또는 철탑, 노출되어 있는 소규모 피난처
- 텐트. 기둥과 젖은 천은 전도체로서 역할을 하기 때문이다.
- 언덕 능선과 정상(이러한 상황이 불가피한 경우 능선에 있는 사람들은 가장 낮은 지점을 찾아야 한다)
- 암벽. 모든 사람은 측면 섬광을 피하기 위해 3 m 정도 떨어져 있어야 한다.

▶ 번개 손상

번개를 맞은 사람의 1/3은 사망한다. 일부는 자발적으로 회복하고 수 초 이내에 호흡이 돌아온다.

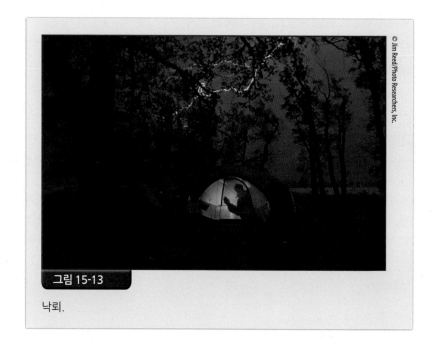

그림 15-13

낙뢰.

예방

폭풍우 동안 야외에 있는 사람들은 다음의 사항을 수행해야 한다.

- 돌 또는 벽돌로 된 건물이나 차 안에 피난처를 찾는다(고무 타이어가 아닌 금속 몸체가 보호해준다).
- 주변에서 가장 높은 물체가 되는 것을 피하고, 지면의 전류가 몸체를 통과하지 않도록 발뒤꿈치를 벌린다.
- 숲에 있다면, 우거진 수풀이나 낮은 나무 사이에 머무른다.
- 집단 내 다른 사람들과 떨어져 있는다. 누구든지 가장 가까운 사람으로부터 30 미터의 거리를 유지해야 한다.
- 등산용 얼음도끼와 같은 금속 도체를 피한다.

관찰해야 할 것

- 의식 소실. 환자는 의식을 회복한 후에도 혼돈 상태일 수 있다.
- 심정지. 심정지는 일반적으로 번개로 인한 환자의 주된 사망 원인이다.
- 번개는 눈(백내장과 실명을 유발)이나 귀(고막이나 유상돌기를 파열시키고 난청을 유발)로 들어갈 수 있다.
- 표재성 증기 화상. 이러한 현상은 주로 축축한 부위에서 일어나며 선형, 장미 모양 또는 깃털 모양을 보인다. 심부 화상은 드물다.
- 터지고 찢겨진 의복
- 맨발. 누군가 서서 번개를 맞는다면, 에너지는 한 쪽 다리로 올라와서 다른 쪽 다리 아래로 흘러나갈 수 있으며 이때 말 그대로 신발과 양말을 멀리 날려 버릴 수 있다.
- 강력한 혈관 수축으로 인한 파랗고, 얼룩덜룩한 사지
- 골절 또는 내부 손상. 강렬한 근육의 수축이 사람을 땅으로 떨어뜨려서 이차적 손상을 유발할 수 있다.

해야 할 일

1. 현장의 안전을 확보한다. 폭풍우가 발생하는 지역이라면 구조자는 위험에 처하게 된다. 번개를 맞은 환자를 만지는 것을 두려워하지 않아도 된다. 그들은 구조자에게 영향을 줄 수 있을 만큼의 전기량을 가지고 있지 않다 　표 15-5　.
2. 호흡을 확인하고, 환자가 호흡하지 않으면 심폐소생술을 시작한다. 둘 이상의 환자가 동시에 번개를 맞았다면, 환자의 처치는 다른 다중 사상자들의 상황과 차이가 있다. 죽은 것처럼 보이는 환자를 무시하고 아직 살아 있는 사람들을 우선 처치하는 것이 아니라, 조용하고 움직이지 않는 환자에게

표 15-5 번개에 대한 잘못된 생각들

- 낙뢰는 항상 치명적이다.
- 천둥소리를 들었다면 번개에 맞을 수 없다.
- 번개는 폭풍이 지나갈 동안에만 친다.
- 건물 안에 있으면 완전히 안전하다.
- 외부 손상이 없으면 내부 손상도 없다.
- 번개에 맞은 사람은 만지면 위험하며 여전히 전기가 통한다.
- 번개를 맞고 죽지 않았다면 앞으로도 괜찮을 것이다.
- 번개는 같은 장소에서 절대 두 번 치지 않는다.

먼저 가서 호흡을 확인하고, 호흡이 없는 경우 심폐소생술을 시작한다. 번개 사고에서는 "사망자를 소생하라"는 규칙이 적용된다. 환자가 심폐소생술 시작 30분 이내에 호흡을 시작하지 않는다면, 심폐소생술을 중지한다. 구조자는 심폐소생술 중지에 대해 죄책감을 느끼지 않아도 된다.

3. 번개로 인해 척추 손상을 입을 수 있으므로 척추를 고정시키는 데 주의를 기울여야 한다.
4. 다른 손상을 확인하고 그에 따라 처치한다.
5. 모든 환자는 의학적 처치를 받기 위해 이송한다.

▶응급처치 요약

관찰해야 할 것

해야 할 일

고도 관련 질환

급성 고산병
- 일반적인 두통
- 비정상적인 피로
- 식욕 상실 및 구역
- 불규칙한 호흡을 동반한 불안한 수면
- 안면 부종
- 손가락에 반지가 꽉 끼는 느낌

1. 휴식을 취하고 더 이상 등반을 하지 않는다.
2. 기다리고 관찰한다.
3. 급성 고산병을 예방하고 경미한 증상을 치료하기 위해 다이아목스를 복용시킨다.
4. 극심한 두통에는 덱사메타손(데카드론)을 복용시킨다. 디카드론은 다이아목스보다 더 효과적이다.
5. 다량의 맑은 소변 배출을 충분히 유지하기 위해 적어도 하루에 4~5 리터의 수분을 섭취해야 한다.

고지대 폐부종
- 호흡 곤란
- 가래를 동반한 기침
- 꾸르륵거리거나 수포음이 동반된 습성 호흡음과 기침
- 청색증
- 빈맥

1. 하산한다.
2. 가능하다면 산소를 공급한다.
3. 휴대용 고압실에서 치료를 시작한다.
4. 미리 준비된 지침에 따라 다이아목스(아세타졸아마이드)와 니페디핀을 복용시킨다.

고지대 뇌부종
- 극심한 치통 또는 편두통처럼 심하고 지속적이며 욱신거리는 두통; 아세트아미노펜이나 코데인, 야간 휴식으로도 해소되지 않음
- 조화운동 불능(운동 실조)
- 극도의 피로
- 구토
- 혼수

1. 하산한다.
2. 하산이 실행가능하지 않으면 가모프 가방에서 수 시간동안 치료한다.
3. 환자로 하여금 숨을 더 잘 쉴 수 있게 똑바로 앉도록 지탱해 준다.
4. 데카드론을 소량으로 준다.

관찰해야 할 것

해야 할 일

한랭 손상

관찰해야 할 것	해야 할 일
경증 저체온증 • 오한 • 평소와 다른 행동 • 근육 경직과 경련 • 차갑고 창백하며 푸른 회색빛의 피부	1. 바람을 피해 피난처를 찾는다. 2. 불을 피우거나 난로에 불을 붙이고, 환자의 젖은 옷을 갈아입히며, 단열을 위해 건조한 옷을 몇 겹 더 입힌다. 3. 환자의 오한이 심하면 젖은 옷을 벗기고 침낭 안에서 오한을 계속하도록 한다. 4. 따뜻하고 달콤한 음료수를 준다. 5. 피부에 따뜻한 것을 덧대지 않는다. 오한으로 신체를 재가온 하도록 한다. 6. 저체온증 환자를 절대 혼자 남겨두지 않는다.
중등도 저체온증 • 오한이 없음 • 무반응의 행동 • 경직된 근육과 균형 잡히지 않은 움직임 • 약하고 느린 불규칙한 맥박 • 느린 호흡 • 혼수	1. 집단의 모든 구성원을 대피시키고 더 이상의 열 손실을 막는다. 2. 환자를 돌볼 수 있도록 적어도 한 사람은 남겨두고, 도움을 요청하기 위해서 가장 힘이 좋고 유능한 구성원을 보낸다. 3. 도움을 요청하기 위해 누군가를 보냈다면, 이동하지 않도록 한다. 4. 너무 멀리 떨어진 곳이 아니라면 재가온하지 않는다.
동상 • 감각이 없는 하얗고 창백한 피부와 만져서 나무처럼 딱딱한 느낌이 나는 피부 • 해동될 가능성	1. 동결 – 해동 – 재동결의 순환을 피한다. 2. 도움을 받기까지 8시간 이상 걸리는 상황이라면 동상에 걸린 부위를 해동한다. 3. 동상에 걸린 부위를 깨끗하게 유지한다. 4. 동상에 걸린 부위를 건조한 보호 드레싱으로 감싼다. 5. 동상에 걸린 부위를 심장 높이보다 약간 위쪽에 둔다. 6. 동상에 걸린 부위를 주무르거나 문지르지 않는다. 7. 가능한 한 빨리 이송한다.

관찰해야 할 것 | 해야 할 일

온열 질환

열 탈진
- 운동이나 작업을 계속할 수 없음
- 두통, 구역, 어지럼증, 쇠약
- 빈맥
- 갈증과 심한 발한
- 소름, 오한 및 창백한 피부
- 정상 혹은 중등도로 상승한 체온

1. 환자를 그늘에서 쉬게 하고 공기 순환을 극대화한다.
2. 환자의 과도한 의복을 벗긴다.
3. 증발을 증가시키기 위해 차가운 물로 환자를 적신다.
4. 환자에게 음료수를 마시게 한다.
5. 더 심각한 경우에는 1리터의 물에 0.25 티스푼의 소금과 6 티스푼의 설탕을 추가한다.

열사병
- 경미한 혼돈, 초조함 및 지남력 저하에서 의식 소실에 이르는 의식 변화
- 빈맥
- 만졌을 때 매우 뜨겁고, 건조하거나 축축한 피부
- 41℃ 이상의 체온

1. 환자를 열원에서 벗어나게 한다.
2. 냉각을 가속화시키기 위해 환자의 속옷까지 옷을 벗긴다.
3. 빠르게 물이나 냉찜질을 이용하여 환자를 냉각시킨다.
4. 환자의 체온을 자주 관찰한다.
5. 냉각 후에는 이송한다.

열 경련
- 종아리, 허벅지 또는 복부의 경련

1. 영향을 받은 근육을 스트레칭 한다.
2. 환자에게 염분이 포함된 음료수를 준다. 소금 정제는 주지 않는다.

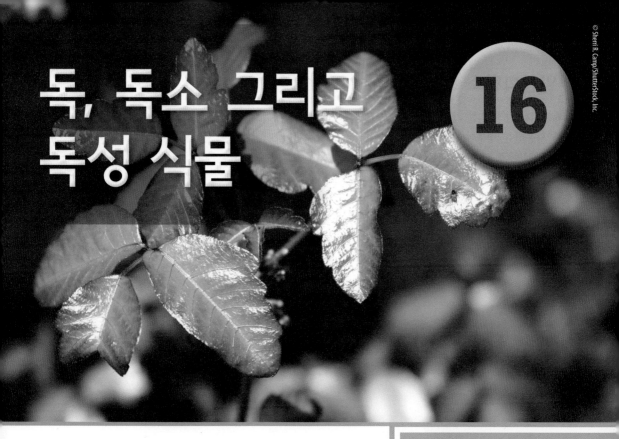

독, 독소 그리고 독성 식물

16

우리는 지속적으로 독성 성분이 알려지지 않은 화학물질과 식물을 마주한다. 흔히 알려진 약물, 살충제, 방충제, 심지어 자외선 차단제조차도 올바른 사용 여부와 상관없이 인체에 독성을 나타낼 수 있다. 이러한 물질의 오용과 남용은 특히 어린이에게 더 위험하다.

화학물질로 인한 독은 대부분 약물로 먹게 되며 야생 환경에서는 드물다. 모든 화학물질에 대한 해독제가 존재하지는 않지만, 대부분의 독을 치료할 수 있는 단순하지만 기본적인 원칙은 배워야 한다.

독성 식물과 버섯 등을 정확히 식별할 수 있는 전문가는 많지 않다. 쐐기풀에 스치게 되면 잠깐 동안 피부에 경미한 자극이 발생하지만, 독버섯을 먹게 되면 사망에 이르기도 한다. 많은 야생 응급처치 방법에서 다루어진 것처럼 무엇이 위험하고 무엇이 안전한지에 대한 지식은 매우 중요하다. 안전을 위하여 가장 중요한 원칙은 어떤 식물이 안전하다는 것을 확실하게 알기 전에는 절대 만지거나 먹지도 말아야 한다는 것이다.

이 장을
한 눈에 보기

▶ **일산화탄소 중독**

▶ **독성 식물과 독**

▶ **식물에 의한 피부염**

▶ 일산화탄소 중독

　야생에서 가장 흔한 가스 중독의 원인은 일산화탄소 흡입으로, 폐쇄된 텐트나 동굴에서 전열기나 조리 기구를 사용하는 경우나 **그림 16-1**, 히터를 틀어둔 채 장시간 시동을 걸어둔 차량 내부에서 흔히 발생한다. 따라서 좁고 사방이 막힌 공간에서는 이러한 독성 가스 물질이 축적되어 의식을 잃는 일이 발생하지 않도록 주의해야 한다.

　독성 물질을 흡입한 환자들은 독성 가스의 존재를 인지하지 못하고 있는 경우가 많다. 또한 원인 물질과의 근접성에 따라 증상의 경중에 차이가 발생한다. 원인 물질에 가까울수록 증상이 더욱 악화되고, 멀어질수록 호전된다. 많은 사람들이 폐쇄된 공간에 있는 다른 사람을 구출해 나오는 과정에서 본인의 증상도 좋아지는 것을 경험하게 된다.

관찰해야 할 것

- 미열, 전신 통증, 림프절 비대가 없이 독감과 유사한 증상
- 노출된 다른 사람과 유사한 증상
- 아픈 애완동물
- 호흡곤란
- 두통
- 귀가 울리는 증상(이명)

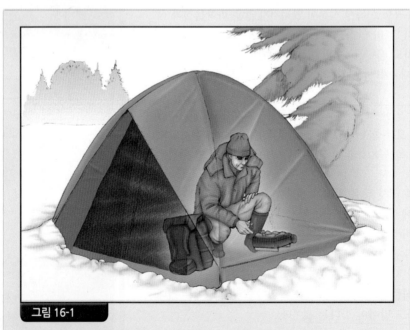

그림 16-1

폐쇄된 텐트 내부에서 요리를 하는 것은 위험하며, 일산화탄소 중독으로 이어질 수 있다.

- 흉통(협심증)
- 근무력증
- 구역과 구토
- 어지럼증, 시야가 흐리거나 복시
- 의식상태
- 일산화탄소 중독의 최종 단계에서는 밝은 분홍빛 피부색이 나타남(다른 종류의 질식에서는 피부가 푸른 회색을 띔)

해야 할 일

1. 이미 폐쇄된 공간 안에 쓰러진 사람이 있다면 문제의 원인이 무엇인지 확인하기 전에는 안으로 들어가지 않는다.
2. 현장의 안전을 확인하였다면, 즉시 환자를 맑은 공기가 있는 공간으로 옮긴다.
3. 호흡을 확인하고, 숨을 쉬지 않는다면 심폐소생술을 시작한다.
4. 가능하다면 환자에게 산소를 공급한다.
5. 119에 신고를 하고, 가능한 한 빨리 환자를 이송한다.

▶ 독성 식물과 독

다행히 대부분의 독극물 섭취는 저독성을 가진 식물 또는 제품이거나, 섭취하는 양이 적은 경우가 많아서 심각한 중독은 드물게 발생한다. 그러나 생명을 위협하는 심각한 중독의 가능성은 언제나 존재한다.

경구로 섭취한 독은 위장에서 짧은 시간동안 머무르기 때문에, 위장에서 우리 몸으로 흡수되는 양은 많지 않으며 대부분의 흡수는 소장에서 이루어진다.

정확하게 식별할 수 없는 식물은 먹지 말아야 하며, 특히 버섯의 경우 안전하다는 확고한 확신을 가지기 전까지는 절대 먹어서는 안 된다. 드문 경우이긴 하지만 의료 지원을 받기 어려운 야생 환경에서 치명적인 독성을 가진 버섯을 먹은 상황이 발생하게 되면, 인위적인 구토를 유발해야 한다. 이러한 경우 한 숟가락 정도의 액체비누를 물 한 컵에 타서 마시게 하면 대부분 효과적으로 구토를 유발할 수 있다.

관찰해야 할 것

- 복통과 복부 경련
- 구역 또는 구토
- 설사
- 입 주위와 입 안의 화상, 이상한 냄새, 착색
- 기면 또는 무반응
- 독극물 보관용기 또는 근처의 독성 식물

해야 할 일

1. 다음의 중요한 정보를 확인한다.

주의 사항

독성 물질을 희석시키기 위하여 물이나 우유 등의 액체를 주지 말아야 한다. 이러한 액체류는 건조한 독극물의 더 빠른 흡수를 일으킨다.

아래와 같은 방법으로 구토를 유발해서는 안 된다.

- 손가락이나 숟가락 등으로 목안을 자극.
- 식기 세척제, 날계란, 토른 시럽.

독을 중화시키려고 해서는 안 된다.

어떠한 독극물에도 작용하는 만능 해독제가 존재할 것이라고 생각하거나, 대부분의 독극물은 그에 맞는 해독제가 있을 것이라 믿어서는 안 된다.

활성탄을 투여해서는 안 된다.

- 환자의 나이와 신체크기
- 섭취한 물질의 종류
- 섭취한 물질의 양 (예를 들어 '냄새만 나는 정도', '한줌 정도')
- 섭취한 시기

2. 환자의 왼쪽이 아래로 향하게 옆으로 눕힌다. 소장으로 연결되는 위장의 끝부분이 하늘 위를 향할 수 있게 하여 중력의 영향으로 최대 2시간 정도 독극물이 소장으로 흘러가는 것을 지연시킬 수 있다. 또한 이러한 자세는 구토 시에 독극물이 폐로 흡입되는 것을 방지한다.

3. 가능한 한 빨리 환자를 이송한다.

4. 식별할 수 없는 식물을 먹은 경우, 전문가가 식별 작업을 할 수 있도록 검체를 채취한다.

야생 환경에서는 활성탄 등의 해독제가 없기 때문에 심각한 중독의 경우 치료가 불가능하다. 중독이 의심되는 환자는 가능한 한 빠른 시간 내에 병원으로 이송하는 것이 중요하다.

▶ 식물에 의한 피부염

덩굴옻나무, 덩굴떡갈나무, 검양옻나무 등은 미국에서 접촉성 피부염을 일으키는 가장 흔한 세 가지 식물이다. 덩굴옻나무는 이들 셋 중에서 가장 널리 퍼져 있으며 하와이와 알래스카를 제외한 모든 주에 서식한다 　그림 16-2　. 덩굴떡갈나무 　그림 16-3　 는 미국 서부와 남부에 주로 서식하며, 검양옻나무 　그림 16-4　 는 미국 동부와 남부의 습지대에서 발견된다.

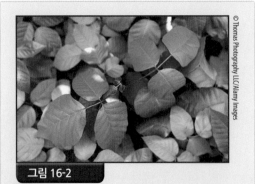

그림 16-2

덩굴옻나무는 미국 본토 48개 주 전역에서 발견된다.

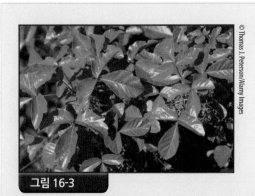

그림 16-3

덩굴떡갈나무.

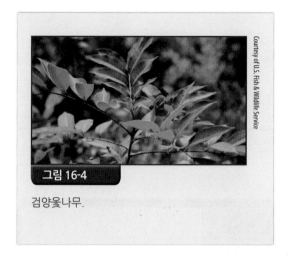

그림 16-4

검양옻나무.

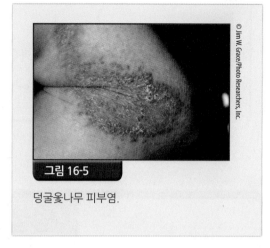

그림 16-5

덩굴옻나무 피부염.

알레르기의 원인은 줄기와 잎에 있는 수지(우루시올)와의 접촉 때문이며, 미국 국민의 50%가량이 이 수지에 감수성을 보인다. 덩굴옻나무 피부염 **그림 16-5** 은 접촉으로부터 8시간에서 48시간 이후에 나타나고, 식물과 닿은 피부에 작은 수포가 생기는 것에서부터 발적, 부종과 큰 수포가 동반되기도 한다. 수포의 액은 자극성 물질을 포함하고 있지 않다.

나무에서 분비되는 끈적끈적한 물질인 수지는 옷이나 동물의 털에 묻어 옮겨질 수 있어 애완동물이 접촉의 원인이 될 수 있다. 환자의 손에 긁히거나 개인위생 중에도 수지는 쉽게 퍼져나갈 수 있다. 접촉 후 손 씻기가 전파를 방지할 수 있는 예방법이다.

관찰해야 할 것

- 수지에 노출된 피부의 가려움, 발적, 부종 그리고 수포
- 노출 8시간에서 48시간 이후에 반응이 나타나기 시작하고, 수일에 걸쳐 다른 부위의 발진이 생길 수 있다.

해야 할 일

1. 접촉한 신체부위를 가능한 한 빨리 물과 비누로 씻는다. 수지는 접촉한 지 30분 이내에 피부에 단단히 고정되기 때문에 그 이후에는 특수 용액을 사용하지 않으면 씻겨나가지 않는다. 환자들은 수 시간에서 수일이 지나 가려움이나 발진이 생길 때까지 접촉 사실조차 모르는 경우가 많다.
2. 경미하고 국소적인 접촉에는 칼라민 로션이나 1.0% 히드로코르티손(스테로이드) 연고 또는 크림을 바른다.
3. 보다 심각한 전신 발진은 즉각적인 치료로 칼라민 로션을 바른 후 코르티코스테로이드 제재를 처방받아 치료할 수 있도록 한다.
4. 임시방편으로 히드로코르티손 연고나 크림을 바른 후 투명한 플라스틱 랩으로 감싸고, 압박 붕대 등으로 가볍게 묶는 방법을 사용할 수 있다.
5. 뜨거운 물에 병변 부위를 담그면 가려움 해소에 도움이 되나, 화상을 입지 않도록 주의한다.

예방

- 야생지역에 들어가기 전 덩굴옻나무, 덩굴떡갈나무, 검양옻나무 등의 위험한 식물에 대하여 충분히 숙지하도록 한다.
- 노출 전 예방을 위하여 차단 크림 사용이 도움이 되며, 위험지역을 여행한 후에는 반드시 손과 옷, 동행한 애완동물을 씻도록 한다.

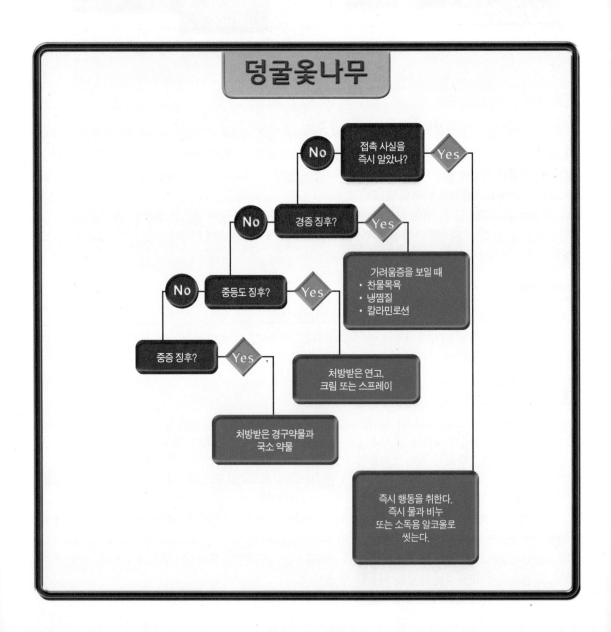

▶응급처치 요약

관찰해야 할 것	해야 할 일
일산화탄소 중독 • 독감과 유사한 증상 • 노출된 다른 사람과 유사한 증상 • 아픈 애완동물 • 호흡곤란 • 두통 • 귀에서 울리는 증상 • 흉통 • 근 무력 • 구역과 구토 • 어지럼증과 복시 • 의식상태 변화 • 심정지 • 밝은 분홍빛 피부(후기 징후)	1. 이미 폐쇄된 공간 안에 쓰러진 사람이 있다면 안으로 들어가지 않는다. 2. 환자를 맑은 공기가 있는 공간으로 옮긴다. 3. 호흡을 확인하고, 숨을 쉬지 않는다면 심폐소생술을 시작한다. 4. 가능하다면 환자에게 산소를 공급한다. 5. 119에 신고를 한다. 6. 가능한 한 빨리 환자를 이송한다.
독성 식물과 독 • 복통과 복부 경련 • 구역 또는 구토 • 설사 • 입 주위와 입 안의 화상, 이상한 냄새, 착색 • 졸림 또는 무반응 • 독극물 보관용기 또는 근처의 독성 식물	1. 중요한 정보를 확인한다(환자의 나이와 신체크기, 섭취한 물질의 종류와 양, 섭취한 시기). 2. 환자를 왼쪽이 아래로 향하게 옆으로 눕힌다. 3. 가능한 한 빨리 환자를 이송한다. 4. 가능하다면 전문가가 식별 작업을 할 수 있도록 검체를 채취한다.
식물에 의한 피부염 • 피부의 가려움, 발적, 부종 그리고 수포 • 노출 8시간에서 48시간 이후에 반응이 나타나기 시작	1. 접촉한 신체부위를 가능한 한 빨리 물과 비누로 씻는다. 2. 경미하고 국소적인 접촉에는 칼라민 로션이나 1.0% 히드로코르티손(스테로이드) 연고 또는 크림을 바른다. 3. 보다 심각한 전신 발진은 즉각적인 치료로 칼라민 로션을 바른 후 코르티코스테로이드 제재를 처방받아 치료할 수 있도록 한다.

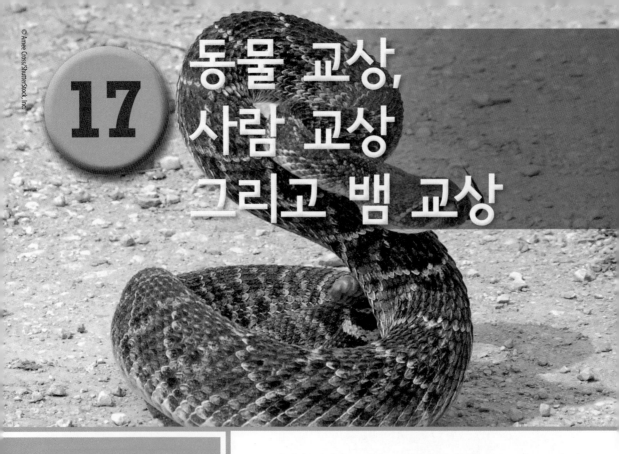

17 동물 교상, 사람 교상 그리고 뱀 교상

야생을 여행하는 사람은 지역에 따라 여러 종류의 동물과 마주하게 된다. 동물의 크기와 공격성은 다양하며, 크고 공격적인 동물만 위험한 것은 아니다. 작고 맹렬한 스컹크는 사람의 냄새를 맡으면 돌아서서 도망가는 온순한 회색 곰보다 훨씬 위험하다.

응급처치제공자는 자주 만날 수 있는 동물의 외형, 특징, 습성과 서식지에 대해 알고 있어야 한다. 사람을 공격한 동물은 그 지역에 남아있을 가능성이 낮으며 환자는 놀라서 논리적인 설명과 묘사가 어렵다.

크고 뿔이 있는 동물의 경우, 동물의 식별이 손상의 치료보다 중요하지 않다. 그러나 독성이 있는 동물의 경우, 동물의 식별이 환자의 이송 여부를 판단하는 데 중요하다.

동물 교상

▶ 야생 동물

아시아와 아프리카에서는 코끼리, 하마, 사자, 호랑이, 악어, 뱀의 공격에 의해서 매년 수천 명이 죽는다. 뱀 교상으로 아시아에서는 연간 3만~5만 명의 사망자가 발생하지만, 미국에서는 매년 10명 미만의 사망자가 발생하였으며 최근 몇 년간은 사망자가 없었다.

북아메리카에서는 곰, 들소, 무스, 퓨마 및 악어가 사람을 공격할 가능성이 높다. 모든 손상이 교상에 의한 것은 아니다. 심각한 손상은 환자가 공중으로 날아가거나, 뿔에 받히고, 땅바닥에 부딪히거나 짓밟혀서 생긴다. 손상에는 뚫린 상처, 교상, 열상, 타박상, 골절, 내부 장기 파열 또는 적출 등이 포함된다. 다람쥐와 얼룩다람쥐 같은 작은 동물들은 먹이를 주는 사람을 문다. 작은 동물에 의한 교상은 심각한 경우가 흔하지 않다. 감염과 광견병의 위험에 대해서는 이 장의 뒷부분에서 논의된다.

> ### 예방
>
> 동물의 공격을 예방하는 것이 가장 좋은 치료 방법이다. 야생 동물이 온순해 보이거나 다른 사람들이 먹이를 주거나 만지더라도 절대로 야생 동물에게 접근하여 먹이를 주거나 만지려고 시도해서는 안 된다. 곰 출몰 지역에서는 모든 사람이 곰 회피 스프레이를 소지해야 하고 곰이 당신의 소리를 들을 수 있도록 많은 소음을 만들어야 한다. 야생 동물은 당신이 오는 소리를 듣는다면 보통 도망친다. 동물이 놀란 상황에서 공격하는 경우가 더 흔하다.

▶ 사육 동물(애완동물)

미국에서 대부분의 동물 교상은 개(연간 4백만 건의 교상)와 고양이에 의해 발생한다. 개에 의한 교상은 심각하며 때로는 치명적일 수 있다 **그림 17-1**. 단순 교상은 뚫린 상처가 나는 경향이 있으며 심한 경우에는 찢어진 열상이 생긴다.

고양이에 의한 교상 또한 치료가 필요하다. 고양이의 송곳니는 짧고 날카로워 자주 감염이 동반된 뚫린 상처가 생긴다. 대부분의 고양이 교상은 손에 생기고 힘줄과 관절을 뚫을 수도 있다.

해야 할 일

사육 동물(애완동물) 또는 야생 동물에 의한 손상의 치료 원칙은 동일하다.

1. 상처 부위에 출혈이 심하지 않으면, 물로 5~10분간 세척한다. 이물질을 제거한다. 뚫린 상처의 표면만 깨끗이 소독할 수 있다. 광범위하게 문지르더라도 뚫린 상처의 깊은 부분까지 소독할 수 없다. 압박으로 지혈한다.

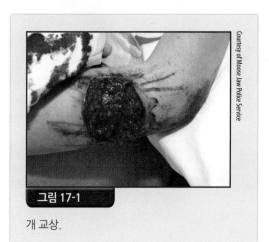

그림 17-1

개 교상.

2. 광견병의 가능성이 있는 경우, 비누와 물 또는 염화벤잘코니움으로 상처를 세척한다. 포비돈 요오드는 효과적이지는 않지만 소독에 사용할 수 있다.

3. 큰 동물의 공격을 받은 경우, 환자가 내부 장기 손상은 없는지 확인한다.

4. 멸균 드레싱으로 상처를 소독한다. 상처를 완전히 덮지 않는다. 세균을 밀폐해서 감염이 발생할 수 있다.

5. 환자가 상처를 소독, 봉합하고 파상풍과 광견병 치료를 받을 수 있도록 이송한다.

▶ 광견병

광견병은 광견병 동물에 물린 후 발생하는 뇌의 바이러스 감염이다. 광견병은 온혈동물에서 발생하며 치명적이다.

북미에서는 사육 동물을 대상으로 엄격한 광견병 통제 프로그램을 시행하여 광견병이 드물다 **그림 17-2** . 그러나 야생 동물에서 광견병 바이러스를 보유하고 있는 동물은 여전히 많다. 가장 흔하게 감염된 동물은 스

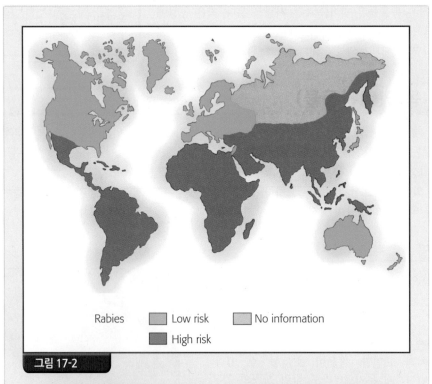

Rabies
Low risk   No information
High risk

그림 17-2

대부분의 산업, 서방 국가들은 사육 동물(애완동물)에 대한 효과적인 통제 시스템을 가지고 있지만, 중남미, 아프리카, 아시아는 통제가 어렵고 개에서 광견병 발병률이 높다. 영국과 뉴질랜드와 같은 일부 섬 국가들은 엄격한 검역 규정을 통해 광견병을 퇴치하였다.

컹크, 너구리 및 박쥐이다. 간혹 여우에게 광견병이 발견되지만 설치류는 드물다. 최근 몇 년 동안 미국에서는 148마리의 개만 광견병에 감염된 것으로 조사되었다.

광견병은 다양한 기후를 가진 지역에서 발병하지만 모든 국가에서 발병하지는 않는다. 많은 국가에서 1년에 수천 건이 발병했지만 미국에서는 1980년 이후 매년 4건 미만이 발병하였다. 모든 사례는 개와 박쥐에 물려서 발병하였으며, 환자는 대부분 미국 이외의 지역에서 물린 후 집으로 돌아와서 광견병이 진행하였다.

다음 상황에서 광견병이 생길 수 있다.

- 광견병의 풍토성이 있는 지역 또는 국가
- 개, 고양이, 스컹크, 너구리 또는 여우에 물린 상처에 자극을 주지 않았으나 피부가 손상된 경우
- 박쥐에게 물린 경우
- 큰 육식 동물에게 물린 경우
- 열린 상처 또는 찰과상을 잠재적인 광견병 동물이 핥은 경우

광견병 예방접종과 혈청은 노출 후 투여해도 효과적이다. 조기에 항광견병 혈청을 맞을수록 치료될 가능성이 높다. 다른 치료법이 없으므로 노출 후 올바른 치료가 매우 중요하다.

해야 할 일

1. 비누와 물 또는 염화벤잘코니움으로 상처를 적극적으로 세척한다. 요오드 용액은 효과가 낮지만 다른 약제가 없는 경우에는 포비돈 요오드를 사용한다.
2. 정확한 진단을 위해 감염된 동물의 뇌를 검사해야 한다. 따라서 다음 조건에 따라 동물을 포획 또는 사살해야 한다:

주의 사항

- 동물을 직접 잡으려 시도하지 않는다.
- 동물에게 접근하지 않는다.
- 야생이 아니고 도망가지 않는다면 동물을 죽인다. 죽였다면 광견병에 대한 검사를 위해 머리와 뇌를 손상으로부터 보호한다. 잠재적으로 감염된 조직이나 타액이 노출되지 않도록 죽은 동물을 그대로 옮긴다. 동물 사체를 냉각은 하지만 냉동시키지는 않는다.

예방

예방접종은 야생 동물을 다루는 수의사, 동물학자 및 생물학자에게 권장된다.

- 박쥐는 광견병의 흔한 보유체이다. 박쥐가 많은 동굴을 탐험하는 동굴탐험가는 예방접종을 받아야 한다.
- 광견병이 흔한 국가에서는 여행자가 마을의 개와 고양이, 원숭이 또는 야생 동물과 접촉할 때 주의해야 한다.

- 사육 동물(애완동물): 해당 지역의 보건 및 동물 통제 부서에 사건을 보고한다. 동물은 광견병이 발병 여부 확인을 위하여 10일간 감시한다.
- 야생 동물: 야생 동물은 포획이 어렵거나 불가능할 수 있다. 물릴 위험이 없다면 동물을 포획하거나 사살한다. 진단을 위해 해당 지역의 보건 부서에 사체를 전달한다.

사람 교상

사람의 치아와 타액에 의해 다른 사람이 상처를 입은 경우를 사람 교상이라고 한다(예: 맨주먹으로 싸우는 중에 다른 사람의 치아를 때리면서 발생한 손 부상). 창상 감염은 사람에게 물린 후에 더 흔하다.

▶ 사람 교상의 치료

해야 할 일

1. 상처 부위에 출혈이 심하지 않으면, 물로 5~10분간 세척한다. 수도꼭지나 세척용 주사기를 사용하여 가볍게 물로 씻는다.
2. 압박하여 지혈한다.
3. 멸균 드레싱으로 상처를 소독한다. 상처를 완전히 덮지 않는다. 세균을 밀폐해서 감염이 발생할 수 있다.
4. 필요한 경우 의학적 처치 및 파상풍 예방접종을 받는다. 관절 부위에 생긴 상처는 빠른 의학적 처치가 필요하다.

한국의 뱀 교상

▶ 한국의 독사 교상

국내에서 서식하며 독성이 있는 뱀은 네 종류로 나뉜다: 살무사, 까치살무사, 쇠살무사, 유혈목이 **그림 17-3** , **그림 17-4** , **그림 17-5** , 와 **그림 17-6** . 이들의 독성은 심각하지 않고 전신증상을 일으키는 경우는 많지 않다. 국내에서 뱀 교상에 대한 정확한 통계는 발표되고 있지 않으나 사망률은 그리 높지 않으며, 뱀 교상 자체는 다소 증가하고 있는 추세이다(Yonsei Med J. 2015;56:1443-8).

살무사의 몸통은 짧은 듯 통통하게 보이며 꼬리가 짧다. 머리 모양은 삼각형을 띠며 타원형의 눈을 가지고 있다. 저산 지대의 산과 연결된 밭둑, 계곡의 잡초가 우거진 곳, 묘소 주변, 대나무 숲 등에서 살며 국내에서는 제주도를 제외하고 전국에서 서식한다. 4월에서 11월에 주로 활동하며 기온이 20도 이하로 내려가면 활동을 중단한다(임상 독성학. 군자출판사. 2006년).

까치살무사는 몸길이가 50~65 cm 정도로 눈에서 목까지 흰 선이 전혀 없으며 몸통이 가로 무늬는 쇠살무사와 유사하나 좀 더 뚜렷하고 무늬 수도 많다. 주로 고산 지대의 밭이나 계곡의 큰 바위가 많은 곳의 잡

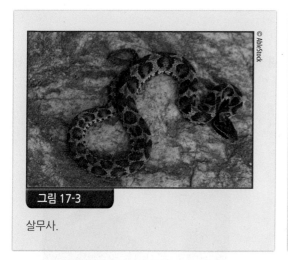

그림 17-3

살무사.

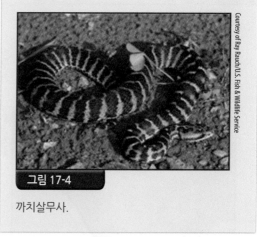

그림 17-4

까치살무사.

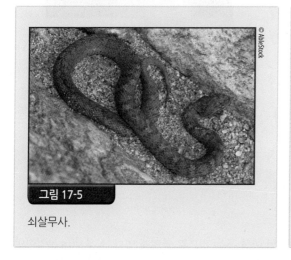

그림 17-5

쇠살무사.

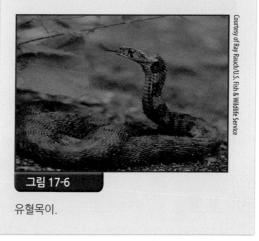

그림 17-6

유혈목이.

목이 있는 곳에서 서식하며, 국내에서는 주로 설악산, 치악산, 무주 등에서 서식한다고 한다(임상 독성학. 군자출판사. 2006년).

쇠살무사는 살무사와 비슷한 형태를 띠고 있으나 살무사에 비해 몸통이 가늘고 꼬리 끝이 검다. 국내에서는 전국에 걸쳐 저지대부터 고지대까지 다양하게 발견된다. 지역에 따라 몸 색깔의 많은 차이를 보인다. 국내에서 서식하는 뱀 중에서 사람의 눈에 가장 많이 띄는 뱀으로 전국에 걸쳐 강변, 초원, 산중턱, 논 등지에서 서식하고 있으나 대개 물가를 선호하여 논과 습지가 있는 곳에서 많이 관찰된다(임상 독성학. 군자출판사. 2006년).

국내에서는 살무사에 대한 항독사혈청이 상품화 되어 있어 이를 치료에 이용하고 있다. 하지만 국내 뱀 교사 환자에게 적절한 용량은 아직 밝혀져 있지 않으며, 적은 양은 환자의 임상 증상을 악화시키고, 많은 양은 환자에게 약에 의한 부작용을 높일 수 있다. 여러 연구에서 다양한 용량을 사용하였음을 보고하였으나 아직 국내 뱀 교상 환자에서 항독사혈청의 투여 용량은 표준화되어 있지 않아 실제 임상에서의 환자의 치료에 어려움이 있다(Yonsei Med J. 2015;56:1443-8) (J Kor Soc Emerg Med. 2013;24:420-7).

관찰해야 할 것

- 물린 부위에 심한 통증
- 0.635~3.81 cm 간격으로 두 개의 작은 뚫린 상처(일부 경우에는 송곳니 자국이 하나뿐이다) **그림 17-7** . 뱀이 여러 번 공격을 하면 두 개 이상의 송곳니 자국이 있을 수 있다.

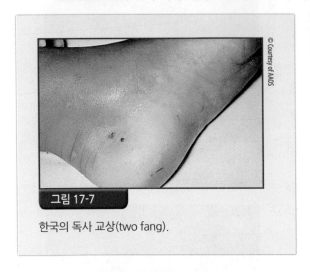

그림 17-7

한국의 독사 교상(two fang).

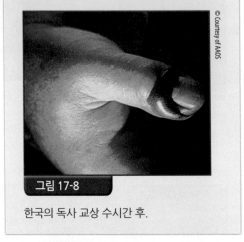

그림 17-8

한국의 독사 교상 수시간 후.

- 5분 이내에 부종이 시작되고 한 시간 안에 사지 근위부로 진행. 부종은 수 시간 동안 사지 근위부로 진행할 수 있다.
- 2~3시간 후 변색 및 6~10시간 내에 혈액이 가득 찬 물집 **그림 17-8**
- 심한 경우: 구역, 구토, 발한, 위약, 출혈, 혼수 및 사망

해야 할 일

1. 환자와 목격자는 뱀에게서 물러난다. 뱀은 한 번 이상 무는 것으로 알려져 있다. 살무사는 몸길이의 1.5배 범위에서 공격할 수 있다. 사망 후 90분 동안은 반사적으로 물 수 있기 때문에 목이 잘린 뱀의 머리 또는 죽은 것처럼 보이는 뱀 주위를 주의한다.

2. 뱀을 붙잡거나 죽이지 않는다. 치료를 위한 귀중한 시간을 낭비하고 추가로 물릴 위험성이 있다. 같은 해독제가 모든 살무사에 사용되기 때문에 뱀 종류 확인은 일반적으로 필요하지 않다.

3. 즉각적이고 심각한 증상이 나타나면 환자를 안정시킨다. 활동은 독 흡수를 증가시킬 수 있다.

4. 즉각적인 증상이 없다면 환자와 함께 이동할 수 있는 곳으로 향하여 천천히 걷는다. 환자를 이송하는 것은 활동을 최소화할 수 있지만, 더 많은 구조대원이 필요할 수 있으며 느릴 수 있다. 도움을 요청하러 보내는 것이 천천히 걷는 것보다 시간이 오래 걸릴 수 있다. 이송이 길어지고 6~8시간 후에 아무런 증상이 나타나지 않으면 독성 반응이 없을 수도 있다.

5. 물린 부분을 비누와 물로 부드럽게 씻는다. 부종이 생긴 물린 부위에 반지 또는 장신구를 착용하였다면 혈액 순환을 저해할 수 있으므로 이를 제거해야 한다.

6. 골절을 고정하는 것과 같이 팔걸이나 부목으로 물린 사지를 움직이지 않도록 고정한다.

7. 부종이 발생할 수 있으나 사지를 심장 또는 심장보다 약간 낮게 유지한다. 의사가 해독제의 투여 여부를 결정하는 데 도움을 줄 수 있도록 사지에 부종의 진행 상태를 펜으로 피부에 선을 긋고 시간을 기록한다.

8. 가능한 한 빨리 가까운 의료기관으로 이송한다. 가장 빠른 수단을 사용하여 이동하는 것이 환자를 위해서 가장 중요하다. 해독제는 병원에서만 사용 가능하며 물린 후 4시간 이내에 가장 효과적이다(모든 독사에 해독제가 필요한 것은 아니다). 하지만 하루 또는 그 이상 지나도 사용할 수 있으며 유익하다.

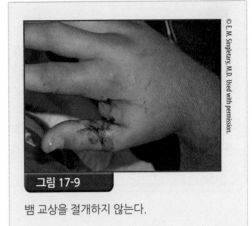

그림 17-9

뱀 교상을 절개하지 않는다.

주의 사항

- 차가운 얼음은 뱀독을 비활성화하지 못하고 동상을 일으킬 위험이 있으므로 사용하지 않는다.
- 절개와 흡인 방법은 혈관과 신경에 손상을 줄 수 있으므로 사용하지 않는다 그림 17-9.
- 입으로 독을 빨아내지 않는다. 입 안에 세균이 많아 상처를 감염시킬 수 있다.
- 전기 충격을 사용하지 않는다. 어떤 의학 연구도 이 방법에 동의하지 않는다.
- 너무 조이면 심각한 손상을 입힐 수 있는 지혈대를 사용하지 않는다.
- 혈관을 확장시키고 쇼크를 악화시키는 알코올을 주지 않는다.
- 출혈을 증가시키는 아스피린을 사용하지 않는다.

▶ 무독성 뱀 교상

관찰해야 할 것

- 말발굽 모양의 치아 자국
- 부종과 압통이 있을 수 있지만 독성반응은 없음

해야 할 일

1. 비누와 물로 물린 부위를 세척한다.
2. 작은 상처와 같이 물린 부위를 소독한다.
3. 파상풍 접종이 필요할 경우 의료기관을 방문한다.

예방

- 걸으면서 소리를 낸다. 발을 끌거나 지팡이로 땅을 친다. 대부분의 뱀은 당신의 소리를 듣고 도망치지만, 놀라면 보통 공격한다.
- 밤에는 손전등을 들고 땅을 주시한다. 대부분의 뱀은 야행성이며 낮의 열기를 피해 숨어 있다.
- 낮에는 안 보이는 곳에 가지 않는다. 선반 위나 구멍 안에 손을 넣지 않는다. 높은 부츠를 착용한다. 뱀이 보이면 잡거나 죽이려고 하지 않는다. 그대로 서서 멀리 도망가게 둔다.
- 누군가가 물린 경우, 뱀을 식별하고 그냥 둔다. 이송할 추가 조난자 발생을 피한다.

▶ 응급처치 요약

관찰해야 할 것	해야 할 일
동물 교상	
사육 동물 상처 • 뚫린 상처 • 열상 • 개 또는 고양이에게 물리거나 긁힘	1. 상처 부위에 출혈이 심하지 않으면, 물로 5~10분간 세척한다. 2. 이물질을 제거한다. 3. 압박으로 지혈한다. 4. 광견병의 가능성이 있는 경우, 비누와 물 또는 염화벤잘코니움으로 상처를 세척한다. 5. 큰 동물의 공격을 받은 경우, 환자가 내부 장기 손상은 없는지 확인한다. 6. 멸균 드레싱으로 상처를 소독한다. 7. 환자를 이송한다.
광견병 **광견병 가능성을 고려한다:** • 광견병의 풍토성이 있는 지역 또는 국가. • 개, 고양이, 스컹크, 너구리 또는 여우에 물린 상처에 자극을 주지 않았으나 피부가 손상된 경우 • 박쥐에게 물린 경우 • 큰 육식 동물에게 물린 경우 • 열린 상처 또는 찰과상을 잠재적인 광견병 동물이 핥은 경우	1. 비누와 물 또는 염화벤잘코니움으로 상처를 적극적으로 세척한다. 2. 필요에 따라 동물을 포획 또는 사살해야 한다.
사람 교상	
사람교상 • 사람의 치아와 타액에 의해 다른 사람이 열린 상처를 입은 경우	1. 비누와 물로 상처를 세척한다. 2. 압박하여 지혈한다. 3. 멸균 드레싱으로 상처를 소독한다. 4. 의학적 처치를 받는다.

관찰해야 할 것	해야 할 일
한국의 뱀 교상	
한국의 독사 교상 • 물린 부위에 심한 통증. • 0.25~1.5 인치간격으로 두 개의 뚫린 상처 • 부종 • 변색, 혈액이 찬 물집 • 구역, 구토, 발한, 위약, 출혈	1. 뱀에게서 환자를 물러나게 한다. 2. 구강 흡인이나 피부 절개를 시도하지 않는다. 3. 즉각적이고 심각한 증상이 나타나면 환자를 안정시킨다. 4. 해독제는 물린 후 4-6 시간 이내에 투여하는 것이 좋다. 5. 모든 환자를 한 번에 대피시킨다. 6. 팔걸이나 부목을 사용하여 물린 사지를 느슨하게 고정한다.
무독성 뱀 교상 • 말발굽 모양의 치아 자국 • 부종 또는 압통	1. 비누와 물로 물린 부위를 세척한다. 2. 작은 상처와 같이 물린 부위를 소독한다. 3. 파상풍 예방접종이 필요할 경우 의료기관을 방문한다.

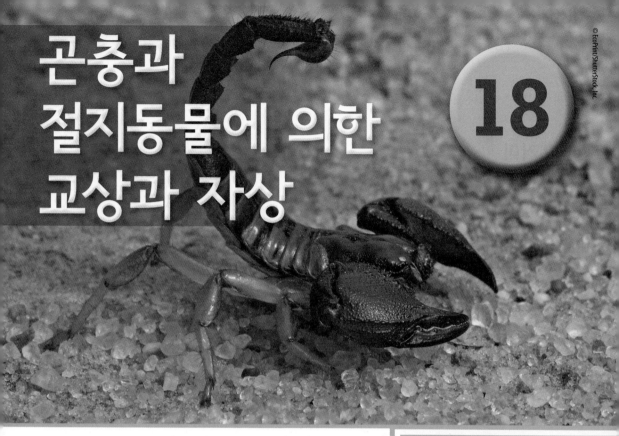

곤충과 절지동물에 의한 교상과 자상

18

야생을 여행하는 사람은 일반적으로 곤충에 물리지 않기 위해 예방 조치를 취한다. 대부분의 물림과 쏘임은 단순히 괴로울 뿐이지만 일부 진드기와 모기에 물리면 위험한 질환이 발병할 수 있다.

이 장에서는 북미에서 흔히 보는 물림과 쏘임에 대하여 이야기하고 있으며, 물리면 고통을 주거나 치명적일 수 있는 세계 여러 나라의 수십 종은 언급하지 않는다. 북미를 떠나서 각지를 여행하는 분들은 그 지역의 곤충과 곤충에 의해 전파되는 질병을 잘 알아야 한다. 이에 대한 정보는 주 보건과 또는 질병통제예방센터에서 얻을 수 있다.

거미 교상

많은 거미가 독성이 있다. 그러나 인간에게 위협적인 독 또는 피부를 관통할 수 있는 치아를 가진 거미는 거의 없다. 북아메리카에서 독성을 가진 거미는 흑거미, 갈색 리클루제 거미, 호보 거

미 그리고 타란툴라 독거미가 있다. 북미에서는 거미에
물려서 사망에 이르는 경우는 거의 없다.

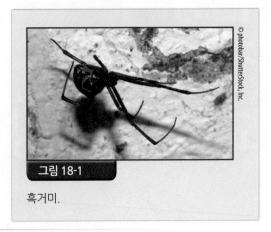

그림 18-1

흑거미.

▶ 흑거미

흑거미는 전 세계적으로 발견된다 　그림 18-1　. 복부
에 빨간색 점(종종 모래 시계 형태)이 있고 광택이 나는
검은색 몸통을 가진 암컷만 위험하다. 거미 그 자체가 쉽
게 발견되지 않기 때문에 흑거미 교상의 구별이 어렵다.

관찰해야 할 것

- 아마도 눈에 띄는 흔적 없이 바늘에 찔린 느낌이다. 일부 환자는 물린 것을 알지 못한다.
- 시간이 지나서 나타나는 희미하게 빨간 물린 자국
- 물린 사지에서 복부, 흉부까지 오르내리는 근육 경직과 경련
- 시간이 지나서 나타나는 두통, 오한, 발열, 발한, 어지럼증, 구역, 구토, 심한 복통

해야 할 일

1. 가능하다면 거미를 잡아서 식별한다. 몸통이 눌리더라도 확인한다.
2. 비누와 물로 물린 부위를 씻는다.
3. 진통제를 복용시키고 물린 부위에 얼음찜질을 하여 통증을 완화시킨다.
4. 호흡을 확인한다.
5. 즉시 의료기관을 방문한다.

▶ 갈색 리클루제 거미

갈색 리클루제 거미는 등에 갈색, 때로는 자줏빛을 띠는 바이
올린 모양의 문양이 있는 정체불명의 거미이다 　그림 18-2　.
일반적으로 미국 남부에서 발견되지만 위스콘신 같은 북쪽
지역에도 발견된다.

갈색 북서부 호보 거미는 갈색 리클루제 거미로 오인할 수
있다. 모습은 비슷하지만 바이올린 모양의 문양이 없다. 물림은
고통스럽지만 흑거미만큼 위험하지 않다. 두 거미는 완전히 분
리된 지리적 위치에서 서식한다. 여행지에 서식하는 거미를 확
인해야 한다. 다른 거미 또는 벌레 물림도 중앙의 물집이나 작
은 궤양이 동반된 넓은 부분에 발적을 유발할 수 있기 때문에
초기 피부병변으로만 갈색 리클루제 거미로 판단하면 안 된다.

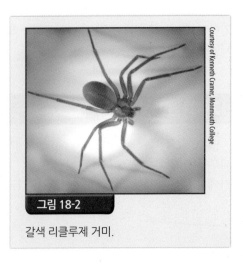

그림 18-2

갈색 리클루제 거미.

관찰해야 할 것

- 초기 단계에서는 황소 눈 형태의 물림(발적 가운데 흰색 중앙 점과 주변부는 하얀색 또는 파란색을 띰) **그림 18-3** . 물린 뒤 1~2일 후에 발적과 부종을 따라서 물집이 생긴다.
- 경미하거나 추후 심해질 수 있는 국소적 통증. 호전되면 가려움과 통증으로 바뀐다.
- 발열, 쇠약, 구토, 관절통 및 발진이 발생할 수 있다.

해야 할 일

1. 식별을 위해서 거미를 잡거나 죽인다.
2. 비누와 물로 물린 부위를 씻는다.
3. 진통제를 복용시키고 물린 부위에 얼음찜질을 하여 통증을 완화시킨다.
4. 즉시 의료기관을 방문한다.

▶ 타란툴라 독거미

북아메리카에 다양하게 분포하는 크고 털이 많은 타란툴라 독거미는 무서운 외양이지만 거의 해가 없다 **그림 18-4** . 물린 부위에는 통증이 있지만 시간이 지나면 증상이 거의 없어진다. 북아메리카 이외의 일부 지역에 분포하는 타란툴라 독거미는 위험하다. 지역 종들을 확인해야 한다.

해야 할 일

1. 비누와 물로 물린 부위를 씻는다.
2. 진통제를 복용시키고 물린 부위에 얼음찜질을 하여 통증을 완화시킨다.
3. 위험한 종으로 확인되면 즉시 의료기관을 방문한다.

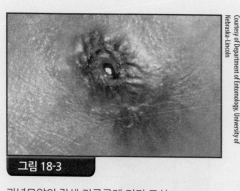

Courtesy of Department of Entomology, University of Nebraska–Lincoln

그림 18-3

과녁모양의 갈색 리클루제 거미 교상.

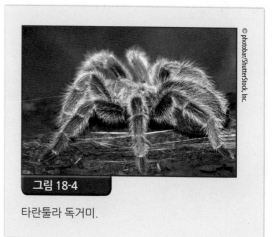

© photobar/ShutterStock, Inc.

그림 18-4

타란툴라 독거미.

타란툴라 털이 박힌 환자 치료법

> 1. 끈적거리는 테이프로 피부에서 털을 제거하고 필요한 만큼 반복한다.
> 2. 비누와 물로 씻는다.
> 3. 히드로코르티손 크림을 바른다.
> 4. 진통제와 항히스타민제를 복용시킨다.

전갈 자상

전갈은 사막과 건조한 기후에서 전 세계적으로 발견된다 **그림 18-5** . 위험한 종은 남반구와 북반구 모두에 있다. 미국 남서부의 껍질 전갈은 건강이 좋지 않은 어린이나 노인에게 치명적일 수 있다. 외관과 분포를 확인한다.

▶ 전갈과 전갈 자상의 인지

전갈은 집게발과 길고 위로 향한 독침이 있는 꼬리가 있어 작은 바다가재처럼 보인다. 전갈 자상 후에는 즉시 국소 통증과 화끈거리는 증상이 나타나고, 그 후에 저린 감각과 따끔거리는 증상이 나타난다. 마비, 근육 경련 또는 호흡곤란의 증상이 발생할 수 있다.

관찰해야 할 것

- 즉시 발생하는 국소적 통증 및 화끈거림(모든 교상)
- 흐린 시야, 연하 장애, 구음 장애, 저린 감각 및 따끔거림, 마비, 근육 경련, 호흡곤란(심한 교상)
- 발작과 근육 움찔거림(경련과 유사)
- 어른보다 어린이에게 더 심한 증상

해야 할 일

> 1. 환자의 호흡을 확인한다.
> 2. 비누와 물로 쏘인 부위를 씻는다.
> 3. 쏘인 부위에 얼음찜질을 하여 통증을 완화시킨다.
> 4. 즉시 환자를 이송한다. 항독소제의 사용은 고가의 비용 때문에 논란이 있다.

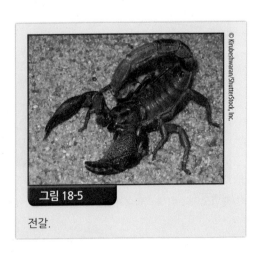

그림 18-5

전갈.

절지동물 교상

지네에는 작은 송곳니와 독샘이 있다. 송곳니가 피부에 침투할 정도로 길다면, 국소적 독성이 나타날 수 있다. 화끈거리는 통증, 부종, 발적은 최대 3주까지 지속된다.

▶ 절지동물 교상의 평가 및 치료

해야 할 일

대부분은 치료 없이 좋아진다.

1. 비누와 물로 물린 부위를 씻는다.
2. 얼음찜질을 한다.
3. 진통제를 복용시킨다.
4. 증상이 지속되면 항히스타민제를 주거나 물린 부위에 히드로코르티손 연고를 바른다.
5. 심한 경우 의료기관을 방문한다.

진드기 교상

진드기 교상은 통증이 없다. 진드기는 환자가 진드기의 존재를 모른 상태로 며칠 동안 사람에게 붙어있을 수 있다. **그림 18-6** 및 **그림 18-7** . 을 참조한다. 일부 진드기는 심각한 질병(라임병, 로키산 열 및 진드기 마비 포함)을 옮길 수 있지만 대부분의 진드기 교상은 무해하다. 각각의 치료가 다르기 때문에 검은 다리의("사슴") 진드기와 로키 산맥 나무, 미국 개 진드기와 같은 다른 유형의 진드기 간의 차이점을 이해하는 것이 중요하다.

사슴 진드기는 라임병의 주요 매개체로 매우 작고, 보통 핀 대가리(pinhead) 정도의 크기이다. 대부분의 다른 진드기는 더 크며 길이는 약 0.6 cm이다. 진드기의 몸이 혈액으로 가득찬다면(평평하기보단 둥글게) 환자는 예방적 항생제 치료를 위해 의사의 진찰을 받아야 한다.

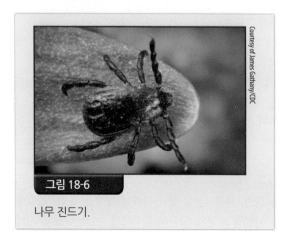

그림 18-6

나무 진드기.

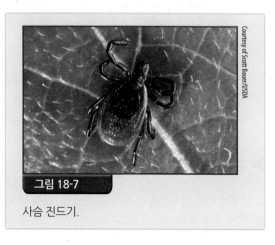

그림 18-7

사슴 진드기.

▶ 진드기 교상의 평가 및 치료

관찰해야 할 것

- ● 피부 위에 진드기가 움직이지 않고 쓸려 떨어지지 않으면 깊숙이 박혀있음을 의미한다.
- ● 진드기 주위의 적색 부위는 피부가 뚫린 상태로의 섭식을 의미한다.
- ● 물린 부위의 피부 조직에 액체나 혈액이 과도하게 모인 울혈은 감염의 위험성이 높다.
- ● 발진

해야 할 일

진드기는 피부에 고정시키는 점액을 분비하기 때문에 제거가 어렵다. 부적절 또는 부분적 제거는 국소 감염을 유발할 수 있다.

1. 가능하면 진드기 제거를 위해 핀셋 또는 특별히 설계된 도구를 사용한다 **그림 18-8** . 피부 표면에 근접해 있는 진드기를 잡고 약간 위로 들어올린다. 최소한 1분 동안 또는 진드기가 떨어질 때까지 이 자세를 유지한다. 만약 1분 후에도 진드기가 떨어지지 않으면 진드기가 떨어질 때까지 위로 잡아당긴다. 만약 진드기 머리가 여전히 피부에 박혀 있다면, 파편이 박힌 것을 떼어내는 것처럼 바늘로 제거한다.

2. 비누와 물로 물린 부위를 씻는다.

3. 물린 부위에 얼음찜질을 하여 통증을 완화시킨다.

4. 칼라민 로션을 바르고 가려움을 완화시킨다.

5. 진드기가 울혈되면 의학적 조언을 구한다. 오랜 기간 또는 장거리 여행과 같이 의학적 조언이 불가능한 경우 예방적 항생제 사용을 고려한다. 고위험 지역으로 여행하기 전에 의사와 상의한다.

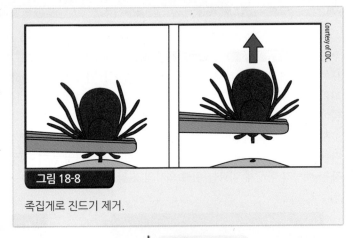

그림 18-8

족집게로 진드기 제거.

6. 진드기가 발견된 후 3~30일 사이에 나타나는 국소 감염의 징후 또는 설명되지 않는 증상(심한 두통, 발열, 발진)이 있는지 관찰한다. 증상이 나타나면 진료를 받는다.

주의 사항

석유 젤리, 손톱 광택제, 문지르는 알코올, 뜨거운 성냥, 석유 제품, 또는 휘발유를 진드기를 제거하기 위해 사용하지 않는다. 그것은 효과가 없다.

▶ 라임병

잠재적으로 진드기를 통해서 감염될 수 있는 라임병은 관절, 피부, 심장 및 신경계에 영향을 준다. 라임병은 진드기를 매개체로 사슴과 쥐에서 사람으로 운반되는 나선형 모양의 세균이 원인이다. 미국 북동부 지역에서는 사슴 진드기로 알려진 검은 다리의 진드기가 주요 매개체이다. 서쪽에서는 서쪽 검은 다리의 진드기가 있다.

대부분의 감염은 작아서 확인이 어려운 진드기의 애벌레 형태로 전파된다. 감염의 20%만 성인 진드기에 의해 전파된다. 감염을 전파하기 전에 진드기가 24시간 동안 붙어 있어야 한다. 진드기가 붙어 있는 시간이 길수록 감염 위험이 커진다.

진드기가 얼마나 오랫동안 붙어 있는지 알기 어렵기 때문에 예방적 항생제 필요여부를 알 수 있는 좋은 방법은 진드기의 충혈 여부를 확인하는 것이다.

대부분의 라임병 환자는 진드기에 물린 것을 기억하지 못한다. 피해자가 물린 후 몇 주간의 잠복기를 거쳐서 발병하기 때문이다.

주의 사항

- 진드기의 뒷부분을 잡지 않는다. 창자가 파열되고 내용물이 빠져나와 감염될 수 있다.
- 진드기를 비틀거나 갑작스럽게 잡지 않는다. 이로 인해 불완전하게 제거될 수 있다.

예방

- 진드기가 많은 초여름에 잔디가 긴 곳이나 감염된 지역을 걸을 때는 긴 바지를 양말로 덮어서 입는다.
- 퍼메트린 살충제를 의류에 뿌린다.
- 진드기가 많은 지역을 하이킹을 한 후에는 전신을 확인한다.

관찰해야 할 것

- 초기 단계 (물린 후 3일~1개월): 특유의 발진 **그림 18-9**, 피로, 발열, 오한, 쇠약, 두통, 뻣뻣한 목, 근육통 또는 관절통
- 후기 단계: 편마비, 관절염, 뇌수막염, 신경 또는 심장 손상

해야 할 일

진드기에 물린 후 한 달 이내에 증상이 나타나면 진료를 받는다. 항생제가 일반적인 치료제이지만 모든 진드기 교상에 반드시 사용하지 않는다.

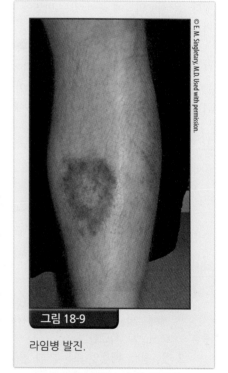

© E. M. Singletary, M.D. Used with permission.

그림 18-9

라임병 발진.

모기 교상

모기는 웨스트 나일 바이러스, 말라리아, 황열과 같은 많은 질병을 전파할 수 있다. 말라리아와 황열은 북아메리카에서 사라졌지만, 세계의 다른 지역에서는 여전히 흔하다. 여행자는 현지의 위험을 알고 적절한 예

방 조치를 취해야 한다. 웨스트 나일 바이러스는 최근 북미로 전파되었고, 잠재적으로 치명적인 모기 매개질환이다. 웨스트 나일 바이러스에는 효과적인 치료법이 없다. 모기 매개질환에는 예방이 중요하다. 모기 개체가 많은 지역을 방문하는 여행자는 효과적인 방충제(DEET)와 모기장을 사용해야 한다.

해야 할 일

1. 비누와 물로 물린 부위를 씻는다.
2. 얼음찜질을 한다.
3. 칼라민 로션 또는 히드로코르티손 연고를 사용하여 가려움을 감소시킨다.
4. 여러 번 물린 경우나 지연성 알레르기 반응이 나타날 경우, 매 6시간마다 항히스타민제 복용이나 의사에게 처방받은 코르티손이 도움이 될 수 있다.

이

이는 의복, 머리카락, 피부에 붙어서 흡혈하는 작은 기생충이다. 머릿니, 사면발이, 몸니의 세 가지 유형이 있다. 몸니는 의복에 붙어 있는 반면에 머릿니와 사면발이는 모발에 붙어서 기생한다 **그림 18-10** . 모두 가려움의 원인이다.

이는 사람과 사람 간의 직접적인 접촉이나, 의복, 침구류, 모자 또는 빗을 통한 간접적인 접촉으로 전파된다. 사면발이는 보통 성적 접촉에 의해 전파된다. 머릿니는 일반적으로 학동기 어린이들에게 나타난다. 몸니는 보통 열악한 위생환경에 동반된다. 이는 야생의 환경에는 생존하지 못한다. 여행 중에 발견된 이는 가정이나 주거지에서 전파된 것이다. 이는 몸에서 떨어져 옷과 침낭에서는 2~3주 정도 생존할 수 있다.

관찰해야 할 것

- 머리카락에 붙어있는 작은(1~2 mm) 검은색 머릿니
- 작은 흰색의 벌레 같은 유충
- 빨간 발진 또는 줄무늬
- 감염된 부위의 심한 가려움

해야 할 일

1. 환자를 이 샴푸 또는 퍼메트린, 피레트린과 페페로닐 부톡시드 또는 린데인이 함유된 로션으로 치료한다.
2. 옷, 침낭, 베갯잇 또는 기타 침구류를 비누와 뜨거운 물로 세탁한다.
3. 옷이나 빗을 공용으로 사용하지 않는다.

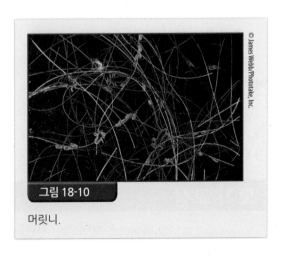

© James Webb/Phototake, Inc.

그림 18-10

머릿니.

곤충 자상

매년 미국에서는 꿀벌, 말벌에 쏘여서 사망하는 사람이 뱀에게 물려서 사망하는 사람보다 많다. 사람을 흔히 쏘는 곤충은 꿀벌, 호박벌, 말벌 및 불개미이다. 심하게 알레르기가 있는 사람은 한 번만 쏘여도 수 분에서 한 시간 이내에 치명적인 상태로 진행할 수 있다. 사망한 환자들은 이전에 곤충 쏘임에 알레르기 병력이 없는 경우가 많다. 곤충 알레르기 유무에 관계없이 여러 번 쏘이면 사망에 이를 수 있다. 여러 번의 공격을 가하는 곤충 떼의 습격은 드물었지만, 중남미에서 아프리카계 살인벌이 미국으로 유입되면서 곤충 떼의 습격 사례가 발생할 가능성이 높아지고 있다. 이 벌의 독은 유럽형의 독보다 더 강력하지는 않다. 그러나 살인벌은 떼를 지어 공격하는 성향으로 인해 그 이름을 얻었다.

▶ 곤충 자상의 평가 및 치료

곤충 자상 환자의 증상은 다양하며, 쏘인 후에 증상이 빨리 발병할수록 더 심각한 증상을 보인 경우가 많다. 주입된 독의 양이 쏘임에 따라 다르기 때문에 같은 종이라 하더라도 쏘였을 때 발생하는 증상이 동일하지는 않다.

입이나 눈에 쏘이는 것은 다른 신체 부위보다 더 위험하다. 알레르기 반응이 없더라도 우연히 곤충을 삼켜서 목구멍 안에 쏘인 사람은 매우 위험하다. 알레르기 반응이 아니더라도 기도가 붓게 되면 호흡에 심각한 장애를 일으킬 수 있다.

말벌은 여러 번 쏠 수 있지만 꿀벌은 한 번만 쏠 수 있다. 꿀벌은 벌침을 이용해 독주머니를 끌어당긴다. 독주머니에서 피부 속으로 최대 3분 동안 독을 주입할 수 있다.

관찰해야 할 것

- 벌침이 눈에 보이거나 피부에 박혀 있을 수 있다.
- 국소적인 반응: 짧은 통증, 쏘인 부위의 발적과 부종, 가려움, 열감
- 일반적인 반응: 피부 발진, 담마진, 입술과 혀의 국소적인 부종 또는 목구멍의 가려움, 천명음, 복부 경련, 설사
- 생명을 위협하는 반응: 기도 및 인후두 부종으로 인한 호흡곤란, 푸른색 또는 회색의 피부색, 경련 및 의식저하

주의 사항

당신은 붙어 있던 독주머니에서 환자에게 독을 짤 수 있기 때문에 족집게 또는 손가락으로 침을 당기지 않는다.

해야 할 일

1. 벌침을 찾아서 가능한 수단으로 빨리 제거한다(예: 손, 손톱, 신용카드 또는 칼 뒤를 사용). 독을 짜지 않는다. 꿀벌만 독침을 박아둔다.
2. 비누와 물로 쏘인 부위를 씻는다.

예방

말벌, 벌, 개미집에 접근하거나 방해하지 않는다. 맨발로 풀밭에 들어가지 않는다. 조심스럽게 캠프장을 선택한다.

곤충 쏘임에 심각한 증상이 있었던 사람은 스스로 주사할 수 있는 에피네프린 키트를 준비하고, 곤충 쏘임에 알레르기가 있음을 알리는 의료용 경고 팔찌/목걸이를 착용하고, 탈감작을 위해서 알레르기 전문의를 만난다.

3. 쏘인 부위를 15~20분 동안 냉찜질을 시행하여 통증을 경감시킨다.
4. 통증과 가려움을 완화하기 위해 조난자에게 진통제(예: 아세트아미노펜 또는 이부프로펜) 또는 바르는 약물을 사용한다. 히드로코르티손 연고와 항히스타민제는 국소 증상을 줄이는데 도움이 된다.
5. 말벌에 쏘인 경우 외에는 베이킹소다와 물로 만든 반죽이 독을 흡수하고 통증을 완화하는 데 도움이 될 수 있다.
6. 심각한 알레르기 반응의 징후가 생기는지 적어도 60분 동안 환자를 관찰한다.
7. 환자가 담마진 또는 발적, 부종이 전신에 발생한 경우, 호흡곤란이 발생한 경우, 가능하다면 에피네프린을 즉시 투여한다. 큰 국소적 증상이 있다면 에피네프린은 필요하지 않으며 나중에 쏘였을 때 심각한 증상이 발생할 위험요인이 아니다.

곤충 방충제

화학 방충제에는 천연 방충제(시트로넬라와 레몬 유칼립투스), 인조 방충제(DEET 및 프탄산디메틸), 살충제(퍼메트린, 델타메트린, 알파메트린)가 포함된다.

시트로넬라와 레몬 유칼립투스는 1~2시간의 보호 효과가 있다. 안전한 방충제이지만 효과가 매우 뛰어나지는 않아서 위험이 많은 곳에서 사용은 권장되지 않는다.

DEET는 흔히 사용되는 방충제이다. DEET를 고농도로 피부에 사용하면 알레르기 반응이 발생할 수 있다. 높은 농도에서 긴 시간 보호 효과가 있지만 새로운 제재는 낮은 농도에서도 긴 시간 효과가 지속된다. 소아에서는 일부 화학 물질이 피부를 통해 흡수되며 독성 반응이 생길 수 있다. 독성 반응을 피하기 위해 입술, 눈 및 상처 부위에 DEET를 사용하지 않는다. 소아에서는 낮은 농도(10%)로 사용을 권장한다. DEET는 의복에 사용할 수 있지만 폴리에스테르를 포함한 일부 합성 섬유를 손상시킬 수 있다.

퍼메트린은 진드기, 진드기류, 모기, 벼룩 및 모래 파리에 효과적인 방충제이다. 피부에 직접 사용하지 말고 의복에 사용하여야 한다. 옷, 방충망 또는 천막에 용액을 분무하거나 적셔서 퍼메트린을 사용한다. 퍼메트린은 얼룩이나 변색, 직물과 플라스틱의 품질 저하를 유발하지 않으며, 여러 번 세탁해도 몇 주 동안 효과가 지속된다.

모기 매개 질환이 발생하는 지역에서는 퍼메트린이 함유된 방충망이 보호를 위하여 중요하다. 또한, 여행자는 모기가 가장 활발한 새벽, 해질녘 동안 긴 소매 셔츠와 긴 바지를 입어야 한다. 피부에 DEET, 의복에 퍼메트린을 사용하여 최대한 보호하도록 한다.

▶응급처치 요약

관찰해야 할 것	해야 할 일
거미 교상	
흑거미 • 날카로운 바늘에 찔린 느낌. • 희미하고 빨간 물린 자국 • 근육 경직과 경련 • 두통, 오한, 발열, 발한, 어지럼증, 구역, 구토, 심한 복통	1. 가능하다면 거미를 잡아서 식별한다. 2. 비누와 물로 물린 부위를 씻는다. 3. 물린 부위에 얼음찜질을 하여 통증을 완화시킨다. 4. 진통제를 복용시킨다. 5. 호흡을 확인한다. 6. 즉시 의료기관을 방문한다.
갈색 리클루제 거미 • 황소 눈 형태의 물림 • 국소적 통증 • 발열, 쇠약, 구토, 관절통, 발진	1. 비누와 물로 물린 부위를 씻는다. 2. 물린 부위에 얼음찜질을 하여 통증을 완화시킨다. 3. 진통제를 복용시킨다. 4. 식별을 위해서 거미를 잡거나 죽인다. 5. 의료기관을 방문한다.
타란툴라 독거미 • 중등도의 통증 • 시간이 지나면 증상이 거의 없음	1. 비누와 물로 물린 부위를 씻는다. 2. 물린 부위에 얼음찜질을 하여 통증을 완화시킨다. 3. 위험한 종으로 확인되면 환자를 즉시 이송한다.
전갈에 의한 자상	
• 즉시 발생하는 국소적 통증 및 화끈거림 • 흐린 시야, 연하 장애, 구음 장애, 저린 감각 및 따끔거림, 마비, 근육 경련, 호흡곤란 • 발작과 근육 움찔거림	1. 호흡을 확인한다. 2. 비누와 물로 쏘인 부위를 씻는다. 3. 쏘인 부위에 얼음찜질을 하여 통증을 완화시킨다. 4. 가능한 한 빨리 환자를 이송한다.
절지동물 교상	
• 화끈거리는 통증 • 부종 • 발적	1. 대부분은 치료 없이 좋아진다. 2. 증상이 지속되면 항히스타민제를 주거나 물린 부위에 히드로코르티손 연고를 바른다.

관찰해야 할 것	해야 할 일
진드기 교상	
진드기 교상 • 박혀있고 울혈된 진드기	1. 핀셋 또는 특별히 설계된 도구를 사용하여 진드기를 제거한다. 2. 비누와 물로 물린 부위를 씻는다. 3. 국소 감염의 증상이 있는지 관찰한다. 4. 진드기가 울혈되면 의학적 조언을 구한다.
라임병 • 특유의 발진, 피로, 발열, 오한, 쇠약, 두통, 뻣뻣한 목, 근육통 또는 관절통 • 편마비, 관절염, 뇌수막염, 신경 또는 심장 손상	1. 의학적 처치를 받는다. 2. 항생제가 일반적인 치료제이다.
이 • 머리카락 또는 의복에 붙어있는 작은(1~2 mm) 곤충 • 감염된 부위의 가려움	1. 샴푸 또는 로션으로 치료한다. 2. 옷, 침낭, 베갯잇 또는 기타 침구류를 비누와 뜨거운 물로 세탁한다. 3. 옷이나 빗을 공용으로 사용하지 않는다.
곤충 자상 **꿀벌, 말벌(hornet, wasp) 자상** • 짧은 통증, 발적과 부종 • 피부 발진, 담마진, 입술과 혀의 국소적인 부종 또는 목구멍의 가려움, 천명음, 복부 경련, 설사 • 기도 및 인후두 부종으로 인한 호흡곤란, 푸른색 또는 회색의 피부색, 경련 및 의식저하	1. 벌침을 찾아서 가능한 수단으로 빨리 제거한다. 2. 비누와 물로 쏘인 부위를 씻는다. 3. 쏘인 부위를 15~20분 동안 냉찜질을 시행한다. 4. 경한 진통제를 주거나 국소적 약물을 사용한다. 5. 심각한 알레르기 반응의 징후가 생기는지 적어도 60분 동안 환자를 관찰한다.

수상 응급

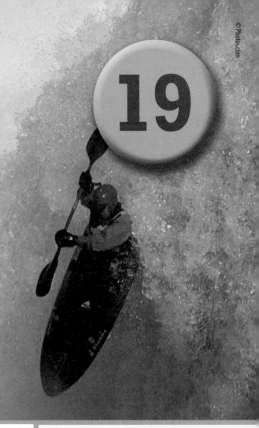

© Photos.com

19

침수사고

처음 개최된 세계 익수회의에 모인 전문가들은 익수란 "침수로 인해 호흡부전을 겪게 되는 과정이다"라고 정의하였다.

대부분의 침수사고는 예방이 가능하다. 어린이에게 수영하는 방법을 가르치고, 물가에서 노는 유아들을 주의 깊게 관찰하며, 물가에서 음주와 약물을 최소화한다면 대부분의 사고를 예방할 수 있다. 야생으로의 여행에서는 기본적인 안전수칙을 지키고, 급류를 건널 때에는 안전선을 설치하고, 환경이 가진 위험성과 동료들의 한계를 파악하는 것으로 침수사고를 최소화할 수 있다.

관찰해야 할 것

조난자는 물속에서 허우적거리고 있거나, 움직임 없이 떠 있거나, 바닥에 가라앉은 상태이다.

해야 할 일

어떤 형태의 수상 응급에서도 가장 기본적이고 필수적인 응급처치는 안전한 구조 활동을 하는 것이며, 조난자의 호흡을 확인하고 가까운 의료기관으로 이송하도록 한다.

1. 구조를 시도하기 전에 활용 가능한 도구와 능력을 평가한다. 물에 빠진 조난자를 구조하는 것은 위험할 수 있다.

2. 조난자를 구조한다. 구조자 자신이 조난당하지 않도록 한다! 조난자를 안전하게 물 밖으로 나오게 하기 위한 지침은 다음과 같다: 건네기, 던지기, 배를 이용하기, 직접 수영하여 접근하기 **그림 19-1**.

3. 조난자를 치료한다.
   - 조난자가 반응이 없다면, 호흡을 확인한다.
   - 호흡이 없다면, 심폐소생술을 시작한다.
   - 첫 번째 인공호흡을 실패하면 고개를 젖히고 다시 한 번 시도한다. 두 번째 호흡 역시 실패한다면 흉부압박 30회를 시행 후 조난자의 입 안을 확인하고 인공호흡 2회를 실시한다.
   - 의식이 없는 조난자이거나, 다이빙이나 서핑사고인 경우 척추 보호를 한다.

4. 소생술을 실시한다.
   - 성인 조난자가 따뜻한 물에 60분 이상 침수된 경우는 소생술을 시작할 필요가 없다.
   - 매우 차가운 물에 빠진 경우 외에, 30분 동안 생명의 징후가 없다면 소생술을 중단한다.
   - 매우 차가운 물에 침수되었다면, 조난자의 몸을 따뜻하게 하면서 최소한 60분 이상의 심폐소생술을 시행한다.
   - 자발적인 심장 박동이 있다면 자발 호흡이 돌아올 때까지 인공호흡을 지속한다.

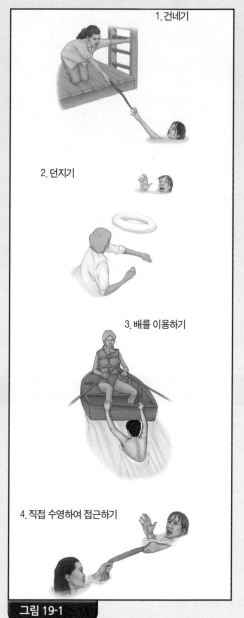

1. 건네기

2. 던지기

3. 배를 이용하기

4. 직접 수영하여 접근하기

그림 19-1

수상 구조 과정. 조난자에게 헤엄쳐 가기 전에 모든 가능한 방법을 시도한다. 반드시 헤엄쳐가야 하는 상황이라면 수건이나 나뭇가지 등을 활용하여 조난자에게 닿을 수 있도록 한다. 이러한 도구는 구조 과정에서 조난자가 구조자를 움켜잡는 상황을 피할 수 있도록 도와준다.

5. 자발순환이 회복된 모든 조난자는 이송한다. 현재 상황을 면밀히 평가한다. 조난자를 가장 가까운 의료기관으로 안전하게 이송하거나 더 높은 수준의 처치를 위해서 외부의 도움이 필요할 수 있다. 구조팀의 역량과 구조팀의 다른 구조자에 대한 위험을 최소화하면서 상황을 해결하는 최선의 방안을 생각한다.

6. 기침이나 구토 등의 초기 증상을 보이는 소생술이 필요 없는 조난자는 즉시 후송할 필요는 없지만, 주의 깊게 관찰하도록 하며 호흡곤란 등 증상이 악화되는 경우 즉시 의료기관으로 이송하도록 한다.

스쿠버 다이빙 손상

스쿠버 잠수부는 자격증 취득을 위한 교육과 훈련으로 잠수와 관련된 의학적 문제에 친숙하다 표 19-1. 잠수를 하지 않는 사람이라면 잠수부가 처하게 되는 기본적인 문제에 대한 이해가 있어야 적절한 치료를 시행할 수 있다.

잠수부가 하강함에 따라, 몸에 가해지는 수압은 높아진다. 약 10미터 내려갈 때마다 1기압이 높아져 해수면에서는 1기압, 수심 약 10미터에서는 2기압, 수심 약 20미터에서는 3기압이 된다.

이러한 압력의 변화는 신체에 두 가지 중요한 영향을 준다. 첫 번째, 정상 압력에서보다 많은 양의 가스가 혈액과 조직에 용해되고 두 번째, 압력 변화는 폐, 귀, 부비동 등 신체에서 가스를 포함하고 있는 장기의 가스 부피를 변화시킨다. 하강함에 따라 높아진 압력으로 가스의 부피가 줄어들게 되고, 상승하며 재팽창된다. 이러한 가스의 압력이 평형을 이루지 못하게 되면, 하강시 압축되거나 상승시 팽창되는 과정에서 혈관,

표 19-1 스쿠버 다이빙과 관련된 문제들

기압차증(Dysbarism)	환경 관련 문제
• 압력손상	• 멀미
• 공기색전증	• 익수
• 감압병	• 저체온증
호흡 가스 문제	• 온열질환
• 질소혼수	• 일광화상
• 산소독성	기타문제
• 저산소증	• 과호흡
• 이산화탄소 중독	• 공황/불안
위험한 해양생태계	

고막, 폐포의 파열이 생기게 되고 통증을 유발하게 된다. 또한 폐포의 파열이 큰 혈관과 연결되면 많은 양의 공기가 갑작스럽게 순환계로 들어가게 되어 동맥 공기색전증을 유발하게 된다. 이러한 압력변화로 인한 손상을 압력손상이라고 부른다.

잠수부가 하강할수록 더 많은 양의 질소가스가 혈액과 조직에 용해되게 되고, 상승 속도가 지나치게 빠를 경우 질소가스가 혈액과 조직 내에 공기방울을 형성하게 된다. 압력변화에 따른 기계적인 효과로 인한 질병과 손상을 기압차증이라고 부른다. 잠수부들은 이러한 기압차증을 피하기 위하여 수중 잠수시간, 잠수 깊이, 상승 속도와 소요 시간 등의 계획을 감시하여야 한다.

▶ 호흡-가스 문제

수심이 깊어지고, 압력이 높아짐에 따라 혈액 내에 더 많은 가스가 용해되게 된다. 산소의 경우 혈액 내 용해가 많아짐에 따라 시력 변화, 의식 착란 및 경련 등의 독성 반응을 유발하게 된다. 질소의 양이 많아지면 질소혼수가 나타나게 되는데 심각한 정도의 판단장애, 환각 및 무의식과 같은 문제가 발생한다. 호흡에 필요한 공기가 모두 소모되어 버린 경우 저산소증이 발생할 수 있다.

▶ 감압병(기압차증)

가장 심각한 기압차증은 감압병과 동맥 공기색전증이다. 동맥 공기색전증은 수면으로의 부상 5분 이내에 발생할 수도 있으며 급사로 이어지기도 한다. 감압병은 수면으로 올라오는 순간부터 수 시간에서 수일까지 지연되어 나타날 수 있으며 관절, 신경계 및 기타 신체부위에 공기방울을 형성하여 심한 통증을 유발하고 의식 착란과 사망에 이르기도 한다.

관찰해야 할 것

동맥 공기색전증

- 무의식
- 마비 또는 쇠약
- 경련
- 심정지 또는 호흡정지
- 어지럼증 또는 시력의 문제

감압병

- 관절 또는 사지의 통증
- 마비

- 피로와 쇠약
- 호흡곤란
- 무감각 또는 저린 감각
- 발진

해야 할 일

원인에 관계없이 대부분의 잠수 관련 손상 치료의 시작은 비슷하다 **그림 19-2**.

1. 환자의 호흡을 평가하고 필요한 경우 소생술을 시행한다. 압력손상의 경우 익수의 원인이 되기도 한다.
2. 환자에게 100% 농도의 산소를 공급한다. 빠른 산소공급이 매우 중요하며 가능한 한 신속하게 지역의 응급의료체계에 연락한다.
3. 환자가 회복자세를 취할 수 있도록 한다.
4. 환자가 의식이 명료하다면 소량의 물을 마시도록 한다(술을 주지 않는다).
5. 지나친 추위나 열로부터 환자를 보호한다.
6. 경련이 발생하면 기도를 확보하고 이차 손상을 방지하도록 하며, 100% 농도의 산소를 지속적으로 공급한다.
7. 경미한 압력손상이나 저체온증과 같은 환경손상의 동반 여부를 평가한다.
8. 신경학적 검사를 시행한다 **표 19-2**.

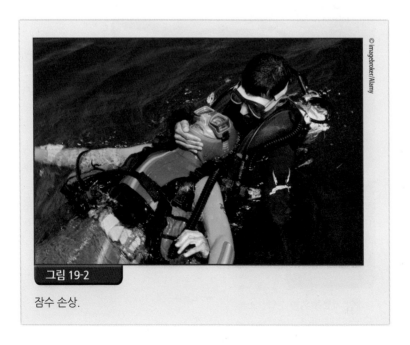

그림 19-2

잠수 손상.

표 19-2 신경학적 검사

1. 환자가 사람, 장소 그리고 시간에 대한 지남력이 있는가?

2. 환자의 동공크기는 동일하며 정상 시력을 유지하고 안구의 움직임은 정상인가? 율동성 안구운동 (jerking motion)을 보이지 않는가?

3. 환자가 치아를 드러내며 웃거나 휘파람을 불 수 있는가? 얼굴의 감각은 정상인가?

4. 환자의 청력은 정상인가?

5. 환자가 삼키기가 가능한가?

6. 환자가 혀를 모든 방향으로 움직일 수 있는가?

7. 환자의 근력은 양측 동일하며 쇠약은 없는가?

8. 환자의 감각은 양측 동일한가? 무감각이나 저린 감각을 호소하지 않는가?

9. 지역 응급의료체계와 잠수부 연락망에 연락한다.

10. 감압병이 발생한 환자는 고압산소통에서 재가압 치료를 받도록 한다 **그림 19-3** .

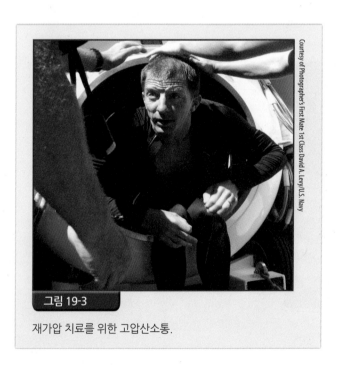

Courtesy of Photographer's First Mate 1st Class David A. Levy/U.S. Navy

그림 19-3

재가압 치료를 위한 고압산소통.

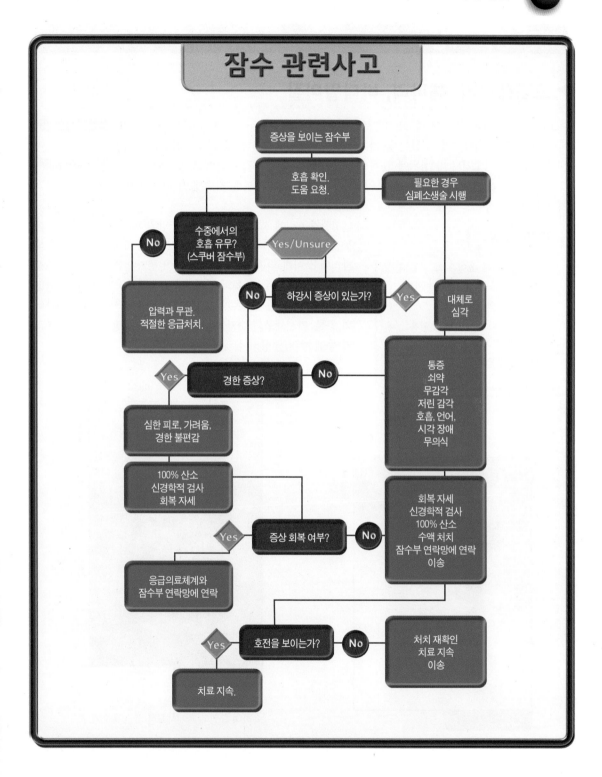

해양 생물 자상

▶ 고깔해파리, 해파리, 바다말미잘

고깔해파리와 해파리는 가시세포라고 부르는 촉수를 가지며 강장동물 문에 속하는 해양 생물이다 `그림 19-4`.
바다 속을 헤엄치거나 잠수를 하는 중 가시세포에 긁히게 되면 심한 통증을 동반하는 손상을 입을 수 있으며
해안으로 쓸려 나오거나 바위 위에 있는 죽은 해파리나 촉수 조각도 문제를 일으킬 수 있다 `그림 19-5`.
증상은 다양한 정도로 나타날 수 있으며 대부분의 환자가 특별한 치료 없이 회복되지만 즉각적인 의학적
처치가 필요한 경우도 있다.

주의 사항

- 고깔해파리에 쏘였을 때 연육제,
  베이킹소다, 알코올 또는 파파인
  등을 사용하지 않는다.
- 모든 종류의 해파리에 쏘였을
  때 환자의 피부에 붙은 촉수를
  비비지 않도록 한다.

고깔해파리에 쏘이게 되면 채찍 모양의 피부 부종이나 산재한
붉은 반점이 나타나게 되고 대부분 24시간 이내에 사라진다. 해
파리에 쏘이게 되면 타는 듯한 통증이 생기나 30분 이내에 호전
되며, 심각한 경우 근육의 경련, 지그재그 모양의 여러 겹의 얇
은 선모양의 부종이 일어나지만 수 시간 안에 사라진다. 해파리
의 종류, 가시세포의 숫자, 환자의 나이와 건강상태, 접촉면의 크
기 등에 따라 증상의 심각도가 달라진다.

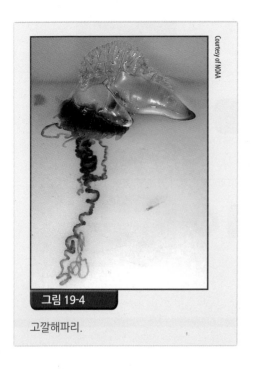

Courtesy of NOAA

그림 19-4

고깔해파리.

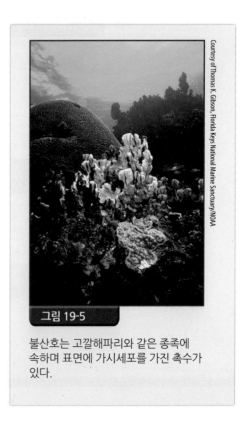

Courtesy of Thomas K. Gibson, Florida Keys National Marine Sanctuary/NOAA

그림 19-5

불산호는 고깔해파리와 같은 종족에
속하며 표면에 가시세포를 가진 촉수가
있다.

관찰해야 할 것

- 다양한 강도의 통증
- 채찍 모양의 줄무늬
- 24시간 내에 발생한 수포, 부종과 붉은 반점
- 심각한 경우에서는 두통, 어지럼증, 마비, 과민반응
- 바다 수영 중 설명할 수 없는 허탈이 발생한 경우 강장동물의 독성일 가능성이 있다.

해야 할 일

한 종류의 해파리에 효과적인 치료법은 다른 종류의 해파리에 있어서는 상태를 악화시킬 수 있다. 이러한 점이 쏘임에 대한 최선의 치료에 대한 혼동을 가져오게 된다.

1. **즉시 촉수를 제거하기.** 촉수는 해파리에서 떨어져 환자의 피부에 달라붙게 된다. 가능한 신속하게 바닷물로 30초 이상 피부를 세척한다. 민물로 세척하게 되면 가시세포가 활성화되어 피부에 단단하게 파고들게 되기 때문에 사용하지 않도록 한다. 맨손으로 촉수를 만지거나, 수건이나 옷 등으로 비비는 방법이나 핀셋을 이용하여 제거하는 방법은 더 많은 독소 배출이 생길 수 있어 피하도록 한다.
2. **독침을 무력화시키기.** 식초에 30분 정도 피부 병변을 담근다. 식초를 구할 수 없는 경우 베이킹소다와 물을 섞어 이용할 수 있다.

   식초 사용에는 논란이 있다. 19개의 연구 자료를 분석한 최근 발표(Annals of Emergency Medicine. 2012;60:399-414)에 따르면 식초의 사용이 통증을 악화시키고 대부분의 해파리에서 가시세포를 더욱 활성화시킬 수 있어 사용하지 말 것을 권고하였다.
3. **통증과 자극 경감시키기.** 북미와 하와이에서는 모든 종류의 해파리에 쏘였을 경우 최소한 20분 동안 따뜻한 물(40~45℃)로 샤워를 하거나 물속에 몸을 담그도록 한다. 리도카인을 자극받은 피부에 바르는 방법도 도움이 되나 이러한 치료법이 언제나 가능한 것은 아니다.

사람의 소변, 연육제, 민물, 알코올, 압박붕대와 같은 방법은 효과가 없는 것으로 밝혀졌거나, 도움이 된다는 연구 자료가 부족하기 때문에 하지 않도록 한다. 알레르기 반응이 발생할 경우 항히스타민 제재로 치료하며, 생명을 위협하는 치명적인 상황이 발생한 경우 에피네프린 주사를 투약한다.

기타 해양 생물

노랑가오리, 성게 **그림 19-6**, 스톤피쉬, 쏨뱅이 등은 비교적 따뜻한 아열대지역이나 열대지역의 얕은 바다에 살고 있다. 사람이 가오리를 밟게 되면 꼬리가 채찍처럼 휘감아 발을 쏘게 된다. 큰 꼬리의 미늘(갈고리)에 의해 심한 열상이 발생한다. 독소는 피부에 심각한 통증을 주고 미늘 조각이 상처에 남아있을 수도 있다. 성게와 물고기의 미늘은 환자의 피부를 파고드는 경우도 있으며, 스톤피쉬와 쏨뱅이의 독은 사망으로 이어질 만큼 독한 것으로 알려져 있다.

해야 할 일

1. 독소를 제거하고 통증을 완화시키기 위하여 즉시 물로 피부를 세척한다. 따뜻한 물에 30~90분 동안 담근다. 물은 환자가 참을 수 있는 한 뜨거울수록 좋다.
2. 눈에 보이는 가시 조각들을 제거한다.
3. 열린 상처에 대하여 치료한다.
4. 즉시 의학적 처치를 받는다. 상처에 가시 조각이 달라붙어 있는 경우도 있다. 파상풍 예방접종을 고려한다.
5. 스톤피쉬와 쏨뱅이 같은 독성이 강한 물고기가 의심된다면, 즉시 의학적 처치를 받도록 한다.

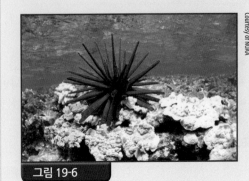

Courtesy of NOAA

그림 19-6

성게. 물고기, 가오리나 성게에 입은 상처일 경우는 가시 조각 등의 잔존 여부를 확인하여야 한다.

▶응급처치 요약

관찰해야 할 것	해야 할 일
침수사고	
익수 • 조난자는 물속에서 허우적거리고 있거나, 움직임 없이 떠 있거나, 바닥에 가라앉은 상태이다.	1. 구조를 시도하기 전에 활용 가능한 도구와 능력을 평가한다. 2. 조난자를 구조한다. 건네기, 던지기, 배를 이용하기, 직접 수영하여 접근하기 순서로 기억한다. 3. 호흡을 확인한다. 4. 필요시 심폐소생술을 실시한다. 5. 자발순환이 회복된 모든 조난자는 이송한다.
스쿠버 다이빙 손상	
동맥 공기색전증 • 무의식 • 마비 또는 쇠약 • 경련 • 심정지 또는 호흡정지 • 어지럼증 또는 시력의 문제	1. 환자의 호흡을 평가하고 필요한 경우 소생술을 시행한다. 2. 환자에게 100% 농도의 산소를 공급한다. 3. 환자가 회복자세를 취할 수 있도록 한다. 4. 환자가 의식이 명료하다면 소량의 물을 마시도록 한다. 5. 지나친 추위나 열로부터 환자를 보호한다. 6. 경련이 발생하면 기도를 확보하고 이차 손상을 방지하도록 한다. 7. 다른 손상의 동반 여부를 평가한다. 8. 지역 응급의료체계와 잠수부 연락망에 연락한다. 9. 감압병이 발생한 환자는 고압산소통에서 재가압 치료를 받도록 한다.

관찰해야 할 것	해야 할 일
감압병 • 관절 또는 사지의 통증 • 마비 • 피로와 쇠약 • 호흡곤란 • 무감각 또는 저린 감각 • 발진	1. 환자의 호흡을 평가하고 필요한 경우 소생술을 시행한다. 2. 환자에게 100% 농도의 산소를 공급한다. 3. 환자가 회복자세를 취할 수 있도록 한다. 4. 환자가 의식이 명료하다면 소량의 물을 마시도록 한다. 5. 지나친 추위나 열로부터 환자를 보호한다. 6. 경련이 발생하면 기도를 확보하고 이차 손상을 방지하도록 한다. 7. 다른 손상의 동반 여부를 평가한다. 8. 지역 응급의료체계와 잠수부 연락망에 연락한다. 9. 감압병이 발생한 환자는 고압산소통에서 재가압 치료를 받도록 한다.
해양 생물 자상	
고깔해파리, 해파리, 바다말미잘의 자상 • 통증 • 채찍 모양의 줄무늬 • 수포, 부종과 붉은 반점 • 두통, 어지럼증, 마비, 과민반응	1. 즉시 촉수를 제거하고 바닷물로 세척한다. 2. 식초 또는 베이킹소다와 물을 섞어서 피부병변을 담구어 독침을 무력화시킨다. 3. 20분 정도 따뜻한 물로 통증과 자극을 경감시킨다.
기타 해양 생물 • 발에 쏘임 • 심한 열상 • 타는 듯한 통증	1. 손상 받은 피부를 세척한다. 2. 따뜻한 물(40~45℃)에 30~90분 동안 담근다. 3. 눈에 보이는 가시 조각들을 제거한다. 4. 열린 상처에 대하여 치료한다. 5. 즉시 의학적 처치를 받는다.

심폐소생술 기초

호흡이 멈추거나 순환이 없는 사람을 소생시키기 위한 필요한 기술을 습득하려면 심폐소생술 과정을 이수해야 한다. 이 장에서는 명백히 소생가능성이 없어 보이거나 나보다 더 숙달된 기술을 가진 사람에게 인계하기 전까지 심폐소생술을 하기 위한 필수적인 사항을 알려줄 것이다.

심폐소생술

▶ 야생에서의 심폐소생술

심폐소생술은 심장의 전기적인 제세동을 포함한 전문소생술을 빠르게 시작할 수 있을 때 효과적이다. 야생에서 혼자 심폐소생술을 시행해서 성공할 가능성은 낮다. 그래서 야생에서 심폐소생술을 필요로 하는 사람은 거의 생존하지 못한다는 사실도 알아야 한다. 그럼에도 불구하고 필요할 때 심폐소생술을 바로 시작할 수 있는 준비가 되어있어야 한다.

심폐소생술은 크게 가슴압박과 인공호흡으로 구성된다.

▶ 심폐소생술 시작

호흡이 없고 반응이 없는 사람에게 심폐소생술을 시작한다. 만약 심폐소생술을 받는 사람이 저체온인 경우 체온에 따라 심폐소생술 시작을 더 오래 지연시킬 수 있다.

성인(8세와 그 이상)과 소아(1-8세)를 위해 해야 할 일

1. 환자에게 다가가기 전에 현장이 안전한지 확인한다.
2. 환자의 어깨를 두드리면서 "괜찮아요?"라고 소리친다.
3. 환자가 반응이 없고 호흡이 없거나 헐떡거리면 심폐소생술을 시행해야 한다. 당신 또는 다른 사람이 119에 신고하고, 만약 가능하다면 자동심장충격기를 가져오라고 한다. 필요하다면 환자의 머리와 몸을 위로 향하게 굴린다 **그림 A-1** .
4. 30번의 가슴압박으로 심폐소생술을 시작한다. 가슴 중앙에 손꿈치를 놓고 다른 손을 그 위에 포개어 놓는다. 그리고 가슴압박의 깊이는 약 5~6 cm으로 누른다. 가슴압박의 횟수는 1초에 1회 이상(분당 100-120회의 가슴압박; Bee Gees(그룹 이름)의 "Stayin 'Alive" 노래의 박자를 사용한다) 시행해야 한다. 각각의 가슴압박 후에는 가슴이 정상 위치로 완전히 올라오도록 이완시킨다 **그림 A-2** .

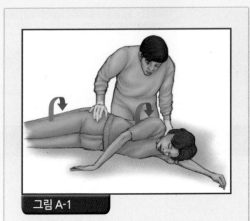

그림 A-1

부드럽게 환자의 머리와 몸을 위로 향하게 함께 돌린다.

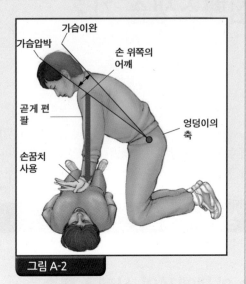

그림 A-2

심폐소생술 가슴압박. 엉덩이를 중심점으로 잡아 팔을 펴고 손꿈치를 사용하여 어깨 앞쪽으로 손이 오게 하여 위 아래로 압박한다.

5. 머리 기울임—턱 들어올리기 방법으로 기도를 개방한다.
6. 환자의 코를 잡고 구강 대 구강으로 입을 단단히 밀착한다.
7. 각각 1초 동안 2회의 인공호흡을 시행한다. 가슴이 충분히 부풀어 오를 때까지 시행한다. 만약 첫 번째 구조 호흡이 잘 들어가지 않고 가슴이 부풀어 오르지 않는다면 기도가 막혔을 가능성이 있다. 그러면 머리를 다시 기울여 두 번째 인공호흡을 시행한다. 만약 두 번째 인공호흡에도 가슴이 부풀어 오르지 않는다면 심폐소생술을 시작한다(30회의 가슴압박과 2회의 인공호흡을 한 주기로). 매 첫 번째 인공호흡을 하기 전에 기도를 확보할 때마다 환자의 입 안에 이물질이 보이는지 확인하고, 이물질이 보이면 제거한다 **그림 A-3**. 만약 두 번째 인공호흡이 잘 들어가고 가슴이 충분히 부풀어 오르면 매 인공호흡을 할 때마다 이물질이 있는지 살펴볼 필요가 없다.

8. 30회의 가슴압박과 2회의 인공호흡을 하며 심폐소생술을 지속한다. 얼마나 오래 지속할지는 심폐소생술을 **중단해야 할 때**에 대한 지침서를 참조한다.

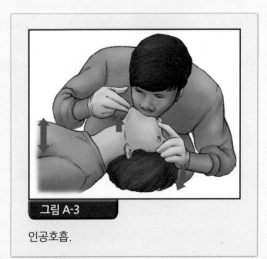

그림 A-3

인공호흡.

▶ 장시간(30분 이상) 심폐소생술이 필요한 경우

다음 중 하나가 있을 때 심폐소생술을 연장한다.

- 압박이 가능한 가슴을 가진 저체온의 환자
- 차가운 물에 빠진 환자
- 전기적 쇼크나 번개를 맞아 심정지가 일어난 경우

▶ 심폐소생술을 시작하지 말아야 할 경우

다음 중 하나가 있을 때 심폐소생술을 시행하지 않는다.

- 심각한 두부 손상, 다량의 흉부 손상 등과 같은 치명적인 손상을 가진 환자
- 사후 강직, 시반(혈액이 사체의 가장 아래 부분으로 가라앉아 생긴 보랏빛 색깔) 등의 명백한 사망의 징후가 있는 경우
- 사건으로부터 소생까지의 알려진 시간이 성공적으로 소생되기에는 너무 긴 시간, 예를 들면 심정지로부터 30분 이상 지난 경우, 물에 1시간 이상 빠져있었던 성인의 경우
- 심각한 외상을 입은 후 심정지가 발생한 환자
- 얼어서 가슴압박이 되지 않는 가슴을 가진 저체온 환자
- 구조자가 안전하지 않고 위험한 환경일 경우

▶ 심폐소생술의 중지

다음의 경우 심폐소생술을 중지한다.

- 환자가 회복된 경우
- 다른 훈련된 구조자가 이어받은 경우
- 구조자가 지쳐서 더 이상 심폐소생술을 지속할 수 없는 경우
- 구조자가 안전하지 않고 위험한 환경일 경우
- 의사가 중지하라고 말한 경우
- 회복의 징후가 없이 30분 이상 심폐소생술을 시행한 경우. 단, 장기간 심폐소생술을 시행하여야 하는 경우에 해당되지 않을 때

영아

▶ 영아 심폐소생술

영아가 야생에서 소생술을 필요로 하는 경우는 익사, 번개에 맞은 경우, 두부손상과 같은 심각한 외상이 있을 때이다.

영아를 위해 해야 할 일

1. 영아에게 다가가기 전에 현장이 안전한지 확인한다.

2. 영아의 어깨 또는 발바닥을 가볍게 두드리며 "괜찮니?"라고 물어본다.

3. 만약 영아가 반응이 없고 호흡이 없거나 헐떡거리면 심폐소생술이 필요하다. 만약 당신이 혼자라면 2분간 과정 4와 같이 심폐소생술을 시행하고 나서 119에 신고한다. 만약 다른 사람이 있다면 119에 신고하게 하고 가능한 경우 자동심장 충격기를 가져오라고 한다.

4. 30번의 가슴압박으로 심폐소생술을 시작한다. 양 젖꼭지를 잇는 선과 그 아래에 두 손가락을 놓는다. 그리고 가슴압박의 깊이는 약 4cm으로 누른다. 가슴압박의 횟수는 1초에 1회 이상(분당 100-120회의 가슴압박; Bee Gees의 "Stayin 'Alive" 노래의 박자를 사용한다) 시행해야 한다. 각각의 가슴압박 후에는 가슴이 정상 위치로 돌아오게 한다.

5. 머리 기울임-턱 들어올리기 방법으로 기도를 개방한다. 머리가 너무 뒤로 넘어가지 않게 기울여야 한다.

6. 영아의 입과 코를 구조자의 입으로 완전히 막는다. 만약 잘 되지 않으면 구강 대 구강 또는 구강 대 비강 호흡법을 시도한다 **그림 A-4**.

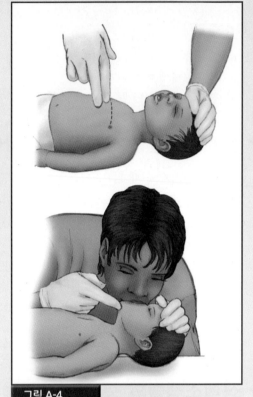

그림 A-4

영아에게 가슴압박을 시행할 때는 두 손가락을 사용한다. 영아의 입과 코를 구조자의 입으로 완전히 막고 심폐소생술을 시행한다.

7. 각각 1초 동안 2회의 인공호흡을 시행한다. 가슴이 충분히 부풀어 오를 때까지 시행한다. 만약 첫 번째 인공호흡이 잘 들어가지 않고 가슴이 부풀어 오르지 않는다면 기도가 막혔을 가능성이 있다. 그러면 머리를 다시 기울여 두 번째 인공호흡을 시행한다. 만약 두 번째 인공호흡에도 가슴이 부풀어 오르지 않는다면 심폐소생술을 시작한다(30회의 가슴압박과 2회의 인공호흡이 한 주기로). 매 첫 번째 인공호흡을 하기 전에 기도를 확보할 때마다 환자의 입 안에 이물질이 보이는지 확인하고, 이물질이 보이면 제거한다. 만약 두 번째 인공호흡이 잘 들어가고 가슴이 충분히 부풀어 오르면 매 인공호흡을 할 때마다 이물질이 있는지 살펴볼 필요가 없다.

8. 30회의 가슴압박과 2회의 인공호흡을 하며 심폐소생술을 지속한다. 얼마나 오래 지속할지는 심폐소생술을 **중단해야 할 때**에 대한 지침서를 참조한다.

기도 폐쇄와 질식

질식 환자는 기도 폐쇄가 경증 또는 중증인지에 따라 다른 반응을 보인다.

▶ 의식이 있는 성인(8세 이상)과 소아(1~8세)의 기도 폐쇄

기도를 막는 이물질은 경증 또는 중증의 기도 폐쇄를 일으킨다. 만약 이물질이 기도를 부분적으로 막으면 대부분 유효한 공기 교환이 존재하기 때문에 경증이라고 본다.

관찰해야 할 것

- 경증 기도 폐쇄: 환자는 여전히 기침을 하고 소리를 낼 수 있다.
- 심한 기도 폐쇄:
  - 청색증(파란색)
  - 환자는 말을 하거나 숨을 쉬거나 기침을 할 수 없다.
  - 환자는 한 손 또는 양 손으로 목을 움켜잡는다.

해야 할 일

1. 경증 기도 폐쇄(환자가 강하게 기침을 한다)이면 환자가 기침이나 숨을 쉬려고 하는 노력을 방해하지 않는다.
2. 중증 기도 폐쇄인 경우는 복부 밀치기를 한다(하임리히법) **그림 A-5** .
   - 환자의 뒤에 선다.
   - 환자의 허리를 당신의 팔로 감싸 안는다(팔뚝이 환자의 갈비뼈에 닿지 않도록 한다).
   - 한 손으로 주먹을 쥐고 엄지 쪽을 조난자 배꼽 바로 위, 가슴뼈의 아래쪽 끝에서 상당히 떨어진 부분에 놓는다.
   - 다른 한 손으로 주먹을 잡는다.
   - 당신의 주먹으로 환자의 복부를 강하게 위쪽으로 당긴다. 각각의 밀치기는 막힌 이물질을 제거하기 위한 별도의 노력이 되어야 한다.
3. 환자가 이물을 뱉어낼 때까지 복부 밀치기를 반복한다. 만약 환자가 반응이 없어지면 앞에서 설명한 대로 심폐소생술을 시행한다.

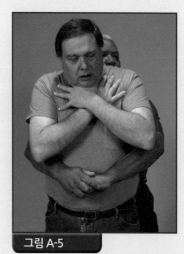

그림 A-5

의식 있는 환자를 위한 하임리히법.

▶ 의식이 있는 영아의 이물질에 의한 기도 폐쇄(질식)

영아는 반응이 있지만 기침을 하거나 울거나 숨을 쉴 수 없다.

해야 할 일

1. 영아의 등을 5회 두드린다 **그림 A-6**.
   - 영아의 턱을 엄지와 손가락들 사이에 고정시킨 후 영아의 머리와 목을 한 손으로 잡는다.
   - 영아의 얼굴이 아래를 향하게 하고 머리가 가슴보다 아래로 위치하게 팔뚝 위에 올려놓는다. 팔뚝을 허벅지로 지지한다.
   - 손꿈치로 영아의 양쪽 어깨 사이에 있는 등을 강하게 5회 두드린다.
2. 가슴 밀치기를 5회 시행한다 **그림 A-7**.
   - 영아의 머리 뒤를 지지한다.
   - 구조자의 손과 팔뚝 사이에 영아를 놓고 머리를 가슴보다 낮게 하여 돌린다. 만약 구조자가 작으면, 무릎 위에 영아를 올려 지지할 필요가 있다.
   - 가슴 밀치기를 위한 적절한 가슴 위치를 잡는다(이것은 심폐소생술에서 가슴압박을 하는 위치와 동일하다).
   - 두 손가락으로 5회의 가슴 밀치기를 시행한다.
3. 입 안에 이물질이 있는지 확인한다.
4. 이물질이 나오거나 도움을 줄 사람이 도착할 때까지 각 단계를 반복한다.
5. 만약 영아가 의식이 없다면 심폐소생술을 시행한다. 2회의 인공호흡을 하기 전에 구강 안에 이물질이 있는지 확인한다.

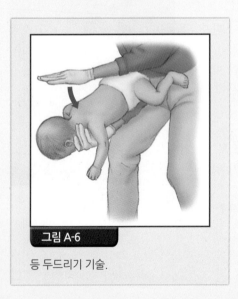

그림 A-6

등 두드리기 기술.

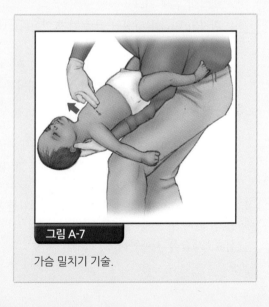

그림 A-7

가슴 밀치기 기술.

야생에서 사용할 응급처치 장비는 신중하게 계획을 세워 준비할 필요가 있다. 여행 기간, 의료기관까지 이동하는 데 걸리는 최장 시간, 장비가 차지할 크기와 무게, 예상되는 활동과 환경적인 요인, 집단 구성원의 나이와 예상되는 건강 상태, 응급처치 장비에 대한 집단 안에서의 지식과 경험을 고려한다. 미리 상품화되어 있는 응급처치 물품을 구입하거나 스스로 장비 종류를 구성하여 살 수 있다.

적색 또는 주황색 봉투와 같이 알아보기 쉬운 용기에 담아 가져간다. 만약 물에 노출(폭우, 강변, 보트타기)이 예상되는 경우, 개별 품목을 재밀봉 가능한 각각의 비닐 봉투에 넣은 다음 방수가 되는 용기에 응급 장비를 모두 넣는다. 각각의 구성원은 집단 구성원들이 헤어질 때를 대비해 자주 사용되는 장비들은 개인 응급 장비 안에 가지고 있어야 한다.

표 B-1 과 표 B-2 는 짧은 여행을 위한 유용한 응급처치 장비들에 대한 항목이다. 집단과 세부 일정에 맞추어 목록을 수정한다. 추가적인 항목에 대한 내용은 본문의 앞부분을 참조한다.

표 B-1 3-4일 여행을 위한 응급처치 장비 (2-3인))

국소 항균 수건	10개
국소 마취 크림	작은 통 1개 또는 패드 여러 개
항생제 크림	개별 포장 4개 또는 작은 통 1개
알로에베라 젤	작은 통 1개
몰스킨/몰폼	상품 1개
세척용 주사기 (20ml)	1
밴드 조각	1인치 크기 10-15조각
멸균 거즈 패드	2×2인치 4개, 4×4인치 6개
비접착성 패드	4개
접착 롤 밴드	4인치 롤
외상 패드	5×9인치 패드
압박 붕대	3인치 롤
테이프	2인치 접착 롤 또는 접착 테이프
안전핀	큰 것 3개
진통제 또는 소염제	아세트아미노펜 10정, 325 mg
	이부프로펜 10정, 200 mg

(continues)

표 B-1 3-4일 여행을 위한 응급처치 장비 (2-3인) (continued)

	아스피린 10정, 325 mg*
충혈완화제	6정
항히스타민제	6정
히드로코르티손 크림	작은 통 1개 (1% 크림)
자외선차단제	1인당 작은 통 1개, 최소 SPF 15
립밤(자외선차단)	1인당 스틱 1개
DEET가 포함된 벌레 퇴치제	1병, 진드기가 있는 지역이라면 페르마논 스프레이 추가
제산제	8~10정
지사제	10정
포비돈-요오드 용액	30g 정도 (10% 용액)
삼각 밴드	1개
가위	1개
핀셋	1개
체온계	1개 (추운 날씨에 낮은 체온도 측정 가능한 것)
알루미늄 패드 부목 (SAM 부목)	1개
일회용 장갑 (라텍스 재질 아님)	2~4개
포켓 마스크 또는 안면보호구	1개
노트/연필	각각 1개

*아이들에게는 아스피린을 주지 말 것.

표 B-2 응급처치 용품: 상처 치료

응급처치 용품	유형/상품명/크기	사용법/주의사항	대안/예방
물집 치료 용품	몰스킨, 물롬	물집 형성 전에 "빨간 부분"을 치료한다. 얇은 물집에 패드를 댄다.	양말 라이너를 착용한다. 여행 전에 등산화를 미리 신어서 길들인다. 발적된 부위에 접착물 또는 접착 테이프를 붙인다.
세척용 주사기	16–18게이지 카테터 팁을 가진 10 mL 또는 20 mL 주사기	흙과 세균을 씻기 위해 상처를 높은 압력으로 세척한다.	국소 항균제로 씻는다.
국소 항균제	염화벤잘코니움 용이수건. 포비딘-요오드 용액(10% 용액, 30 g 정도)	열상이나 긁히고 물린 상처를 깨끗이 한다. 요오드 용액은 물을 소독하는데 사용할 수 있다.	비누와 물
국소 마취제	연고, 용액, 또는 리도카인 성분이 있는 세척용 패드	얇은 열상과 찰과상으로 인한 통면지를 세척하기 전 국소 마취 효과를 준다.	얼음 또는 차가운 물
안연고	폴리스포린	결막염, 각막 찰과상	안연고가 없을 경우에 비안과적 연고를 사용하지 않는다.
항균 연고	삼중 항생제 연고, 폴리 스포린, 네오스포린	최적의 상처 치유 환경을 제공하며, 더럽고 긁히고 물린 상처와 관련이 있는 피부 감염 예방에 도움이 된다. 비정착 드레싱을 시행한다.	세심한 상처 소독으로 대체하지 않는다.
알로에베라	100% 겔 또는 높은 농도를 가진 다양한 크림	알로에는 열 또는 햇볕으로 인한 화상과 표재성 동상에 사용할 수 있다.	화상에 사용하는 항생제 연고 일부 사람들은 알로에에 과민반응이 생길 수 있다.

표 B-2 응급처치 용품: 붕대 용품

유형/상품명/크기	사용법/주의사항	대안/예방
접착성 밴드 스트립과 "니즐"을 포함한 다양한 크기: 밴드-에이드 (Band-Aid)	작은 상처를 덮는다.	거즈를 자르고 테이프를 이용하여 즉석에서 제작한다.
스테리-스트립 1/4×4인치 접착성 스트립	어느 정도의 작고 깨끗한 상처를 덮는다.	일반적인 테이프로 만들 수 있다. 대부분의 상처는 야생에서 봉합이 필요하지 않다.
거즈 패드 드레싱 2×2인치와 4×4인치 멸균 패드 (패드 두 개씩 포장된 꾸러미)	흡수성 상처 소독용으로 사용한다. 멸균성과 비멸균성을 몇 개씩 가지고 다닌다. 비멸균성 패드는 내부분이 소독에 적합하고 비싸지 않고 포장이 없어 부피가 작다.	가장 깨끗하게 이용할 수 있는 흡착제, 보푸라기 없는 용품 (link-free)
비점착성 거즈 패드 아쿠아포르 (Aquaphor), 지로폼 (Xeroform), 어댑틱(Adaptic), 텔파 (Telfa), 스페노코 세컨 스킨 (Spenoco Second Skin), 하이드로겔 (Hydrogel)	비점착성 패드는 화상, 물집, 긁힌 상처에 이상적인 보호를 제공한다.	마른 거즈 또는 깨끗한 천에 항생제 연고를 바르면 달라붙지 않는 드레싱이 된다.
자가 접착성 거즈 2~4인치 넓이 자가 접착성 롤링 거즈: 켈렉스 (Kerlex), 클링 (Kling)	붕대를 고정하고 부가적인 패딩 및 장벽을 제공한다. 사용하기가 용이하다.	깨끗한 천, 탄력이 있는 랩(wrap)
멸균 외상 패드 5×9인치, 8×10인치의 고흡수성 패드	큰 열상과 찰과상, 과도한 출혈이나 삼출물이 많은 개방성 골절을 위한 소독이다.	생리대
압박 붕대 3~4인치 폭의 에이스 랩(ACE Wrap)	관절의 염좌에 대한 최소한의 지지대와 부종 감소를 위한 압박을 제공한다; 압박 드레싱용; 부피가 크지만 중종 유용하다.	천 스트립 (strip), 롤러 (roller) 거즈, 염좌를 위한 운동선수용 테이프
테이프 구멍 있는 천으로 된 운동선수용 테이프와 저자극성의 "실크" 테이프 또는 방수 테이프	붕대와 부목 용품을 제자리에 고정시킨다. 운동선수용 테이프는 염좌에 감으면 유용하다.	거즈 또는 탄력이 있는 랩으로 묶거나 접착 테이프
벤조인 팅크처 벤조인 용액 15~30 g 정도 일회용 앰플	상처 봉합 스트립 또는 테이프의 접착성을 향상하기 위한 접착제.	운동선수용 접착 테이프
안전핀 1~2인치 길이	두건, 천, 시즈 또는 소매로 슬링을 만든다. 상처 위 소독 용품을 잡아준다. 물집을 터뜨린다. 그 외의 많은 다른 용도	테이프 또는 접착 테이프

표 B-2 응급처치 용품: 일반의약품

유형/상품명/크기	사용법/주의사항	대안/예방
진통 해열제와 비스테로이드성 소염제 (NSAIDs) 아세트아미노펜 (타이레놀), 아스피린*, 이부프로펜 (애드빌(Advil), 모트린(Motrin)), 나프록센 (알레브(Aleve), 나프로신(Naprosyn))	열, 경도에서 중등도의 통증, 염증을 치료한다.	
충혈완화제 슈다페드 (충혈완화제); 액티피드 (Actified), 드리스탄(Dristan), 콘택트(Contact), 다이머탭(Dimetapp), 기타 (충혈완화제/항히스타민제)	비강 또는 상부 호흡기의 바이러스성 감기, 알레르기, 부비동 감염으로 인한 코막힘을 완화하고, 높은 고도에서의 귓물을 완화한다.	비충혈 완화 스프레이. 귓물이 흐르게 그냥 두거나 코를 푼다.
항히스타민제 디페닐하이드라민: 베나드릴(Benadryl (가장 나족육)); 클로르페니라민(Chlorpheniramine), 드라마민(Dramamine), 그 외 다수	눈물, 콧물, 두드러기 같은 알레르기 증상을 완화한다. 찬나무나 덩굴 독과 관련된 발진과 가려움증을 치료한다. 구역과 멀미를 감소시킨다. 졸음을 일으키고 수면을 유도한다.	
하이드로코르티손 크림 1% 코타이드 (Cortaid), 라나코트(Lanacort), 코티티존(Cortizone)	벌레 물린 곳, 찬나무와 덩굴 독과 관련된 알레르기 피부발진 및 염증을 진정시킨다.	항히스타민제 또는 얼음 얍박. 칼라민 로션
항진균제 크림 클로트리마졸 (Clotrimazole), 마이코스타틴; 로트리민 (Lotrimin), 미카틴 (Micatin), 니조랄 (Nizoral)	사타구니와 질 부위의 효모균과 균감염 및 무좀을 치료한다. 곰팡이 장기간의 여행, 열대 지방 또는 취약한 사람들을 위해 사용한다.	젖은 발과 젖은 수중을 입고 장시간 있는 것을 피하는 것을 예방에 도움이 된다. 만약 여성이 항생제를 복용하고 있으면 효모균에 감염될 수 있다.

(continues)

표 B-2 응급처치 용품: 일반의약품 (continued)

유형/상품명/크기	사용법/주의사항	대안/예방
자외선차단제 태양보호지수(SPF)가 최소 15 이상인 로션. 산화아연이나 티타늄을 함유한 불투명 자외선 차단 크림	특히 눈이 내린 곳이나 물가를 여행할 때 햇볕이나 바람에 의해 생기는 화상을 방지한다.	창이 넓은 모자, 가벼운 긴팔 셔츠 및 바지를 입고 햇볕 노출을 최소화한다.
립밤 태양보호지수가 적어도 15이상. 블리스텍스(Blistex) 또는 챕스틱(Chap Stick)	일광 화상과 입술이 거칠어지는 것을 방지한다. 차가운 염증을 진정시킨다.	산화아연이나 티타늄을 포함한 불투명한 자외선차단제
벌레 퇴치제 DEET를 포함한 제품들 최신 제제는 더 오래 지속되고 DEET 30%를 포함한다. 진드기에는 페르마논(Permanone) 사용	벌레에 덜 물린다. 소아용은 DEET 함유량이 10% 미만이어야 한다. 옷 위에 바르는 페르마논으느 진드기를 퇴치한다.	가벼운 긴팔 셔츠, 양말 안에 넣은 바지, 매일 진드기 검사, 모기장
제산제 산을 중화하는 정제: 마이란타(Mylanta), 겔루실(Gelusil), 툼스(Tums)	쓰림, 산성 소화불량을 치료한다.	카페인, 단 음식, 초콜릿과 매운 음식을 피한다. 자기 전에 먹지 않는다.
지사제 로페로마이드(Loperamide): 이모디움(Imodium) 캡슐, 1 mg 또는 2 mg 캡슐	설사를 줄인다. 조난자는 수분 공급을 유지해야 한다.	펩토-비스몰(Pepto-Bismol), 식이 변화, 여행자 설사를 위한 항생제
경구 수분 공급용 염분 세계보건기구 처방: 오랄라이트(Oralyte) 미국식 처방: 리하이드랄라이트(Rehydralyte)	정제수와 혼합하면 설사, 구토 및 열 탈진과 관련된 탈수를 치료할 수 있다.	스포츠 음료, 소금과 설탕이 섞인 물, 수프 국물
경구 포도당 젤 (see Chapter 13) 포도당 페이스트 또는 정제	당뇨가 있을 거 같은 환자를 위해 사용한다. 인슐린 쇼크를 치료한다. 만약 집단 내에 당뇨병이 있는 환자가 있으면 가지고 다녀라.	만약 환자가 의식이 있으면 딱딱한 사탕 또는 설탕을 준다.

*아이들에게는 아스피린을 주지 말 것.

표 B-2 응급처치 용품: 장비

	유형/상품명/크기	사용법/주의사항	대안/예방
정수시스템	요오드 정제 또는 용액, 필터, 염소 정제 또는 용액	장·접촉을 일으키는 수인성 세균 제거한다. 요오드 용액은 상처소독에 사용할 수 있다.	끓인 물. "안전하다"고 알려진 수원에서 얻은 충분한 물을 가져간다.
가위	무딘 끝을 가진 붕대형, 의료보조인용 가위, 봉제 가게에서 살 수 있는 접이식 가위	환자의 옷을 제거한다. 붕대 재료를 자른다.	가위 또는 주머니칼의 칼날, 실밥 따개
핀셋	끝이 가는 스프린터 핀셋: 엉클 빌즈 트위저(Uncle Bill's Tweezers), 스플린터 피커(Splinter Pickers), 스위스 아미 나이프 트위저(Swiss Army Knife Tweezers)	파편과 진드기를 제거한다.	손톱, 칼 끝, 안전핀, 바느질 키트의 바늘
부목 재료	샘(SAM) 부목과 같은 탄성이 있는 패드가 부목, 공기 부목, 쇠솜 부목, 휴대용 접인 부목 또는 이용 가능	부러진 뼈나 심한 염좌 부위에 고정, 보호대	여러 재료들로 즉석에서 제작: 판, 나뭇가지, 막, 바닥에 까는 패드, 텐트 기둥, 금속 버팀목, 인접한 신체 부위
체온계	일반적으로 34~41℃ 측정 가능, 넓은 범위는 24~41℃ 측정 가능	발열 진단. 저체온증이나 열사병에서 용이하게 측정할 수 있게 넓은 범위. 보호케이스에 넣어 휴대	구강 템프-닷 스트립(temp-dot strips). 접촉을 통해 열이 있는지 판정한다.
신체소생술용 일-차단막 도구	안면 보호구, 포켓 마스크	구조호흡 시행 중에 환자와 응급처치제공자 사이에 보편적인 예방조치의 역할을 제공한다.	
라텍스 또는 비닐 장갑		부상 또는 질병에 대한 정보를 기록한다. 구조대원에게 상세한 정보를 보낸다.	피부와의 혈액 접촉을 막기 위해 장갑이나 비닐 봉투와 같은 어떤 보호물도 가능하다. 만약 위험이 있다면 노출되면 비누로 피부를 씻는다.
노트		부상 또는 질병에 대한 정보를 기록; 구조대원에게 상세한 정보를 보낸다.	가이드 북, 응급 처치 책, 또는 종이 책의 빈 페이지
필기도구	부드럽고, 방수가 되는 연필	부상 또는 질병에 대한 정보를 기록한다. 베인 상처나 추위에 제대로 나오지 않을 수 있다.	펜은
응급 치과용 키트	통증 완화를 위한 유지놀(Eugenol), 카비트(Cavit) 임시 충전 필링(치과 치약 포는 치과의사의 시설에 사용되는 작은 튜브); 상용화된 키트가 있다.	어금니 또는 치아의 잃어진 충전물 또는 치아의 균열로부터 오는 통증을 조절하고 지료한다.	양조

표 B-2 응급처치 장비: 전문의약품

전문의약품은 장기간 집을 멀리 떠나는 여행일 때 고려되어야 한다. 보다 나은 응급처치에 관련된 지식, 특수 훈련 또는 교육이 필요하다. 이 약들은 의사와 사이의 처방전이 필요하다.

	유형/상품명/크기	사용법/주의사항	대안/예방
천식 기관지 확장 흡입 기트	일반의약품 - 에피네프린: 프리마테네 (Primatene). 전문의약품 - 벤톨린(Veontolin), 프로벤틸(Proventil), 메타프렐(Metaprel)	천식 발작 또는 천명음 치료	일반의약품은 사용가능하지만, 전문의약품만큼 효과적이지 않다.
항생제	켈펙스(Kelfex), 박트림(Bactrim), 에리스로마이신(Erythromycin), 오그멘틴(Augmentin), 아목시실린(Amoxicillin)	호흡기, 피부, 요로 감염을 치료한다. 항생제는 한 가지 이상 필요할 수 있다.	특정한 적응증에 따라 다양한 항생제가 있다. 보건의료 전문가와 상담이 필요하다.
여행자 설사를 위한 항생제	시프로(Cipro), 박트림(Bactrim), 노프록사신(Norfloxacin)	저개발국 여행 시 발생한 설사를 치료한다.	펩토-비스몰(Pepto-Bismol), 이모디움(Imodium), 또는 로모틸(Lomotil), 수액 공급
진통제 (전문의약품)	경구용 마약 제제; 아세트아미노펜과 코데인 (Vicodin)	중등도 및 중증 통증을 치료하기 위해 사용한다. 어려운 지형을 장기간 이동할 때 도움이 된다.	면허가 있는 구조자가 정맥 투여하는 진통제
고산병 약물	다이아목스(Diamox), 데카드론(Decadron), 니페디핀(Nifedipine)	급성 고산병 증상을 치료하고 예방한다. 데카드론은 뇌부종 치료를 위해 사용한다. 니페디핀은 폐부종 치료를 위해 사용한다.	순응을 위해 천천히 상승한다.
과민반응 기트	주사용 에피네프린(Epi-Pen, Ana-Kit)	벌에 쏘이거나 벌레 물림 또는 다른 심한 알레르기 반응에 대한 과민반응성 쇼크를 치료하기 위해 사용한다.	집단의 대표이거나 이전에 반응이 있었던 경우는 필수적이다.
전인 부목 장비	스키를 이용하여 즉석에서 견인을 하기 위한 스키 탐과 꼬리쪽에 연결하는 보조 기구. Kendrick 견인 장비	이송을 위해 장골 골절의 견인 부목	스키 지팡이, 막대기, 또는 비견 인적 부목 기술을 즉석에서 시행할 수 있는 방법을 배운다.
통신 장비	휴대폰, VHF 라디오, 위성항법장치(GPS)	수색 구조팀 또는 기타 당국과의 접촉	

식수 소독

수인성 질병은 불량한 위생과 상하수도 설비가 잘 갖추어지지 않은 나라를 방문하는 여행자와 미국을 포함한 여러 나라에서 지표수에 의존하는 야생 여행자에게는 큰 위험 요소이다. 잠재적인 수인성 병원체의 종류는 광범위하며 박테리아, 바이러스, 원충, 기생충 등을 포함한다. 여행자에게 설사를 유발할 수 있는 균들의 대부분은 수인성일 가능성이 높다. 잘 정화된 수돗물을 이용하는 나라에서 발생하는 대부분의 위장관 감염은 음식에 의해 전염되지만, 정화되지 않은 지표수나 우물을 사용하고, 상하수도 설비가 없는 곳에서는 수인성 감염의 위험이 높다. 낮은 감염력을 가진 미생물도 야외 활동에서 부주의한 식수 섭취를 통해서 질병을 유발할 수 있다.

생수는 대부분의 여행객들이 편리하게 이용하게 되었지만, 일부 지역에서는 수돗물보다 못할 가능성도 있다. 더욱이 대부분의 개발도상국에서 플라스틱 병을 재활용하지 않기 때문에 환경적인 문제를 야기하기도 한다. 모든 해외여행자, 특히 장기 여행자나 외국인들은 안전한 식수를 확보하기 위한 간단한 방법을 숙지하고 익숙해져야 한다 ▬ 표 C-1 ▬. 이러한 여러 가지 방법의 장단점을 비교하고 있다.

▶ 식수 소독을 위한 현장기법

열

대부분의 장내세균은 열에 의해 쉽게 불활성화된다. 미생물은 고온에서 짧은 시간 내에 사멸된다. 반면에 60℃ 정도의 낮은 온도에서는 장시간 접촉해야 효과적이다. 저온 살균법은 물의 끓는점(100℃) 보다 훨씬 낮은 60℃와 70℃사이의 온도에서 식품매개성 장내세균과 유기체를 사멸시키는 방법을 사용한다.

끓이는 것이 대부분의 장내 세균을 사멸시키는 데 필수적인 것은 아니지만, 온도계로 측정할 필요가 없는 가장 간단한 방법이다. 박테리아 포자는 대부분 수인성 장내세균이 아니며, 이것을 제외한 모든 유기체는 끓는점에서 수초 내에 사멸된다. 그러므로 어떤 물이든지 안전 기준을 허용하기 위해 1분간 끓이면 충분히 소독된다. 끓는점은 고도가 높아짐에 따라 낮아지기 때문에, 물은 2,000 m 이상의 고도에서는 3분 동안 끓여야 한다. 연료를 절약하기 위해 물을 끓인 후에 난로를 끄고 수 분간 용기를 덮어두면 비슷한 효과를 얻을 수 있다.

만약 물을 처리할 수 있는 다른 방법이 없는 경우에는 만지기 뜨거울 정도인 55℃에서 60℃정도의 온도를 가진 수돗물을 사용하는 대안이 있다. 물을 잠시 동안 탱크 안에 뜨거운 상태로 유지할 수 있다면 대부분의 병원균을 사멸시키는 데 충분한 온도가 될 수 있다. 전기를 사용할 수 있는 여행자는 작은 전기 가열 코일이나 물을 끓이기 위해 가벼운 온열장치를 사용할 수 있다.

표 C-1 식수 소독법의 비교

방법	장점	단점
열	• 맛이나 색깔에 영향을 주지 않는다. • 모든 장내 세균을 불활성화시키는 단순한 방법이다. • 할로겐화와 여과가 된 물에 있는 오염 물질이나 입자에 의해 효능이 저하되지 않는다.	• 물의 맛, 냄새, 외관을 향상시키지 않는다. • 연료 공급원이 부족하거나 비싸거나 사용할 수 없을 수도 있다. • 보관 중에 재오염되는 것을 방지하지 못한다.
여과	• 작동이 간단하다. • 소독을 위한 유지 시간이 필요 없다. • 다양한 상용 제품을 선택할 수 있다. • 불쾌한 맛을 내지 않고 물의 맛과 외관을 향상 시킨다. • 모든 병원성 수인성 미생물을 제거하거나 없애기 위해 할로겐과 같이 사용할 수 있다.	• 화물의 무게와 크기가 증가한다. • 많은 제품들은 바이러스를 확실하게 제거하지 못한다. • 물을 흘려보내거나 강한 압력을 가하면 필터를 통해 미생물이 통과할 수 있다. • 화학 처리보다 더 비싸다. • 미립자 물질에 의해 결국 막히게 되고, 현장에서 유지, 보수가 필요할 수도 있다. • 보관 중에 재오염되는 것을 방지하지 못한다.
할로겐 (염소, 요오드)	• 저렴하고, 액체나 정제 형태로 다양하게 이용가능하다. • 맛은 간단한 방법으로 제거할 수 있다. • 유연한 투여 • 대용량이나 소용량을 처리하는 데 차이가 없고 쉽다.	• 부식과 의류 얼룩 • 물의 맛과 냄새에 영향을 준다. • 적응할 때 방법에 대한 이해가 필요하다. • 요오드는 잠재적인 부작용을 가지는 생리적으로 활성화된 물질이다. • 작은 와포자충에는 효과적이지 않다. • 수온이 낮고 물의 투명도가 떨어지면 효능이 감소한다.
이산화염소	• 저용량은 맛이나 색깔이 없다. • 사용이 간편하고, 액체나 정제 형태로 사용이 가능하다. • 동등한 용량의 염소보다 더 강력하다. • 모든 수인성 병원체에 효과적이다.	• 햇빛에 민감하며 휘발성: 정제를 공기에 노출시키지 않고, 생성된 용액은 빨리 사용해야 한다. • 지속되는 잔류 농축이 없어 저장 중 재오염을 방지하지는 못한다.
자외선 (UV)	• 맛이 변하지 않는다. • 휴대용 장치로 이용 가능하다. • 수인성 병원체에 효과적이다. • 자외선을 추가 투여하면 부작용 없이 효과를 확실하게 높일 수 있다. • 태양 자외선 노출로 인한 장점	• 맑은 물이 필요하다. • 물의 맛이나 외관을 개선시키지 않는다. • 비교적 비싸다. • 배터리나 전원이 필요하다. • 장치가 충분한 자외선 용량을 제공하는지 알기 어렵다. • 지속적인 잔류 농축이 없어 저장 중 재오염을 방지하지는 못한다.

Courtesy of CDC.

여과와 정화

필터 구멍 크기는 필터의 효과를 결정하는 주요 인자이지만, 미생물은 전기화학적 반응에 의해 필터 매질에 달라붙는다. 절대적인 구멍 크기인 0.1-0.4 μm를 가진 미세 이물질 여과기는 낭종과 세균을 제거하는 데 효과적이지만 분변 오염도가 높은 물에서 주로 문제가 되는 바이러스를 적절히 제거하지 못할 수도 있다 **표 C-2** .

미국 환경 보호국(EPA, Environmental Protection Agency)에 수질 "정수기"로 인정을 받았다고 주장하는 필터는 회사가 후원하는 시험을 거쳐 106개의 세균, 10⁴(9,999-10,000)개의 바이러스, 103개의 와포자충이나 편모충 낭종을 제거하는 성능을 보여주었다(환경 보호국은 이러한 주장의 유효성을 독립적으로 검사하지는 않는다). 국제과학재단(NSF International)은 공중 보건 및 안전을 위한 표준 기준과 제품 인증을 개발하는 비영리, 비정부기구이다. 그들은 세계보건기구(WHO, World Health Organization)의 식량과 수자원 안전 및 실내 환경과 관련하여 지정된 협력 센터이다. 그들은 제 3자 인증을 위해 미국국립표준협회(ANSI, American National Standards Institute), 국제인증서비스(IAS, International Accreditation Service)와 캐나다표준위원회(SCC, Standards Council of Canada)의 인증을 받았다. 일부 정수 장치는 국제과학재단과 미국국립표준협회 표준 53에 따라 국제과학재단에 의해 평가되었다. 인증된 정수 여과 제품 목록은 www.nsf.org/consumer에서 확인할 수 있다.

새로운 휴대용 필터 디자인은 유공 섬유 기술을 포함하고 있으며, 여기에는 바이러스 크기의 입자를 제거할 수 있는 다양한 입자 크기의 미세관들이 모여 있다 **그림 C-1** . 역삼투 필터는 미생물학적 오염을 제거하고, 담수화도 가능하다. 소형 수동 펌프용 역삼투 장치는 높은 가격과 느린 출력으로 인해 육상 여행자에게는 사용이 어렵다. 그러나 해양 여행자에게는 생명보조를 위한 중요한 장치이다.

응고-응집 반응은 물을 탁하게 하고 좋지 않은 맛을 유발하며, 중력에 의해 침강되지 않는 부유 물질을 제거한다. 이 과정 중에 많은 미생물이 제거되지만, 모든 미생물이 제거되지는 않는다. 응집 반응은 현장에서 쉽게 사용할 수 있다. 명반 또는 여러 다른 물질 중 하나를 물에 넣고 잘 저어서 침전시킨 다음 커피 필터나 고급 천을 통해 침전물을 제거한다. 응결제와 치아염소산염 살균 소독제를 결합한 정제 또는 분말 형태의 포장재(Chlor-floc 또는 PUR와 같은 시판 제품)를 사용할 수 있다.

표 C-2 미생물의 크기와 여과율

유기체	평균 크기 (μm)	최대 권장 필터 등급 (μm 절대)[1]
바이러스	0.03	지정되어 있지 않음 (최적으로 0.01)
장내세균 (대장균)	0.5 × 3.0~8.0	0.2~0.4
와포자충 (Cryptosporidium oocyst)	4~6	1
편모충 낭종	6.0~10.0 × 8.0~15.0	3.0~5.0

[1]필터의 NSF 53 등급은 낭종 제거에 대한 인증임.
미국 질병관리본부 제공.

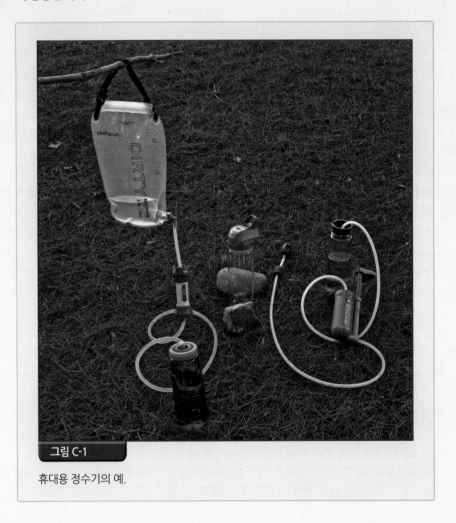

그림 C-1

휴대용 정수기의 예.

화학 살균

할로겐

가장 흔한 화학 물 살균제는 염소와 요오드(할로겐)이다. 염소로 화학 살균 소독을 하는 것은 전 세계적으로 가장 일반적인 방법이고, 식수의 미생물학적 품질을 유지하는 방법이다. 가정용 표백제의 유효 성분인 차아염소산 나트륨은 개발도상국에서 가정용에서 1.5% 농도로 사용하도록 질병관리본부와 세계보건기구 안전 수질시스템이 추천하는 주요 소독제이다. 차아염소산 칼슘과 이염화아이소사이아누르산 나트륨과 같은 염소 함유 화합물은 모두 고형물이고 가정용 식수 처리에도 효과적이다.

적절한 농도와 노출 시간(접촉 시간)이 주어지면, 염소와 요오드는 비슷한 활성을 가지며 세균, 바이러스, 편모충 낭종에 효과적이다. 현장의 많은 요소를 제어할 수 없기 때문에 접촉 시간을 늘리면 안전 범위가 늘어난다. 하지만 와포자충과 같은 일부 흔한 수인성 기생충은 접촉 시간을 연장하여도 할로겐 소독에 의해 제대로 제거되지 않는다. 그러므로 화학 살균은 식수에서 이러한 미생물을 제거하기 위해 적절한 여과를 함께 시행하여야 한다. 탁한 물에는 살균제를 중화시키는 물질이 포함되어 있으므로, 더 높은 농도나 긴 접촉 시간을 필요로 하며, 살균제를 추가하기 전에 침전이나 여과를 통한 정화가 필요하다. 응집제와 소독제가 결합된 정제를 이용할 수 있다.

염소와 요오드 모두 액체와 정제 형태로 이용할 수 있다. 요오드는 생리학적 활성을 가지고 있어 국제보건기구에서는 요오드 물 소독을 비상 상황에서 몇 주간만 사용할 것을 권고한다. 요오드 사용은 불안정한 갑상선 질환이나 요오드 알레르기가 있는 사람에게는 권장되지 않는다. 임신한 여성에서는 태아의 갑상선에 잠재적 영향을 줄 수 있기 때문에 요오드를 사용하면 안 된다.

식수 내의 할로겐의 맛은 여러 가지 방법으로 향상시킬 수 있다.

- 농도를 줄이고, 농도에 비례하여 접촉 시간을 늘린다.
- 필요한 접촉 시간이 지난 후, 활성탄이 들어있는 필터를 통해 물을 흐르게 한다.
- 필요한 접촉 시간이 지난 후, 비타민 C를 소량 첨가한다.

요오드 수지

요오드 수지는 요오드를 수지와 접촉하는 미생물로 옮기지만, 물에는 거의 요오드가 녹지 않는다. 수지는 현장에서 사용할 수 있는 아주 다양한 필터 디자인으로 통합되어 있다. 대부분 원충 낭종을 효과적으로 제거할 수 있는 $1\,\mu m$ 낭종 필터를 포함하고 있다. 일관성 없는 실험 결과 때문에 미국에서 판매되는 제품은 거의 없지만, 일부 제품은 여전히 국제적으로 사용 가능하다.

소금(염화나트륨) 전기분해

전류를 간단한 소금물에 통과시키면 차아염소산염을 비롯한 산화제를 생성하여 미생물을 살균하는 데 사용할 수 있다.

이산화염소

이산화염소(ClO_2)는 적절한 용량과 접촉 시간으로 와포자충을 포함한 대부분의 수인성 병원체를 사멸시킬 수 있다. 소량의 물을 처리하기 위해 현장에서 정제 및 액체 제형을 사용하여 이산화염소를 생성할 수 있다.

자외선 (UV)

자외선에 대한 광범위한 자료는 자외선이 세균, 바이러스 및 와포자충을 물에서 사멸시킬 수 있음을 보여준다. 이 효과는 자외선 용량 및 노출 시간에 따라 다르며, 부유 물질이 자외선으로부터 미생물을 보호할 수 있어 맑은 물이 필요하다. 이러한 장치는 부유 고형물이 많거나 탁도가 높은 물에서는 효과가 제한적이다. 또한 자외선은 소독 잔류물이 없다. 일정 시간, 적정 용량의 자외선을 전달하는 휴대용 배터리로 작동되는 휴대용 장치는 야생에서 소량의 물을 소독하는 효과적인 방법일 수 있다. 그러나 효과가 있다는 결정적인 근거를 얻기 위해서는 좀 더 많은 실험이 필요하다 　그림 C-2 ．

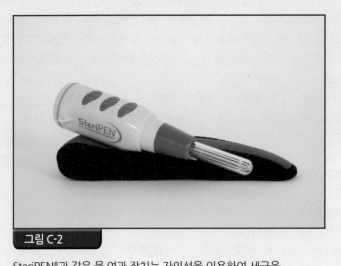

그림 C-2

SteriPEN®과 같은 물 여과 장치는 자외선을 이용하여 세균을 사멸시킨다.

태양광 조사 및 태양열

태양광 조사로 인한 장파장 범위의 자외선 조사는 물의 미생물학적인 질을 향상시킨다. 최근의 연구에 의하면 태양열 살균 기술의 효능과 최적의 절차가 확인되었다. 어두운 표면에 놓은 투명한 병(예: 투명한 플라스틱 음료수 병)을 최소 4시간 동안 햇빛에 노출시킨다. 자외선과 열의 비활성화는 식수의 태양열 소독에 있어 상승효과가 있다. 반사경이나 태양열 조리기를 이용하면 4시간 후 물을 저온 살균시킬 수 있는 65℃의 온도로 유지할 수 있다. 태양열 소독은 탁한 물에는 효과적이지 않다. 만약 신문 위에 물이 든 병을 올려서 머리기사를 읽을 수 없다면 태양열 소독을 하기 전 물을 걸러야 한다. 하늘이 반 이상이 가려지는 흐린 날씨라면 태양열 소독이 효과적이지 않으므로 물을 사용하기 전에 반복적으로 소독을 시행해야 한다. 응급 상황인 경우에는 식수의 태양열 소독이 허용될 수 있다.

은과 기타 제품들

은 이온은 저용량에서 살균 효과가 있으며 무색, 무취 및 아무런 맛이 없는 점 등 몇 가지 매력적인 특징이 있다. 은을 식수 살균제로 사용하는 것은 유럽에서는 대중적이나, 미국에서는 이러한 목적으로 승인되지 않았다. 왜냐하면 물속의 은 농도는 용기 표면에 흡착되어 많은 영향을 받고 바이러스와 낭종을 검사하는 데 제한적이기 때문이다. 미국에서 은은 저장된 물의 미생물학적 품질 유지를 위해 승인되었다.

기타 몇 가지 제품들은 물에서 항박테리아 효과가 있으며, 과산화수소, 감귤 쥬스 및 과망간산 칼륨과 같이 여행자를 위한 상용 제품으로 판매되고 있다. 야생에서 식수 소독을 위해 권장할 만한 충분한 자료는 없다.

▶ 선호되는 식수 소독법

사람이나 집단에서 최적의 기법은 개인의 선호도, 집단의 규모, 식수원 및 여행 스타일에 따라 다르다. 끓이는 것이 가장 신뢰할 수 있는 단일 처리 방법이지만, 특정 필터, 자외선 및 이산화염소도 대부분의 상황에서 효과적이다. 고도로 오염되거나 탁한 물을 최적으로 처리하려면 화학적 소독 후 응고—응집 방법이 필요할 수 있다. 장거리 항해 동안 물을 담수화해야만 하는 원양 항해보트에서는 역삼투막 필터만으로 충분하다.

▶ 야영지 위생

적절한 위생은 지하수의 오염을 예방하고 집단 내 구성원 간의 질병의 확산을 차단한다.

화장실이 없는 지역에서의 쓰레기 처리

- 쓰레기를 묻기 위해 약 20~25 cm 깊이의 구멍을 판다.
- 지표수에서 최소 약 30미터 이상 떨어진 곳에 구멍을 파고, 비가 식수원으로 쓰레기를 흘려보낼 수 있는 곳에는 자연적인 배수구를 파지 않는다.
- 쓰레기와 화장실 휴지를 묻거나 태우고, 짓밟은 후 바위로 덮는다.
- 대규모 집단이나 사용 빈도가 높은 지역에서는 도랑 화장실을 판다. 사용 후에는 약간의 흙을 뿌려준다.
- 작은 플라스틱 가래, 접을 수 있는 삽을 가지고 다니거나, 막대기나 편평한 모양의 바위로 현장에서 제작하여 사용한다.

개인 위생

음식 준비하기 전이나 화장실에 다녀온 후에는 반드시 손을 씻어야 한다 **그림 C-3**. 요리 공간 옆이나 화장실로 가는 길을 따라 물통, 바가지, 비누 등을 놓아두어야 한다.

집단 위생

- 음식을 제공할 때는 손보다는 기구를 이용한다.
- 그릇을 씻을 때, 마지막 헹구는 물에 표백제를 넣는다 **그림 C-4**. 약 100g의 액체 또는 분말 표백제(소집단의 경우 30~60 g이면 1주일 동안 충분하다)를 가지고 다닌다. 염소의 강한 냄새가 느껴질 만큼 충분히 넣는다. 접시를 공기에 건조시킨다.

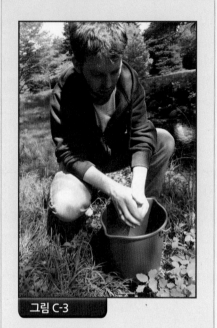

그림 C-3

야영지 위생: 손 씻기.

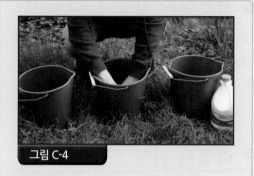

그림 C-4

야영지 위생: 헹구는 물에 표백제를 넣는다.

수액과 전해질 보충

경구용 수분 보충/전해질 용액(ORS, Oral Rehydration Salts)은 수액 및 전해질이 상당량 소실되는 다음 네 가지 상황에서 유용하다. 설사나 구토가 심한 경우, 경도 내지 중등도의 온열 질환의 치료, 힘들고 대량의 땀 소실을 동반한 과도한 강도의 장시간 운동, 외상으로 대량의 출혈이 있거나 화상으로 인한 체액소실이 있는 경우 **그림 D-1** .

▶ 체액소실의 보충

경구용 전해질 용액을 사용하는 주된 이유는 설사이다. 대부분의 장염은 저절로 회복되나 장염으로 인해 수분과 전해질이 소실될 수 있고 그로 인해 탈수가 발생한다. 심한 설사 중에도 장은 포도당과 섞여 있는 물과 전해질을 흡수할 수 있다.

세계보건기구는 설사 관련 질환에 특이적인 전해질 소금을 개발하였다. 전해질 소금은 나트륨, 칼륨, 염소, 중탄산염 혹은 시트르산 나트륨, 포도당을 함유하고 있고, 이들은 1리터의 소독된 물과 혼합해야 한다. 이 경구용 수분 보충 소금은 세계보건기구나 유니세프에 의해 전 세계에 오러라이트(Oralyte)라는 이름으로 배포되었다. 미국의 경우 경구용 수분 보충 소금과 쌀로 만든 용액은 구하기가 어렵다. 더 비싼 수액들을 사용할 수 있지만, 야생이나 해외여행에서 사용하기에는 실용적이지 않다.

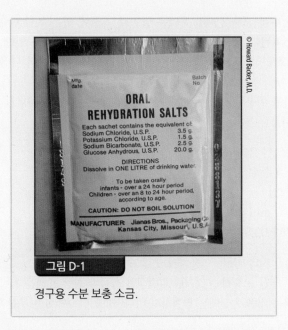

그림 D-1

경구용 수분 보충 소금.

표 D-1 경구용 수분 보충/전해질 용액 파우더 제조법

정화된 물 1리터에 다음을 추가한다.

염화칼륨	1.5 g
베이킹소다	2.5 g
소금(염화나트륨)	3.5 g
포도당	20.0 g

표 D-2 수분 보충용 가정용 스포츠 용액

물 1리터에 다음을 추가한다.	추가한 결과 농도
설탕 3~4 티스푼	1%~2% 용액, 50Kcal
식탁용 소금 0.5 티스푼	30 mEq/L

주의점: 티스푼 측정법은 아주 차이가 많이 날 수 있다(티스푼당 3.5~5.0 grams) 그러나 농도는 이 정도 용액에서는 문제가 되지 않는다.
mEq은 질량과 전하량 모두와 연관된 물질의 측정법이다.

곡물로 만들어진 경구용 수분 보충/전해질 용액은 쌀이나 곡물에 있는 복합 탄수화물 분자를 포함하며, 이들은 단순 포도당으로 소화된다. 스포츠 음료와 다른 유사 음료들은 설사로 인한 탈수를 치료하기에는 나트륨과 칼륨이 너무 적고 포도당이 너무 많이 들어 있지만, 그냥 물보다는 더 나을 수 있다 　표 D-1　과 　표 D-2　.

만약 사전에 측정된 염분을 이용할 수 없는 경우에는 미국 질병 통제 및 예방 센터가 권장하는 대용품인 다음 두 가지 음료수가 있다.

잔 1:　　　　과일 주스 약 240 ml (사과, 오렌지, 레몬에이드 등)
　　　　　　꿀 또는 옥수수 시럽 0.5 티스푼
　　　　　　소금 1 꼬집
잔 2:　　　　물 약 240 ml (끓인 것 또는 소독된 것)
　　　　　　베이킹소다 0.25 티스푼

일부 재료들은 멀리 떨어진 지역에서는 이용하지 못할 수도 있다.

열 또는 운동으로 인한 손실을 보충하는 것처럼 일반적인 소금과 설탕 용액은 가벼운 탈수에 사용할 수 있지만 중증의 탈수나 계속되는 대량 손실에는 적절하지 않다. 경증 탈수에서는 부분적인 수분 유지와 보충을 위해서 혹은 다른 대안이 아무 것도 없을 때는 쌀뜨물, 과일 주스, 코코넛 밀크, 희석된 콜라 음료 또는 스프 국물만으로 충분할 수 있다.

수분 보충 지침

예상되는 수분 부족량은 약 4시간 동안 보충해야 한다. 경한 탈수의 경우, 성인은 처음 4~6시간동안 매 30분마다 약 240 mL의 경구 수분 보충액을 마셔야 한다. 소아는 원하는 만큼의 물과 시간당 약 180~240 mL의 경구 수분 보충액을 마셔야 한다. 3개월 미만의 어린 영아에게는 매 시간 약 120 mL의 경구 수분 보충액을 주고, 매 3시간마다는 보통 물로 보충해 주어야 한다. 구토를 방지하기 위해 탈수된 사람은 소량의 물을 천천히 자주 마셔야 한다. 유지 용량을 결정할 때는 정상 유지 용량에 대변으로 소실되는 양을 추측하거나 측정하여 더해 주어야 한다. 이 과정이 야외에서 적용하기가 힘들기 때문에, 탈수된 사람에게 설사 한 번마다 체중 약 1 kg 당 적어도 2티스푼(10 mL)을 제공한다.

식사를 계속 하도록 시도한다. 기본 곡물 및 전분은 체액 손실을 늘리거나 연장시키지 않는다. 쌀로 만든 경구용 수분 보충 용액은 설사와 관련된 질환을 줄일 수 있다. 곡물, 바나나, 렌즈 콩, 감자, 과일, 요구르트 및 기타 조리 야채와 같은 대부분의 주식은 설사 기간 동안에도 먹을 수 있다. 카페인, 알코올, 설탕 함량이 높은 음식, 튀김 또는 기름진 음식은 피해야 한다. 장 질환 후에 낙농 제품에 대한 부작용(가스 참, 부풀어 오름, 지속적인 설사)이 뒤따를 수 있다. 유아는 수유를 계속할 수 있다. 유당 용액을 물로 50% 정도 희석하여 유당 불내성이 있는지 살펴본다.

운동 중 수분보충

덥고 습한 환경에서의 적당한 운동 또는 온화한 환경에서의 격한 운동을 했을 때 시간 당 약 1리터의 땀 손실이 발생한다. 탈수는 온열 질환의 발생 위험을 증가시킨다.

고산지대 등반에서 지표수가 부족하고, 날씨의 변화나 운동량의 변화에 의복을 맞추어 입기가 힘들고, 건조하고 차가운 공기 속에서 호흡하는 경우가 많아 하루에 약 7~8리터의 수분이 필요하다. 고산지대에서의 탈수는 고산병, 저체온증, 동상, 정맥혈전증의 위험성을 증가시킨다.

특히 더운 환경에서의 지속적인 강도 높은 운동은 적어도 운동 전 최소 약 480 mL의 수분이 필요하고 운동을 하는 동안에는 20분마다 약 240 mL의 수분이 필요하다. 기회가 있을 때마다 물을 마시고 소변의 양과 색깔에 따라 수분 섭취를 조절해야 한다. 누구든지 수분 보충을 위해서는 깨끗한 물만 마셔야 한다.

땀에는 나트륨, 염소, 소량의 칼륨이 포함되어 있다 표 D-3 야생에서는 염분과 다른 전해질의 섭취는 일상적인 식사와 간식으로 보충하는 것이 가장 좋으며, 수분 손실은 보통 물을 마시면서 보충한다. 또한, 식품은 전해질 용액보다 더 많은 칼로리를 제공하며 수분 섭취를 증가시킨다. 그러나 불행히도 많은 여행자들이 사탕과 같이 탄수화물과 지방은 많지만 나트륨 함량은 낮은 간식을 선호한다. 열이나 고도에 노출되어 손발의 부종이 생기는 것을 경험한 일부 사람들이 잘못 알고서 나트륨 섭취를 제한하려 하기도 한다.

전해질 보충은 6시간 이상 동안 일이나 운동을 지속하는 경우 또는 그보다 짧은 시간 동안에도 매우 뜨거운 환경에서 땀 소실이 많은 경우에는 권장된다. 더운 날씨 속에 다니는 등산객이나 지구력이 요구되는 운동선수들에게 혼수 또는 경련을 유발할 수 있는 심한 저나트륨혈증이 발생할 수 있다.

표 D-3 일반적인 수액에서의 전해질 구성

	나트륨 (mEq/L)	칼륨 (mEq/L)	중탄산염 (mEq/L)	포도당 (g/L)
혈액	140	4.5	25	
설사	50~140	15~25	20~45	
땀	30~60	3~5		
스포츠 음료	10~25	3~5		60~70 (6%~7%)
WHO 경구용 수분 보충/전해질 용액	90	20	30	20 (2%)
U.S. 경구용 수분 보충/전해질 용액	45~75	20~25	30	20~25
탄산음료	2~5	0		110
오렌지 주스	0~5	58		118

주 : Milliequivalents (mEq)는 무게와 전하량 모두 관련된 물질의 척도이다.

운동 중에는 2~6%의 포도당과 30 mEq/L의 나트륨을 함유한 수분을 마시는 것이 적절하다. 과도한 나트륨은 구역을 일으키고 소금 정제를 통째로 삼키면 위장 자극과 구토를 유발한다. 1리터의 물에 소금 정제 1~2정을 용해시킨다. 너무 많은 설탕 섭취는 위 배출 시간을 지연시킬 수 있고, 설사를 유발할 수 있다. 상업용 스포츠 음료는 분말 형태로 이용할 수도 있고 단순 대용품을 집에서 만들 수 있다 표 D-2 .

경한 온열 질환의 치료

경구용 전해질 용액은 열 실신, 열 경련 혹은 열 탈진과 같은 경도에서 중등도 온열 질환의 치료에 아주 좋다. 환자는 그늘에서 쉬어야 하고, 운동 중에 수분을 공급하는 것과 비슷하게 1~2리터의 수분을 섭취하게 해야 한다. 의식 변화가 있거나 삼킬 수가 없는 열사병의 증상을 보이는 환자에게는 입으로 먹이는 경구용 전해질 용액을 치료제로 사용할 수 없다.

혈액소실에 대한 수분 및 전해질 보충

심각하고 지속적인 출혈로 인해 소실된 체액은 입으로 보충할 수 없다. 그러나 상처 출혈, 코피, 자궁 출혈과 같은 갑작스러운 실혈이 발생하고 바로 멈추었다면 경구용 용액은 혈액량을 회복시키는 데 도움이 되지만, 잃어버린 혈액 세포의 기능을 대신할 수는 없다. 광범위한 피부 화상을 입은 사람은 많은 양의 체액이 소실된다. 정맥으로 수액을 투여할 수 있을 때까지 설사 시에 수분 보충을 하는 것과 비슷하게 소금 섞인 수분을 공급해야 한다.

생존율의 향상

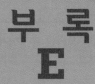

야생을 여행하는 동안에 친숙하지 못한 산길, 부상, 질병 또는 급작스런 날씨 변화로 인해 당신은 어쩔 수 없이 예기치 못한 밤을 보내야만 한다. 좋은 계획은 위기를 모험으로 바꿀 수 있다. 숙달된 기술, 결정력, 정확한 판단력과 더불어 생존율을 높일 수 있는 항목들이 ▇▇ 표 E-1 ▇▇ 에 기술되어 있다. 당신의 차량에 항상 이러한 물품들을 보관해야 한다.

▶ 의복

심각한 체온의 손실을 방지하려면 심한 폭풍우 속에서도 편안함을 유지하기 위한 최소한의 여분의 옷을 항상 준비한다. 체온을 보존하기 위한 겹옷은 중요하다.

내복

경도 또는 중등도 무게의 합성소재로 된 긴 속옷은 보온을 제공하고 피부로부터 수분을 흡수하고 증발시킨다. 모든 소재는 젖어있을 때 보온능력을 잃어버리고, 면 소재는 다른 무엇보다도 더 심하다.

보온복

체온을 유지하기 위해 내복 위에 입을 추가적인 의복이 필요할 것이다. 이것은 털 또는 양털로 된 자켓과 조끼, 모직 셔츠와 스웨터, 양모 또는 솜털 바지로 구성될 수 있다.

표 E-1 차량용 생존 장비

생수	침낭 또는 담요	소화기
폭죽	점퍼 연결기	방풍유리 긁어내는 도구
공구	손전등	도로 지도
짧은 호스(가솔린을 사이펀으로 빨아들이기 위해)	쇠창살	성냥과 냄비
잘 부패하지 않는 식품	견인 밧줄	응급처치 용품
		삽과 모래

바람막이/우의

건조한 상태를 유지하기 위해 방풍, 방수 및 통기성이 좋은 의복이 상체 및 하체에 필요하다. 바람 및 강수량이 적은 경우에는 코팅되지 않은 나일론 의류로도 충분하다.

모자류

머리를 통한 체온 손실을 방지하고 동상을 예방하려면 귀를 덮을 수 있는 양모, 솜털, 또는 방수 소재로 만들어진 모자를 써야 한다. 발라 클라바 모자, 스키 모자, 목 보호대는 더 많은 보온성을 제공하고 동상이 걸리지 않게 해준다.

벙어리장갑/장갑

벙어리장갑은 보통 장갑보다 더 따뜻하다. 합성소재 안감과 외부는 방풍과 방수 기능을 가진 제품을 착용한다. 양모 양말은 벙어리장갑을 대신할 수 있는 좋은 대체품이다.

신발

폴리프로필렌으로 내부가 처리된 양모 또는 양털 소재의 양말을 신는다. 부츠는 발목보다 높이 올라와야 하고, 발바닥에 대한 좋은 인장력이 있으며, 방수 기능이 있어야 한다. 겹양말 사이에 신은 플라스틱 봉지는 온기를 올리는 증기로 된 보호막을 제공하지만, 습도를 상승시킬 수 있다.

▶ 대피소

의복에 의해 제공된 보온성을 넘어서 열을 보존하기 위해 자연동굴이나 방풍림을 찾아서 피난처를 만들고, 눈덩이 속에 얼음 동굴 또는 얼음으로 된 참호를 파고, 또는 퀸지 오두막(평지에 눈을 쌓고 안쪽으로 구멍을 뚫어서 만든 얼음 보호소)을 지어서 대피소를 만든다. 산사태에 대한 대비와 얼음으로 된 대피소를 만들기 위해 접이식 삽을 가지고 다닌다. 효과적인 대피소는 로프, 노끈이나 철사, 방수포, 비 덮개, 또는 쓰레기 봉지를 이용하여 신속히 만들 수 있다. 텐트는 이상적이나 항상 이용 가능한 것은 아니다. 야영 부대 자루(비비 가방으로 잘 알려짐)는 그들의 크기와 무게로 인해 충분한 양의 온기를 제공한다. 두 개의 큰 쓰레기 봉지는 가벼운 비비 가방이나 우비처럼 사용할 수 있다. 배낭에 발을 넣어 보호할 수도 있다.

▶ 물과 음식

물

눈을 녹이기 위해 금속 용기와 난로와 연료(수목 한계선 보다 위에 있다면), 또는 모닥불이 필요하다. 알루미늄 호일 조각, 검은색의 비닐 쓰레기 봉지, 또는 담요로 눈과 얼음을 녹이는 데 필요한 충분한 햇빛을 모을 수 있다. 양초는 얼음 동굴 안에서 음식을 조리하거나 눈을 녹이고 온기를 제공하는 데 유용할 수 있다. 물이 들어있는 입구가 넓은 물통을 휴대한다. 만약 가능하다면 먹는 물을 소독하여 마시지만, 물을 소독하는 것보다 수분을 유지하는 것이 더 중요하다.

비상 식량 공급

항상 비상 구호 식량을 소지하고 다닌다. 일반적으로 준비하는 데 걸리는 시간과 노력을 최소화하기 위해 조리하지 않고 바로 먹을 수 있는 음식을 준비하는 것이 가장 좋지만, 따뜻한 수프 한 컵이 큰 도움이 된다. 단단한 사탕, 에너지 바, 육포, 그리고 고체형 부용은 부피가 작고 가볍다. 요리를 위한 냄비와 금속 컵을 휴대한다. 먹을 수 있는 천연 음식 재료에 대한 지식이 도움이 된다.

▶ 열

최소한의 자원으로 불을 피우는 방법을 알아야 한다.

난로 및 연료

난로 및 연료는 나무가 드문 빙하지대나 사막을 여행할 때에 열을 내기 위한 가장 좋은 재료이다. 숲에서는 부싯돌과 접이식 톱이 유용할 수 있다.

방수기능이 있는 통에 담긴 성냥

성냥은 추위 속에서 기화되지 않기 때문에 라이터보다 유용하다. 각기 다른 방수기능이 있는 통에 담긴 여러 세트의 성냥을 준비한다.

마그네슘 부싯돌

마그네슘 부싯돌은 성냥에 대한 대안으로 강철 줄이나 칼날에 마찰을 일으켜 강모, 보풀, 이끼, 기타 대용품을 점화하기 위한 불꽃을 일으킬 수 있다.

양초

양초는 눈을 녹이거나 물을 따뜻하게 하는 충분한 열과 빛을 제공한다.

접지 단열

전도에 의한 열 손실을 줄이기 위해 차가운 바닥에 직접 앉거나 눕지 않는다. 바닥으로부터 자신을 보온하기 위해 발포 단열 패드(적어도 18인치), 자동 팽창 매트리스, 배낭, 또는 소나무 가지 위에 눕는다.

화장실 휴지

화장실 휴지는 불쏘시개로 사용될 수 있다. 생존을 위한 필수도구는 아니지만 당신을 편안하게 하는 데 도움을 준다.

▶ 불빛

손전등

새 건전지와 여분의 전구를 휴대한다.

헤드램프

헤드램프는 빛을 제공하고 당신의 손을 자유롭게 해 준다.

양초

양초는 그 자체로 최소한의 불빛만 제공하지만 더 큰 범위의 손전등으로 사용될 수 있다. 비상용 화학 불빛 막대는 은은한 불빛을 수 시간 동안 제공할 수 있으나, 유통기한이 짧고 추운 곳에서는 종종 작동되지 않는다.

▶ 경로 찾기

지도 및 나침반

여행을 계획하고 있는 지역의 지형도를 준비한다. 지도를 읽는 방법을 알아야 하며, 길 찾기와 위치 확인을 위해 나침반을 사용하는 방법을 알아야 한다.

고도계

고도계는 알려진 고도를 기반으로 지형도에서 당신의 위치를 찾는 데 유용하다.

위성항법장치 (Global positioning system, GPS)

위성항법장치(GPS)는 원정 및 원격 차량 주행에 편리하다. 이것은 인공위성을 사용하여 경도/위도로 사용자의 위치를 정확히 찾아내는 고급 탐색 도구이다. 일반적으로 매우 정확하며, 당신의 경로를 보여줄 수도 있고 이전 위치로 돌아가기 위한 방향을 알려줄 수도 있다.

▶ 여행 보조 장비

눈과 얼음 보조 장비

눈이 많이 내리는 곳을 여행할 계획이라면, 크로스 컨트리 스키(왁스와 덮개), 겨울장화, 아이젠, 등산용 얼음도끼, 밧줄을 준비한다.

보호 장비

여행 유형에 따라 바위, 눈 또는 얼음으로부터 보호할 수 있는 장비가 필요하다.

눈사태 탐지 장치 및 구조 장비

일반 구조 장비에는 밧줄, 벨트, 도르래, 자일을 연결하는 타원형 금속 고리 및 어센더(등반 시 고정된 밧줄을 타고 오르기 위해 사용되는 기계적 장치)가 포함된다. 눈사태가 발생하면 다른 도구들을 고려해야 한다. 불안정하거나 눈으로 덮인 오지에서 스키를 타는 사람들과 등산객들에게 삽과 탐침 기둥은 중요한 도구이다. 또한 누군가에게 도움을 요청하거나, 항공 검색을 위해 당신의 위치를 표시하거나, 헬리콥터 구출을 위해 바람 양말로 사용할 경우에 측량사의 테이프로 길을 표시하는 것을 고려한다.

▶ 도구 및 수리 장비

다기능 칼

스위스 군용 칼 또는 펜치가 포함된 레더맨 세트와 같은 다기능 도구를 휴대한다.

접착 테이프

접착 테이프를 사용하면 거의 모든 것을 고정할 수 있다. 전체 테이프 롤을 휴대하는 대신 스키스틱(스키폴), 물병 또는 연필 주위에 감아서 가져간다.

올가미, 곤포(bailing), 그림걸이 강선

올가미, 곤포, 그림걸이 강선은 묶거나 고정하고 배낭을 수리하는 데 사용할 수 있다.

안전핀, 튼튼한 바늘 및 카페트 실

안전핀에는 많은 용도가 있고, 큰 크기가 선호된다. 튼튼한 바늘과 실은 의류와 텐트의 찢어진 부분을 수선하는 데 도움이 된다.

꼬아놓은 나일론 끈

당신의 가방에는 15미터 정도의 나일론 끈이 들어 있어야 한다. 나일론 끈은 많은 용도로 사용된다.

응급처치 용품

응급처치 용품 없이 야생에서 야외 활동을 시도해서는 안 된다. 응급처치 용품의 여러 도구들은 질병이나 부상을 치료하는 데 사용될 수 있다.

▶ 통신 장비

통신 장비는 다른 사람들에게 도움을 요청하거나 모든 것이 괜찮다는 것을 알리기 위해 필수적이다.

호루라기

호루라기는 다른 사람들에게 문제를 경고하기 위해 외치는 것보다 훨씬 효과적이고 효율적이다. 인간의 목소리는 실외에서 짧은 거리에서만 전달되고, 신속하게 사라진다. 각 구성원은 목에 호루라기를 걸어야 한다. 호루라기는 특히 어린이에게 유용하다.

신호 거울

항공기 또는 수색대에 신호를 보내기 위해 거울을 사용한다 표 E-2 .

신호탄

신호탄은 신호용으로 유용하지만 무겁다.

휴대전화

휴대전화는 도움을 요청하거나 잠재적인 조난자의 상태 및 위치를 알려주는 작고 가벼운 수단이다. 그러나 휴대전화는 휴대전화 네트워크를 사용할 수 있는 경우에만 작동한다.

VHF 라디오

먼 거리에서 VHF 라디오는 전화망과의 연결을 제공하거나 응급체계를 감시하는 기관에 연결할 수 있다. 제한된 주파수에 대한 지역 기관을 파악한다.

표 E-2 항공기용 지상신호

수색 및 구조는 일반적으로 항공기에 의해 수행된다. 지상에 있는 상징물은 항공기에 신호를 보내는 데 사용할 수 있어, 조난자가 피난처에 머물거나 물이나 안전한 땅을 찾도록 도와준다. 하늘에서 볼 수 있는 개방된 공간에 표시를 한다. 신호를 위한 물건을 2~3 미터의 높이로 만들고 땅과 구별되는 물건을 사용한다. 3개의 반복되는 상징물은 조난을 나타낸다. 화살표는 그 방향으로 이동하고 있음을 나타낸다. 큰 × 표시는 당신이 그 근처에 있으며 계속 나아갈 수 없음을 의미한다.

색인

※ *f* : 그림,   *t* : 표

영문

숫자